教育部人文社会科学研究专项任务项目：
临床医学专业学位研究生培养的组织协同研究——基于"医教协同"的背景（16JDGC013）

浙江省教育科学规划课题：
供给侧视角下医学研究生培养模式改革研究（2018SCG177）

自主治理的可能

临床医学研究生培养模式改革

郑飞中 著

The possibility of self-governance：

Research on the reform of the training mode of clinical medical postgraduates

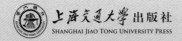

上海交通大学出版社
SHANGHAI JIAO TONG UNIVERSITY PRESS

内容提要

　　临床医学研究生教育是医学高等教育和医学高层次人才培养的重要形式，对我国医学科技创新和医疗卫生事业发展具有重要意义。本书以自主治理理论为基础，通过对我国临床医学研究生培养模式改革历史、现状的研究，分析问题所在，同时借鉴德国、美国临床医学研究生培养模式建构的经验，提出进一步深化我国临床医学研究生培养模式改革的宏观策略和实践方案。本书的创新在于，基于对我国临床医学研究生培养模式嬗变和改革现状的研究，探讨临床医学研究生培养模式制度变迁和改革特点，拓展了临床医学研究生培养模式改革研究的理论视野，构建了包含宏观策略、实践方案的立体式对策体系。

　　本书适合高校教师、研究生以及从事临床医学研究生管理的教育行政人员阅读。

图书在版编目（CIP）数据

　　自主治理的可能：临床医学研究生培养模式改革/郑飞中著. —上海：
上海交通大学出版社,2020
　　ISBN 978－7－313－24096－5

　　Ⅰ.①自… 　Ⅱ.①郑… 　Ⅲ.①临床医学－研究生教育－教育改革
Ⅳ.①R4

　　中国版本图书馆 CIP 数据核字(2020)第 259869 号

自主治理的可能：临床医学研究生培养模式改革
ZIZHU ZHILI DE KENENG: LINCHUANG YIXUE YANJIUSHENG PEIYANG MOSHI GAIGE

著　　者：郑飞中
出版发行：上海交通大学出版社　　　　　　　　地　　址：上海市番禺路 951 号
邮政编码：200030　　　　　　　　　　　　　　电　　话：021－64071208
印　　制：上海万卷印刷股份有限公司　　　　　经　　销：全国新华书店
开　　本：710mm×1000mm　1/16　　　　　　　印　　张：18.25
字　　数：316 千字
版　　次：2020 年 12 月第 1 版　　　　　　　　印　　次：2020 年 12 月第 1 次印刷
书　　号：ISBN 978－7－313－24096－5
定　　价：78.00 元

前　言

——◆——

　　有专家认为，研究生培养模式不可以"轻易"研究，因它是研究生教育活动的综合，作为一个论题来研究，它需要很大的篇幅和精力，不是一本书、一个人可以完成的。但笔者认为，无论是广义还是狭义的研究生培养模式，只要抓住了其内核，它就应该是可以研究的，包括研究生培养模式改革背后的管理部门"意图"、医学院校的"应对"，研究它们是一件非常有意义和有意思的事。从笔者在厦门大学教育研究院攻读教育博士学位以来，这样一种研究动力，催逼着笔者去更系统地掌握教育学科专业知识，也更坚定了笔者对临床医学研究生培养模式开展深入研究的决心和信心。

　　较为深入地认识事物至少应包含三个方面：梳理历史、分析现状、与他人对照。对临床医学研究生培养模式改革历史的梳理和研究是一个虽繁杂却愉悦的过程。从一本本校史、大事记、统计报表中，去"耙剔"每一"种"培养模式的演进路径、逻辑，犹如一次次隧道探险的历程，即使前方灯光忽明忽暗，但只要顺着这道光走下去，你想要的宝藏或者洞口就会出现在你的面前，而这种串珠的苦功夫最终会让你觉得这真是一件奇妙的事情，让你乐此不疲。最大的乐趣是，当你站在历史之外试图对其进行探查或评价之时，窥察到历史"秘密"的兴奋简直让人流连忘返。与在"故纸堆里"梳理历史不同，对于临床医学研究生培养模式改革的实证研究更多的是与自己"过不去"。但笔者深深知道，没有对现状和现实问题的深刻认识，所谓建议或对策都是没有基础的。量化研究部分得到了诸多医学院校和导师、同门的支持，他们不计回报地帮忙发放、回收问卷或者回答问题。正是有了1400多份高质量的问卷数据，才保证了工作的进度，才管窥了部分研究生对临床医学培养模式改革的"满意度"。质性访谈的抽样遇到很多问题，其间经历了被访谈者的时间、地点等的反复协调，花费了大量的精力，但在访谈中的收益又是与之呈正比的。对国外临床医学研究生培养模式的对照研究,尤其是代表性国别的选择,也是煞费苦心,反复思量。国别的选择要有代表性,这个代表性有两层含义:一是它们要足以代表当前国际临床医学研究生培养模式的主流;二是它们要有各自的鲜明特点。于是,德国和美国进入了研究视野,这两个国家医学教育中关于培养过程和质量管理的举措,也成为本书建议、对策部分重要的借鉴方向和内容。

借鉴成熟的理论框架去研究问题,无疑是讨巧的方法。但当某个理论恰好和你所思考的线索、框架一致的时候,那种眼前一亮、茅塞顿开的感觉也是相当美好的。奥斯特罗姆教授和自主治理理论的出现即是如此。国外高校医学教育包括研究生教育的自主权为什么那么大? 就是这个朴素的疑问,启发笔者要从制度建设中去找答案,这时制度主义不期而至。当然,自主治理理论还不能与旧制度主义或新制度主义列于同一层次,甚至也不能与所谓制度主义里的诸多分支列为同一层次,但它在解释当前国内临床医学研究生培养模式的现象、制度建设问题上,更重要的是在阐述临床医学研究生培养发展的方向上,却有着较强的适切性。

深化改革要在问题导向下进行系统的谋划和具体的制度设计,而且制度设计还要有明确可行的措施及承担任务的主体。以自主治理为理论框架,笔者认为首先要从宏观的改革策略入手,明确管理部门和医学院校在新时期临床医学研究生培养中的职能、职责定位;其次,需要根据临床医学研究生培养模式的分析维度,从具体实践和改革举措的角度,分别明确管理方和医学院校方在深化改革中的具体任务,这些具体任务尽量以可行、可操作为标准,借此形成立体、多维的深化我国临床医学研究生培养模式改革的建议。

以上即为写作本书的缘由,也是本书的结构思路。

目　录

第一章

绪　　论

　　临床医学研究生教育是医学高等教育和医学高层次人才培养的重要形式，对我国医学科技创新和医疗卫生事业发展、推进我国"教育强国"战略和"健康中国"战略均具有重要意义。自 20 世纪临床医学研究生教育出现以来，我国临床医学研究生培养模式一直呈现新模式不断构建与旧模式依然承续、发展的状态。因此，深入探索改革策略，进一步明确改革路径，对持续推进临床医学研究生培养模式改革有重要的理论和现实意义。

第一节　研究目的和意义

一、研究背景

　　我国临床医学研究生教育一直保持着改革的活力。从 20 世纪五六十年代开始，我国就开启了不断探索临床医学研究生培养模式改革的步伐，其中包括：学位层次的探索，如三年制的硕士研究生、四年制的副博士研究生、三年制的博士研究生教育；学位类型的探索，如医学博士（临床医学）和临床医学科学博士、学术学位和专业学位等；学习方式的探索，如全日制脱产培养、在职攻读学位、同等学力申请学位等；培养形式的创新，如本硕连读、本硕博连读、直博制、"一体化"；等等。

　　2014 年实施的"医教协同深化临床医学人才培养改革"加剧了我国临床医学研究生培养模式改革的复杂程度。2014 年 6 月 30 日，教育部等六部委联合印发《关于医教协同深化临床医学人才培养改革的意见》（简称《意见》），在正式明确我国标准化的临床医学人才培养体系（院校教育、毕业后教育、继续教育）要与国际接轨外，还提出要"推进临床医学硕士专业学位研究生培养改革、探索临床医学博士专业学位人才培养模式改革"，具体举措包括：逐步扩大临床医学硕士专业学位研究生招生规模，加快临床医学硕士专业学位研究生考试招生制度改革；2015年起，所有新招收的临床医学硕士专业学位研究生，同时也是参加住院医师规范化培训的住院医师；2015年起，将七年制临床医学专业招生调整为"5＋3"一体化临床医学人才培养模式；推进临床医学博士专业学位研究生教育与专科医师规范化培训有机衔接，组织开展"5＋3＋X"临床医学人才培养模式改革试点；改革创新八年制临床医学人才培养模式，培养多学科背景的高层次医学拔尖创新人才；等等。目前，以《意见》为主导的临床医学研究生培养体系建设已实施5年，这些改革举措和培养模式的创新，已将我国临床医学研究生培养模式改革推进到一个新的阶段，同时进一步加剧了我国临床医学研究生培养模式的复杂程度。

在我国临床医学研究生培养模式改革加快推进的背景下，尤其在医教协同深化临床医学人才培养改革推行中，部分省份出现了临床医学硕士专业学位研究生（2013级、2014级）无法参加住院医师规范化培训、部分高校七年制高等医学教育学生（主要为2010级、2011级）无法获得住院医师规范化培训证书，并直接影响继续升学或就业等系列问题；出现了专业学位招生挤破头、学术学位招生靠调剂等情况；临床医学研究生普遍反映压力大，但导师、带教老师抱怨学生质量低，研究生工学矛盾严重，理论知识学习时间不足，临床技能训练不扎实等情况；依然面临研究生培养质量广受诟病；等等。这些问题的背后，其实是制度衔接不畅、制度供给不及时或制度变迁过程中的利益冲突等。比如，由于培养模式创新所带来的研究生培养目标定位不清晰，培养过程中各环节衔接不顺畅，改革制度的落实执行、培养质量及评价缺乏可操作性等，以及医学院校利益相关者改革动力不足，等等。

本书认为，以新的理论视角，审视我国临床医学研究生培养模式改革，提出进一步深化改革的宏观策略和实践方案，对促进我国临床医学研究生教育事业发展、医疗卫生事业改革发展，乃至推进我国"教育强国""健康中国"战略具有一定的理论和现实意义。

二、研究目的

本书从梳理我国临床医学研究生培养模式变革的历史入手，以提出符合新时期我国临床医学研究生培养改革的宏观策略和对策方案为目标。主要致力于解决以下问题：

第一，系统梳理我国临床医学研究生培养历史和培养模式变革历程，从宏观上探索临床医学研究生培养改革和发展的未来趋势；

第二，探索在自主治理理论基础上，构建我国临床医学研究生培养模式改革中医学院校的角色定位和"自主资源系统"；

第三，结合我国临床医学研究生培养模式改革的基本思路和政策背景，借鉴发达国家临床医学研究生培养模式改革举措及成功经验，提出进一步深化我国临床医学研究生培养模式改革的宏观策略和实践方案。

三、研究意义

培养临床医学研究生，直接关乎临床医学研究生及其利益相关者的切身利益、临床医学高层次人才队伍培养的整体规划、高等医学教育和医疗卫生事业发展，影响"教育强国""健康中国"战略的实施与推进，因此本书的研究既具有理论意义又具有现实应用价值。

（一）理论意义

第一，把临床医学研究生培养模式作为研究对象，有利于深化对该学科研究生培养模式本质的认识。我国政府各时期有关文件对临床医学研究生的培养目标、入学要求、培养方案、质量监控等作出了规定，但均缺乏理论角度的阐释。因此，从培养模式构成要素和改革影响因素进行探讨，将有利于从本质上理解和认识我国临床医学研究生培养模式的基本特征。

第二，本书引入的自主治理理论，能够丰富研究生教育研究的理论基础。本书将自主治理理论作为研究基础，挖掘临床医学研究生培养模式改革的"公共池塘"资源特性，有望拓展研究生教育的理论范畴。

（二）现实意义

第一，客观地说，临床医学研究生培养模式的规划、构建，需要系统的、发展性的理论指导。深入研究临床医学研究生培养模式，将有助于利益相关者从各方面"查漏补缺"，为构建系统的制度体系和改革方案打下基础。

第二，临床医学研究生培养模式改革，涉及对培养目标、培养过程、培养制度、培养评价的分析和重构。医学院校实施改革时对这些培养要素的"理性选择"，将大大增强改革的科学性、合理性。

四、基本概念界定

（一）培养模式

我国最早在教育研究中提出"培养模式"的，是文育林 1983 年发表在《高等教育研究》上的《改革人才培养模式，按学科设置专业》，但该文并未对人才培养模式进行概念的界定。文中提出"在高等工科院校，按学科设置专业是人才培养的合理模式"①，主要讨论工科设置专业的原则、改革等。

1994 年，国家教委正式提出制订并实施"高等教育面向 21 世纪教学内容和课程体系改革计划"，其中首次使用"培养模式"这一名词。该计划提及改革的重要内容之一是："研究未来社会对人才知识、能力和素质结构的要求，转变教育思想，更新教育观念，改革人才培养模式。"1998 年，教育部在《关于深化教学改革，培养适应 21 世纪需要的高质量人才的意见》中，将培养模式表述为"学校为学生构建的知识、能力、素质结构，以及实现这种结构的方式，它从根本上规定了人才培养特征并集中地体现了教育思想和教育观念"。

学界关于培养模式概念的探讨有以下观点。

一是狭义说，即从人才培养的方式出发界定培养模式概念，培养模式被定义为教学模式、教学内容或者教学过程呈现的形式。刘明浚认为，培养模式指为实现一定的教育目标而选择或构思的教育、教学样式②；龚怡祖认为，人才培养模式是为实现培养目标（含培养规格）而采取的培养过程的某种标准构造样式和运行方式③；董泽芳认为，培养模式是指人才培养理念、专业设置模式、课程设置方式、教学制度体系、教学组织形式、隐性课程形式、教学管理模式与教育评价方式等④；马廷奇认为，培养模式包括培养目标、课程体系、教学内容、教学模式和方法以及相应的考核评价、教学管理制度安排等⑤。

二是广义说，培养模式是"培养什么样的人"（人才培养目标）和"怎么样培养

① 文育林. 改革人才培养模式，按学科设置专业[J]. 高等教育研究，1983(2)：23 - 26＋17.
② 刘明浚. 大学教育环境论要[M]. 北京：航空工业出版社，1993.
③ 龚怡祖. 略论大学培养模式[J]. 高等教育研究，1998(1)：86 - 87.
④ 董泽芳. 高校人才培养模式的概念界定与要素解析[J]. 大学教育科学，2012(3)：30 - 35.
⑤ 马廷奇. 人才培养模式、劳动力市场与大学生就业[J]. 高等教育研究，2013(3)：34 - 39.

人"(培养方法)的结合,是为实现人才培养目标而设计的培养行为。具体分为两种。一种是要素论。曾冬梅等认为,人才培养模式其组成要素包括培养目标、培养规格、培养方案、培养途径①;史秋衡认为,培养模式包括教育观念、培养目标、培养规格和培养方式②;别敦荣认为培养模式指培养目标、学科专业、课程与教学内容、教学技术与方法以及教学环境与条件等③;李立国认为,当前的人才培养模式包括培养方向、培养方式、培养目标、培养环境等④;马玉婷认为,培养模式包括专业设置、课程体系、教学组织方式、教学评价方式、教学管理模式、隐性课程等要素⑤。虽然各种定义的分析层次并不一致,但反映了培养模式的要素构成。另一种是要素组合论⑥。路萍认为,培养模式是在一定的教育思想、教育理论和教育方针的指导下,为实现培养目标而把相应诸要素优化组合起来的一个有序系统⑦。学者们倾向于把人才培养模式从内容上分为目的性要素(培养目标)、计划性要素(培养制度)、实施性要素(培养过程)和评价性要素(培养评价)四个方面⑧⑨,再对这四个要素进行有效的组合、结合等。而在更多的研究中,培养模式的要素构成直接被表述为培养目标、培养制度、培养过程、培养评价⑩⑪⑫⑬⑭。史慧在其学位论文中绘制了人才培养模式结构图,同时列出了人才培养模式构建的函数⑮:

设 X_1=培养目标,X_2=培养过程,X_3=培养制度,X_4=培养评价,y 表示人才培养得出的结果。

① 曾冬梅,黄国勋. 人才培养模式改革的动因、层次与涵义[J]. 高等工程教育研究,2003(1):21-24.
② 史秋衡. 对突破人才培养模式的若干思考[J]. 中国高等教育,2006(15,16):17-19.
③ 别敦荣. 论高等学校人才培养模式及其改革[J]. 中国大学教学,2011(11):20-22.
④ 李立国. 工业 4.0 时代的高等教育人才培养模式[J]. 清华大学教育研究,2016(1):6-15+38.
⑤ 马玉婷. 日本高校艺术类应用型人才培养模式研究——以东京艺术大学为例[J]. 中国高教研究,2019(9):63-66.
⑥ 廖文婕. 我国专业学位研究生培养模式的系统结构研究[D]. 广州:华南理工大学,2010:30.
⑦ 路萍. 我国硕士研究生培养模式研究[D]. 武汉:武汉理工大学,2006:5.
⑧ 林玲. 高等院校"人才培养模式"研究述论[J]. 四川师范大学学报(社会科学版),2008(4):110-117.
⑨ 周泉兴. 人才培养模式的理性思考[J]. 高等理科教育,2006(1):39-43.
⑩ 文汉. 人才培养模式探析[J]. 高等农业教育,2001(4):16-18.
⑪ 郑群. 关于人才培养模式的概念与构成[J]. 河南师范大学学报(哲学社会科学版),2004(1):187-188.
⑫ 姜士伟. 人才培养模式的概念、内涵及构成[J]. 广东广播电视大学学报,2008(2):66-70.
⑬ 张建功. 中美专业学位研究生培养模式比较研究[M]. 广州:华南理工大学出版社,2014.
⑭ 翟安英,石防震,成建平. 对高等教育创新型人才培养及模式的再思考[J]. 盐城工学院学报(社会科学版),2008(2):64-68.
⑮ 史慧. 高校创新人才培养模式研究[D]. 天津:天津大学,2015:25.

$$令\ y = f(X_1, X_2, X_3, X_4)$$

借鉴上述"培养模式"概念结构的原理，笔者认为"培养模式"是：由培养目标、培养过程、培养制度和培养评价等要素构成的人才培养的标准样式与运行方式。简言之，培养目标是培养什么样的人，培养过程是怎样培养人，培养制度是如何规范有序地培养人，培养评价是到底培养出了什么样的人。四者相互制约、相互作用，调整一个要素，其他要素也要相应变化。培养目标既与培养过程、培养评价构成要素间的平行关系，又必须统领培养过程、培养制度和培养评价。培养过程、制度及评价须服务于培养目标。培养过程是实现培养目标的具体行动、举措，是实施评价的指标构成；培养评价是对培养目标实现情况的反馈，可用于指导培养过程；培养制度是联系培养目标、培养过程、培养评价的机制，是三者互相作用的规则。

（二）临床医学研究生培养模式

在明确"临床医学研究生培养模式"概念之前，首先要明确"研究生培养模式"的概念。总体看，对"研究生培养模式"的概念研究，也是从研究生培养模式的要素构成、培养过程的要素构成及其运行方式入手的。秦惠民认为，研究生培养模式是指在实施研究生教育的过程中，为实现培养目标和相应的规格质量，对作为受教育对象的研究生所采用的各种教育措施的总体方式，即在研究生的招生、课程教学、科学研究、社会实践、论文撰写和其他环节以及论文答辩等诸方面采用的特定方式的总和[①]。李盛兵认为，研究生培养模式，是培养研究生的形式、结构和途径，探讨研究生培养过程中诸因素的最佳结合与构成[②]。谢维和等认为，研究生培养模式是一定教育思想、教育理论的实践和反映，由培养目标以及培养过程中采取的各种培养方式等构成，构成要素包括培养目标、培养方式、培养考核[③]。

临床医学研究生教育是研究生教育的重要组成部分。界定临床医学研究生培养模式首先要考虑其客观条件。我国临床医学学位分为学士、硕士、博士三级。1978年我国恢复研究生培养制度，医学教育长时间沿用医学博士学位、医学硕士学位称谓。1997年，国务院学位委员会发布《临床医学专业学位试行办

① 秦惠民. 学位与研究生教育大辞典[M]. 北京：北京理工大学出版社，1994.
② 李盛兵. 研究生教育模式嬗变[M]. 北京：教育科学出版社，1997.
③ 谢维和，王孙禺. 学位与研究生教育：战略与规划[M]. 北京：教育科学出版社，2011.

法》,临床医学学位被分为学术学位和专业学位两种。临床医学学术学位分学士、硕士、博士三个层次;临床医学专业学位分硕士和博士两个层次。据此,本书将讨论的"临床医学研究生"从学位类型和层次角度进行分类,包括临床医学硕士学术学位研究生、临床医学博士学术学位研究生、临床医学硕士专业学位研究生和临床医学博士专业学位研究生。在由学位类型和学位层次两两构建的临床医学研究生学位培养类别中,因为各种原因又构建出不同的培养模式,这是本书研究的重点。

借鉴培养模式的定义方式,笔者认为,"临床医学研究生培养模式"是在一定的教育思想指导下,遵循临床医学高层次人才的培养规律,结合学位类型和学位层次的特点,由培养目标、培养过程、培养制度和培养评价等要素所构成的临床医学研究生培养的标准样式与运行方式。临床医学研究生培养模式首先包含三个要素,即培养目标、培养过程、培养评价,三者相互作用、相互影响,构成一个以培养临床医学研究生为主要功能且与外部环境实现交互的动态教育运行系统。其中,培养目标是核心环节和导向性要素,决定培养过程和培养评价;培养过程是达到培养目标的关键环节,包括招生、学制、课程、科研、导师、毕业等,同时结合临床医学研究生培养的特殊性,还应包括住院医规培、培训基地建设等;培养评价是考查培养目标达成度和培养过程效果的质量考核环节。正如前文所述,要把三个要素的要求固定下来,还必须重视制度建设,即运行规则、保障机制的制度化这一要素。本书的研究将依据四要素来探讨临床医学研究生培养模式的结构和内涵,同时在分析、解决问题过程中还将四要素作为问卷编制、深度访谈和建议提出的结构维度。

在此明确一点,由于临床医学研究生培养的复杂性,诸如临床医学研究生培养单位,本书的研究特指医学院校,也就是说只讨论医学院校所承担的临床医学研究生培养工作。同时还需明确,中华人民共和国成立前的医学生长学制教育中,即使在国内未明确授予研究生学位,如能与国外学位授予单位挂钩,或能正式颁发国外研究生学位的,也纳入本书讨论范围。另外,针对诸如德国医学教育的模式、美国临床医学教育的"4+4"模式,我国的七年制高等医学教育、八年制医学教育、"5+3"一体化培养模式、"5+3+X"培养模式等,虽然前期存在本科医学教育或非医学教育,但由于所获学位为硕士或博士,所以也将其纳入研究讨论范畴,重点是这些培养模式的研究生教育阶段。

第二节 文 献 综 述

一、临床医学研究生培养模式的宏观研究

（一）美国及其他国家临床医学研究生培养模式的宏观研究

较早并系统深入地对医学教育开展研究，并产生深远国际影响的，应该是1910 年由美国著名教育家亚伯拉罕·弗莱克斯纳（Abraham Flexner）发表的《美国和加拿大的医学教育：致卡内基基金会关于教育改革的报告》（*Medical Education in the United States and Canada：A Report to the Carnegie Foundation for the Advancement of Teaching*）（简称《弗莱克斯纳报告》），其源于卡内基基金会委托弗莱克斯纳对美国和加拿大 155 所医学院校的考察。这一报告被称为"20 世纪被引用最多的关于医学教育评价的著作"，"是在医学教育方面最有影响力的出版物"[1]。《弗莱克斯纳报告》主要由两部分构成：第一部分包括美国医学教育的发展历程、医学教育的理想基础、医学教育的实际基础、医学教育课程、医学教育资金、医学教育重建、医学流派、医学教育认证、毕业后教育、妇女教育和黑人教育 11 个方面；第二部分主要是对美国各州和加拿大各省155 所医学院校的现状分析，并提出相应的改革措施和建议[2]。《弗莱克斯纳报告》认为医学教育是大学教育的有机组成部分，医学教育应该是科学教育，要构建以科学为基础的医学课程体系[3]，要注重运用理论和实践相结合的教学方法；还提出了标准化医学高等教育机构的要求[4]。这些标准为医学教育认证提供了重要的"启蒙"。Ludmerer 认为在医学教育史上，唯一具有转化效应的报告是

---

[1] Hiatt M D，Stockton C G. The impact of the flexner report on the Fate of Medical Schools in North America after 1909［J］. Journal of American physicians and surgeons，2003(4)：26 - 27.

[2] Flexner A. Medical education in the United States and Canada：a report to the carnegie foundation for the advancement of teaching：Bulletin No. 4［R］. Garnegie Foundation for the Advancement of Teaching，1910.

[3] 郝艳萍. 弗莱克斯纳的医学教育思想研究[J]. 黑龙江高教研究，2012(3)：6 - 9.

[4] Irby D M，Cooke M，O'Brien B C. Calls for reform of medical education by the carnegie foundation for the advancement of teaching：1910 and 2010［J］. Academic medicine，2010，85(2)：220 - 227.

《弗莱克斯纳报告》①。但由于《弗莱克斯纳报告》对医学教育科学性质的高度强调，也导致了美国医学教育一段时期忽视医学生人文素养培养的弊端。

1977年，美国罗彻斯特大学医学院教授恩格尔（Engel）在《科学》（*Science*）上发表《需要新的医学模式：对生物医学的挑战》一文，批评生物医学模式的局限，同时提出一个新的医学模式，即生物-心理-社会医学模式。基于这样的认识和转变，美国医学院协会先后发表《美国医学教育未来的方向》（1982）和《为21世纪培养医生：医生的普通专业教育》（1984）。前者明确提出要加强对医学生的人文、社会科学教育；后者是一个指导美国20世纪80年代以后医学教育改革的纲领性文件，重点探讨：重新确定医学教育的目标；明确提出人文科学在现代医学教育中的地位和作用；强调医学教育过程的连续性②。这两个关于医学教育模式的系统报告，某种程度上补充了《弗莱克斯纳报告》对人文教育的忽视。

2010年卡内基基金会出版了《培养医生：对医学院与住院医师规培的改革呼吁》一书，被称作"弗莱克斯纳报告2号"。报告考察了美国11所医学院及其附属医疗中心和3个非大学教学医院，对美国医学教育现状进行评估，进而指出，需要新的视野来驱动医学教育迈向新的卓越层次；需要新的思路来塑造医生的脑、手、心；医学教育的根本变革要求新的课程设置、新的教学方法、新的评价形式③，同时提出了改善21世纪医学教育体系的若干目标。

在国内，学者们也开展了关于美国医学教育的研究。例如，刘滨等介绍了美国医学教育的概况④；耿景海、刘禧等阐述了目前美国医学教育的改革动向⑤⑥；张艳荣认为美国20世纪后半叶的高等医学教育一直在进行改革，并按时间顺序对50—80年代的改革进行分析，特别是对1984年美国医学院协会发表的《关于全科医师职业教育的计划》报告（简称GPEP报告）进行了详细阐述，包括将GPEP报告与弗莱克斯纳报告的对比分析⑦；刘隽等在分析了美国总统奥巴马推

① Ludmerer K M. The History of calls for reform in graduate medical education and why we are still waiting for the right kind of change [J]. Academic medicine, 2012,87(1): 34 - 40.

② 张艳荣. 20世纪后半叶美国高等医学教育改革历程[J]. 中华医史杂志,2006(1): 33 - 37.

③ 张新军. 美国医学教育的世纪变革——以两个弗莱克斯纳报告为线索[J]. 中华医学教育探索杂志, 2015(4): 334 - 336.

④ 刘滨,王家耀. 浅析美国医学教育概况[J]. 中国社会医学杂志,2007(1): 22 - 23.

⑤ 耿景海,金莉. 美国医学教育方面的最新动向[J]. 西北医学教育,2005(5): 457 - 458.

⑥ 刘禧,段云友,孙嗣国. 美国医学教育的趋势及对我国医学生培养的启示[J]. 中国高等医学教育,2010 (4): 125 - 126.

⑦ 张艳荣. 20世纪后半叶美国高等医学教育改革历程[J]. 中华医史杂志,2006(1): 33 - 37.

出的医疗改革新政后,概述了美国医学教育启动的以提高质量和效率为目标的新一轮技术变革[①]。

当然,其他国家关于医学研究生教育改革的研究也在推进,如西园昌久介绍日本教育部 21 世纪医学医疗恳谈会情况,包括会上提出的医学教育改革建议,诸如按美国医学教育制度,从四年制大学毕业生中招收医学生,医学院的学制从 6 年改为 4 年和实施临床教授制度等[②];刘玉梅、山下昭介绍日本医学教育改革现状,还重点对普通教育(医本科)和大学院(研究生)两段改革情况进行了介绍[③];陈一彦在《德国医学教育与管理》一书中研究德国临床医学教育目标和培养程序,还对德国的"国家三阶段医生考试"进行了详细介绍[④];Gray 等关注加拿大 20 世纪 90 年代以来医学研究生教育发生的改革及其对医学生和教育项目的影响[⑤];唐国瑶对美、英、法、德、日等国家的住院医师培养模式进行了综合研究,并认为各国住院医师教育模式具有共同的特点[⑥]。

(二) 我国临床医学研究生培养模式的宏观研究

我国临床医学研究生培养模式改革宏观研究存在明显的阶段性,且问题意识较强,主要有三个重要时段:第一时段,20 世纪 80 年代中期,主要对医学博士(临床医学)研究生培养模式的研究;第二时段,20 世纪 90 年代后期,主要探讨专业学位培养模式和实施过程中的问题;第三时段,集中对近 20 年系列临床医学研究生培养模式改革举措的研究。

1. 第一时段研究概况

1986 年,国务院学位委员会、国家教委、卫生部联合印发《培养医学博士(临床医学)研究生的试行办法》,推进在个别医学院校开展医学博士(临床医学)研究生培养试点工作,引发了一轮医学博士(临床医学)研究生培养的研究热潮。结合北京医科大学、上海医科大学的医学博士(临床医学)研究生培养,温发和等认为其培养目标是培养会从事临床科学研究的具有开拓性的临床医学专业高级

① 刘隽,赵周彦,舒静. 新一轮技术变革中的美国医学教育[J]. 复旦教育论坛,2014(6)：107 - 112.

② 西园昌久,朱莉莲. 各国医学教育的最新动态[J]. 国外医学(医学教育分册),1999(2)：3 - 5.

③ 刘玉梅,山下昭. 日本医学教育改革现状[J]. 国外医学(医学教育分册),2000(2)：22 - 25.

④ 陈一彦. 德国医学教育与管理[M]. 天津：天津科学技术出版社,1999.

⑤ Gray J D, Ruedy J. Undergraduate and postgraduate medical education in Canada [J]. Canadian Medical Association Journal,1998,158(8)：1047 - 1050.

⑥ 唐国瑶. 我国住院医师培养模式的研究[D]. 上海：华东师范大学,2006：28 - 76.

人才①。陆淑云等就北京医科大学临床医学博士培养过程进行梳理，指出课程安排与临床能力训练之间存在矛盾；没有适合临床医学博士生特点的学位论文评审标准；临床医学博士生导师年龄偏高；临床医学博士生的考核和论文答辩项目繁多、程序复杂、工作量大；临床医学博士生的培养经费紧张；临床医学博士生在学期间待遇不高；等等②。刁承湘、姚泰认为医学博士（临床医学）研究生需要重视三种能力培养：临床医疗能力、带教能力、科研能力③；同时还要在培养过程中，实施双向选择、发挥导师主导和学科集体共同作用、给予研究生一线训练机会等。相关研究明晰了这种培养模式的目标、问题、路径等。

2. 第二时段研究概况

1998 年，国务院学位委员会印发《临床医学专业学位试行办法》，正式启动全国临床医学专业学位教育试点工作，激发了新一轮的研究热潮。这一时段的研究视角很清晰。

一是从文献梳理和管理层面归纳问题。陈怡婷等认为地方高校临床医学研究生培养的硕士研究生质量相对不高，人才培养工作需要统筹规划；导师整体水平相对不高，高校导师与医院导师各有强弱之处；应促进高校医学研究水平与医院临床医疗技术共同发展④。李志梁等认为，临床医学专业学位研究生培养的问题有单一学科专业知识深度与全科知识广度之间的矛盾；研究课题深度与本专业知识广度之间的矛盾；理论知识水平深度与临床知识水平广度的矛盾；掌握单一技能深度与专业其他技能的矛盾⑤。

二是临床医学专业学位研究生培养的制度问题。刁承湘认为当前临床医学研究生教育面临新形势（问题）：相关制度间的相互矛盾和不衔接，卫生部出台的住院医师培训制度、专科医师标准化培训等制度缺少对医学高层次人才培养的通盘考虑；医学长学制试点单位不断扩大，带来临床医学研究生教育制度和学位制度的混乱等⑥。汪玲直指临床医学专业学位研究生教育的制度困境，临床医学专业学位研究生教育和现行《执业医师法》存在冲突，医学研究生进行临床

① 温发和，卜庆芊，侯卉. 浅谈临床医学博士研究生的培养特点[J]. 医学教育，1989(9)：19 - 21.
② 陆叔云，苏青. 首批临床医学博士生培养透视[J]. 学位与研究生教育，1988(6)：20 - 24.
③ 刁承湘，姚泰. 临床医学博士研究生培养工作的发展与启示[J]. 中国高等教育，1989(Z1)：60 - 61，8.
④ 陈怡婷，陈地龙，谢鹏，等. 临床医学专业学位研究生培养中的问题及对策[J]. 医学教育探索，2007(6)：517 - 518，521.
⑤ 李志梁，邹俐爱，关勋强，等. 临床医学研究生培养现状问题及对策[J]. 中华医院管理杂志，2000，16(8)：474 - 476.
⑥ 刁承湘. 临床医学研究生教育改革中的问题与对策[J]. 学位与研究生教育，2006(4)：68 - 71.

能力训练面临违法行医风险；临床医学专业学位研究生教育与住院医师规范化培训之间存在矛盾①。

3. 第三时段研究概况

2014 年，多部委联合启动医教协同深化临床医学人才培养改革，由此产生了医学人才培养结构的重新梳理和构建。从研究情况看，主要包括三方面内容。

第一，临床医学研究生培养模式的类型改革研究。段丽萍等设想的临床医学专业博士学位研究生的培养模式，包括 4 个要素，即临床技能训练、医学理论和实验技术课程、临床科研训练、导师制改革②；同时，研究者认为，临床医学硕士专业学位研究生培养模式的构建，既应有别于临床医学科学学位硕士研究生的培养模式，又要和住院医师规范化培训的侧重有所差异，要建立具有特色的培养模式③。"医教协同"改革实施后，结合对 5 所率先开展"5＋3"一体化改革院校的研究，胡光丽等提出 4 条改革措施：做好顶层设计，尽早实现培训结果互认；加大经费投入，探索引入行业合作培养；确保培养质量，进一步明确和规范培养路径；完善评估制度，改革导师绩效评价体系④。

第二，以理论工具为基础的培养模式改革研究。贾金忠基于"利益相关者"理论探索构建临床医学硕士研究生培养模式改革的路径⑤。谢晓乐基于流程再造理论，认为临床医学专业学位研究生培养内部流程再造包括招生体系、课程体系、临床轮转体系、临床考核体系和毕业体系的再造及反馈评估机制的建设；外部培养流程主要涉及与研究生培养质量密切相关的组织和机构，主要包括政府、国家学位办和社会多元的参与等⑥。

第三，以校级实践为基础的培养模式改革研究。曾凌琳通过对 A 校 2014 级（改革前）和 2015 级（改革后）临床专硕调研，认为"医教协同"专业学位培养模

① 汪玲.临床医学专业学位教育综合改革的探索和创新——以上海"5＋3"人才培养模式为例[J].学位与研究生教育,2012(10)：49-54.
② 段丽萍,侯卉,王晓军,等.临床医学博士专业学位培养模式及质量监控体系的建立[J].学位与研究生教育,2008(5)：17-19.
③ 王洪恩,高立,潘兴丽,等.临床医学专业学位硕士研究生培养模式的构建研究[J].西北医学教育,2013(5)：910-912.
④ 胡光丽,许君,何沐蓉.临床医学专业学位研究生培养模式改革现状调查及分析——基于对国内几所医科大学"5＋3"培养模式的调研[J].学位与研究生教育,2014(12)：21-24.
⑤ 贾金忠,王志锋,段丽萍,等.基于利益相关者视角的临床医学硕士研究生培养模式改革分析[J].学位与研究生教育,2014(5)：58-61.
⑥ 谢晓乐.临床医学专业学位研究生"医教协同"培养模式现状研究[D].天津：天津医科大学,2017：38-42.

式存在以下问题：招生专业分布不均、理论教学效果欠佳、轮转计划不够合理、临床规培质量不高、科研转变尚需磨合、师生交流不够深入、时间精力难以平衡等，并提出 9 项改革建议①。王庸晋等对长治医学院的专业学位研究生培养模式改革②、岳彩玲等对徐州医科大学构建临床医学硕士专业学位研究生"双轨合一"培养模式③等开展研究，分别提出了改革建议。

二、临床医学研究生培养模式的要素研究

（一）临床医学研究生培养目标的研究

在临床医学研究生培养模式研究中，培养目标研究主要有三类。

1. 培养目标构成因素的研究

一种观点认为，医学研究生教育应既包括医学理论知识和精湛的操作技能，又包括对于医学、医生职业的价值观。Tim 认为医学教育的最终目标是为社会提供知识渊博、技能娴熟、最新的专业人员队伍，将患者护理置于自身利益之上，并承诺在终身职业生涯中保持和发展他们的专业知识④。

另一种观点认为，研究生教育目标中应包括态度和价值观。Cooke 等认为医学研究生教育就是以职业教育的主要目标为框架：传播知识，传授技能，以及灌输职业价值观，而且职业价值观的核心是愿意将患者的需求放在首位⑤。医生的个人态度、职业价值观，都强调对医学生价值观的培养，能指导医学生在当前学业和未来职业中不断完善自我，以符合行业的主流价值。

2. 医生核心能力的研究

医学研究生培养目标的另一研究方向是"医生核心能力"，明确研究生的培养就是医生的角色定位、核心能力。英国学者肯尼斯·卡尔曼（Kenneth

① 曾凌琳."医教协同"背景下的临床医学硕士研究生专业学位培养现状与问题研究——以 A 校为例［D］.福州：福建医科大学，2017：49-53.
② 王庸晋，郑湘晋，魏武，等.全日制临床医学硕士专业学位研究生培养模式探讨［J］.中国高等医学教育，2014(2)：119-121.
③ 岳彩玲，胡忠浩，顾玉明，等.创新性构建临床医学硕士专业学位研究生"双轨合一"培养模式——以徐州医科大学为例［J］.卫生职业教育，2017(20)：1-3.
④ Peeraer G. Tim Swanwick,Understanding medical education：evidence，theory and practice ［J］. Perspectives on Medical Education，2014,3(2)：144-145.
⑤ Cooke M, Irby D M, Sullivan W, et al. American medical education 100 years after the Flexner Report ［J］. New England Journal of Medicine, 2006,355：1339-1344.

Calman)认为，"社会中的医生"需同时扮演几个不同的角色——倡导者、教育者、改革代言人、普通公民、领导者①。1990年，加拿大皇家内科及外科学院首次提出加拿大医学教育专家指令（Canadian Medical Education Directives for Specialists，CanMEDS），认为医生有 7 个核心角色，即医学专家、沟通者、合作者、管理者、健康倡导者、学者和专业人士，医学专家是最核心的角色②。英国医学总会发布的《明日的医生》认为未来医生承担三种角色：作为学者和科学家的医生、作为实践者的医生和作为专业人员的医生③。2010 年，美国医学院校联盟发布的《美国和加拿大医学生教育掠影》提出美国医学院校教育目标主要培养具有三方面特征的医生：在医疗技术和人文关怀技巧上追求个人卓越；掌握器官系统的科学基础，并且在科学设计和临床实践中能运用这些科学基础知识；参与并领导以团队为基础的革新和进步④。加拿大医学院校联盟的《医学教育的未来》、世界医学教育联合会的《毕业后医学教育全球标准》、卡内基基金会的《医师教育改革》、梅西基金会的《回顾扩张时代的医学教育》等，都对医师核心岗位胜任力提出了看法。

　　我国从"核心能力"角度探讨临床医学研究生培养目标，一般都体现在政府规范性文件中，从学术角度对能力的探讨，有分学位类型的趋向。例如，吴萍认为临床医学学术型研究生的培养目标，主要是培养医学教育师资和从事基础研究的人员，培养的侧重点在于学术理论、实验研究和科研能力训练；而临床医学专业学位研究生培养目标，主要是面向医疗卫生机构培养高层次临床医师，培养的侧重点在于临床能力的训练⑤；雷丽萍等认为临床医学专业学位研究生的培养目标还可以定位为：既具有较强的临床能力又具备较好的学术发展潜力，既具有医学从业资质又具备临床应用研究学术资质的临床适用型人才⑥。

① 肯尼斯·卡尔曼.卡尔曼医学教育史——昨日、今日和明日［M］.管远志，潘慧，译.北京：中国协和医科大学出版社，2014：280-282.

② Frank J R，Langer B. Collaboration，communication，management and advocacy：teaching surgeons new skills through the CanMEDS project［J］. World Journal of Surgery，2003，27：972-978.

③ General Medical Council. Tomorrow's doctors：outcomes and standards for undergraduate medical education［M］. General Medical Council London，2009.

④ Berwick D M，Finkelstein J A. Preparing medical students for the continual improvement of health and health care：abraham Flexner and the new "Public Interest"［J］. Academic Medicine，2010，85：S56-65.

⑤ 吴萍.临床医学专业学位硕士研究生招生改革的探索与实践［J］.医学教育管理，2016(2)：643-647.

⑥ 雷丽萍，王晓民，吕兆丰.临床医学专业学位研究生培养模式改革与实践［J］.学位与研究生教育，2015(3)：27-31.

3. 基于能力的医学教育研究

以能力为本位的医学教育大约从 20 世纪 70 年代就已开始,并逐渐在国际流行。Frank 等通过 1826 条基于能力(competency-based education,CBE)的文献研究,确定基于能力的医学教育研究主要有 4 个主题:组织原则、基本框架、以学习者为中心、实施 CBE 的因素[①]。从教育内容看,研究者更倾向于将能力归结为"对知识和技能"的掌握程度。研究者还认为,要认识到基于能力的医学教育面临着许多挑战,如:需要协调所有利益相关者,以便促进培训计划和学习环境的优化,从而支持基于能力的发展;需要有目的地整合重新设计医学教育和临床护理;需要为个人、计划、培训机构和卫生保健系统建立预期结果,以便能够衡量绩效;需要建立相互问责的文化,以实现某些既定的成果[②]。

(二) 临床医学研究生教育课程和教学方法改革的研究

(1) 课程设置的研究。梅人朗在 1999 年梳理北美以及欧洲近 200 年来课程模式的演变历史,将医学课程设置分成五种模式:以师带徒培训为基础的课程模式、以学科为基础的课程模式、以器官系统为基础的课程模式、以问题为基础的课程模式、以临床表现为基础的课程模式[③]。这可以算作国内对国外医学研究生课程设置方式的较早推介。

Hafferty、Michalec 等都认为临床医学教育有三种课程模式:正式课程、非正式课程和隐性课程[④⑤]。对于正式课程而言,课程建设与改革相伴相生。Jones 等认为课程改革包括:课程设计的变化、课程内容的变化、课程教授方式的变化、课程改革的实施。改革趋势是:许多学科教与学的整合日趋重要;刚性教育课程已经让位于更具适应性和灵活性的课程教学方法;医学研究生课程已经从大多数以导师为导向转变为以学生为中心[⑥]。

① Frank J R, Mungroo R, Ahmad Y, et al. Toward a definition of competency-based education in medicine: a systematic review of published definitions [J]. Medical Teacher, 2010,32(8): 631 - 637.
② Kelly J, Caverzagie K J, Nousiainen M T, et al. Overarching challenges to the implementation of competency-based medical education [J]. Medical Teacher, 2017,39(6): 588 - 593.
③ 梅人朗. 自 1765 年到 1990 年代北美医学课程的改革[J]. 国外医学教育分册,1999(4): 7 - 15.
④ Hafferty F W. Beyond curriculum reform: confronting medicine's hidden curriculum [J]. Academic Medicine, 1998,73(4): 403 - 407.
⑤ Michalec B, Hafferty F W. Medical education and the hidden curriculum [M]. John Wiley & Sons, Ltd, 2014.
⑥ Jones R, Higgs R, Angelis C D, et al. Changing face of medical curricula [J]. Lancet, 2001, 357 (9257): 699 - 703.

正式课程的研究蓬勃发展，隐性课程研究也逐步深入。1968 年，美国学者菲利浦·W. 杰克逊(Philip W. Jackson)在《教室中的生活》(*Life in Classrooms*)一书中首次使用"隐性课程"一词，即指"学校的气氛"。Hafferty 等认为隐性课程是通过教育机构的教育结构、实践和文化，传达出的态度和价值观，通常以隐含、默示、潜移默化的方式进行①。Lempp 等认为在医学研究生的教育中，其成长将经历六个归因于隐性课程影响的过程：理想主义的丧失、采用"仪式化"的专业身份、情感中立状态、改变诚信操守、接受等级制度、以非正式方式学习成为"好医生"②。我国有研究将"隐性课程"定位于医学研究生临床、研究技能的培养，如医学研究生科研方法培养课程以及英语、统计、计算机、实验技术等课程。

(2) 课程体系的研究。课程体系研究既包括课程结构方式，也包括课程教学法，"整合课程"的理论和实践探索由此产生。"整合课程"最初目的是打破基础科学与临床科学间的障碍，从而加强学科间的联系，提高医学研究生对知识的记忆和临床技能的发展③。随着研究的进展，"整合课程"概念和理解也逐步清晰。Harden 将整合课程建设分成十一步，称作"十一步课程整合阶梯"(见图 1-1)④。

在我国，课程体系主要指内在的课程逻辑，如谢一萍、周霜等都认为课程体系内涵包括课程目标、课程内容、课程结构、课程教学方法、课程评价和课程管理等⑤⑥。在研究课程体系建设的现状和结构后，学者更加关注课程体系的调整和优化。张祥宏等提出优化方案为：重视课堂教学过程中学生的创新意识和创新能力的培养；优化学分体系，实施医学硕士课程的模块教学模式；关注研究生课程体系的前沿性和实用性；增强外语教学的针对性和实用性；强化研究生课程体系中各不同层面的作用⑦。

---

① Hafferty F W, Gaufberg E H, O'Donnell J F. The role of the hidden curriculum in "on doctoring" courses [J]. AMA Journal of Ethics, 2015,17(2)：130 - 139.
② Lempp H, Seale C. The hidden curriculum in undergraduate medical education：qualitative study of medical students' perceptions of teaching [J]. British Medical Journal, 2004,329：770 - 773.
③ Brauer D G, Ferguson K J. The integrated curriculum in medical education：AMEE Guide No. 96 [J]. Medical Teacher, 2015,37(4)：312 - 322.
④ Harden R M. The integration ladder：a tool for curriculum planning and evaluation [J]. Medical Education, 2010,34(7)：551 - 557.
⑤ 谢一萍,崔爽,段丽萍,等. 医学教育课程体系内涵探析[J].中华医学教育,2011(2)：164 - 166.
⑥ 周霜,朱小平.我国医学专业学位硕士研究生课程体系构建探索[J].卫生职业教育.2018(19)：1 - 3.
⑦ 张祥宏,贾彬,姜玲玲,等.省级医学院校硕士研究生课程体系建设中几个值得思考的问题[J].中国高等医学教育,2010(12)：113 - 114.

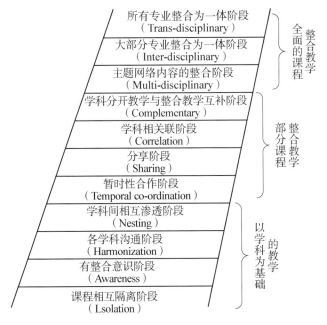

图 1-1 十一步课程整合阶梯

（3）教学方法改革的研究。这主要集中于四种教学方法：基于问题的学习（problem-based learning，PBL）、翻转课堂、慕课（MOOCs）、虚拟患者。基于问题的学习，还有其他名称，如发现学习、探究学习、体验学习等。麦克马斯特大学在 1969 年首创基于问题的学习课程，20 年内全球 60 多所医学院全部或部分采用了这种方法，该方法现已成为国际医学教育领域教学模式改革的主流趋势。世界卫生组织相关数据显示，全球已有超过 1500 所医学院校进行了 PBL 教学模式的实践，并且随着时间的推移，这个数字还在增加[①]。PBL 教学法的优势可归纳为特殊学习环境的创设、在医学研究生学习动力上的鼓励作用、对教师教学提出更高的要求等。Walton 等认为，PBL 课程与传统医学院课程最重要的区别在于学习环境，PBL 创设的学习环境通常表现为以学生为中心的小组辅导、主动学习、案例或问题的使用以及大量的独立学习时间[②]。翻转课堂的理论优势植根于社会建构主义和主动学习。因住院医师规范化培训时间的限制，翻转课堂成为项目主管和课程开发人员在时间压力下

① Giva K R N, Duma S E. Characteristics and critical success factors for implementing problem-based learning in a human resource-constrained country [J]. Curationis, 2015,38(1): 1 - 11.

② Walton H J, Matthews M B. Essentials of problem-based learning [J]. Medical Education, 1989,23: 542 - 558.

首选的教学方法①。翻转课堂教学模式在医学研究生教育中是否有效，还缺乏数据支撑。Riddell 等将单个翻转课堂模块与标准课堂进行比较，由于差异很小，他们认为翻转课堂与课堂讲授在本质上是等同的②。所以有人认为，翻转课堂模式可能不太适合在临床医学研究生教育中大规模实施③。无论是实践者还是研究者都对慕课在临床医学研究生教育的应用持审慎态度。Harder 将这种态度表述为：对于未来的医生来说，慕课的兴起可能会改变教育模式，也可能不会。慕课可能发挥作用的一个领域是为医学院的本科生做准备，医学预科课程通常以讲授为基础、信息密集，这两大特点是慕课的优势所在，因为学生可以反复播放一节课，直到理解为止；慕课也可能有益于医学教育，因为可以让教师们直接分享彼此的教学技术④。虚拟患者被定义为"为医疗保健和医疗培训、教育或评估目的，对现实临床场景进行交互式计算机模拟"⑤。Berman 等将其定义为基于屏幕的交互式患者情景，同时认为精心设计的、基于 VPS 的交互式学习活动可以促进处理医学知识快速增长所需的深度学习⑥。Ellaway 等认为虚拟患者作为教育干预的一种形式，解决了学生需要接触真实患者、需要标准化患者，以及需要在安全和互动环境中实践的困难⑦。

（三）临床医学研究生临床能力培养的研究

尽管技术进步日新月异，但医学门诊、体格检查和答疑等临床技能对病人的成功诊疗仍然至关重要。临床经验和技能为临床医生提供直观的感觉，即病史、体格检查和检验的发现对于准确诊断或准确评估患者的状态至关重要⑧。当

---

① Cooper A Z, Hsieh G, et al. Flipping out: does the flipped classroom learning model work for GME? [J]. Journal of Graduate Medical Education, 2017, 9(3): 392 - 393.

② Riddell J, Jhun P. et al. Does the flipped classroom improve learning in graduate medical education? [J]. Journal of Graduate Medical Education, 2017, 9(4): 491 - 496.

③ Cooper A Z, Hsieh G, et al. Flipping out: does the flipped classroom learning model work for GME? [J]. Journal of Graduate Medical Education, 2017, 9(3): 392 - 393.

④ Harder B. Are MOOCs the future of medical education? [J]. The BMJ, 2013, 346(346): 2666.

⑤ Ellaway R, Poulton T, Albright S, et al. Building a virtual patient commons [J]. Medical Teacher, 2009, 30(2): 170 - 174.

⑥ Berman N B, Durning S J. The role for virtual patients in the future of medical education [J]. Academic Medicine, 2016, 9(6): 1217 - 1222.

⑦ Ellaway R, Poulton T, Albright S, et al. Building a virtual patient commons [J]. Medical Teacher, 2009, 30(2): 170 - 174.

⑧ McGinn T G, Guyatt, G H. et al. Users' guides to the medical literature XII: how to use articles about clinical decision rules [J]. Jama Journal of the American Medical Association, 2000, 284(1): 79 - 84.

然,临床能力不仅包括临床操作能力,还包括应用基本理论及知识解决临床实际问题的能力、临床思维能力、医德及与患者沟通交流的能力[1]。

在获取临床技能方法研究方面,临床技能的培养基本通过管理患者、参加手术、进行临床操作、查房、病例讨论等形式进行,而博士研究生的培养重点是本学科领域的专科训练和住院总医师训练。美国大多数医学院认为医疗面谈技巧、人际交往技巧、身体诊断、病案记录、体格检查和诊断方案等都属于临床技能范畴。Holmboe 等认为标准化病人和模拟技术是教授临床技能、评估能力的重要而可靠的工具[2]。越来越多的证据表明,在医学模拟实验室环境中获得的临床技能可以直接转化为较好的患者诊疗实践和更好的诊疗结果[3]。

在研究训练方法基础上,临床医学研究生的临床技能评估也得到了重视。教师的临床技能观察是判断医学研究生掌握临床技能的重要方式。王爱玲等认为临床技能观察主要应考查病历评估、病例答辩、诊疗技术操作等[4]。除了观察法外,经常用于研究生临床技能评估的方法还包括分阶段多站式考核、案例研究和"脚本一致性测试"。案例研究可以帮助医学教育项目评估研究生医学知识、患者护理、实践学习、专业精神、系统实践和沟通等领域的能力[5];"脚本一致性测试"是一种相对较新的书面评估方式,向医学生呈现临床情景及相关信息,然后要求医学生评估该附加信息是否可作为增强或修正特定诊断的依据,调查或管理诊断的结果[6]。

(四) 临床医学研究生科研能力培养的研究

在培养临床医学研究生科研创新意识方面,沈霁等认为研究生导师首先要具备创新的理念和为学生树立创新型思维的观念,并为学生创造培养创新型思

[1] 王德炳,郭述贤.临床医学专业学位的生命力在于加强临床能力的培养[J].学位与研究生教育,1998(3):22-24.
[2] Holmboe E S. Faculty and the observation of trainees? Clinical skills: problems and opportunities [J]. Academic Medicine,2004,79(1):16-22.
[3] Mcgaghie W C, Issenberg S B, et al. Does simulation-based medical education with deliberate practice yield better results than traditional clinical education? a meta-analytic comparative review of the evidence [J]. Academic Medicine, 2011,86(6):706-711.
[4] 王爱玲,解杨蜻,吴永贵,等.临床医学专业学位研究生临床技能培养质量调查——以安徽医科大学为例[J].合肥工业大学学报(社会科学版),2016(3):103-106.
[5] Sayre J W, Toklu H Z, et al. Case reports, case series-from clinical practice to evidence-based medicine in graduate medical education [J]. Cureus, 2017,9(8):e1546.
[6] Wan S H. Using the script concordance test to assess clinical reasoning skills in undergraduate and postgraduate medicine [J]. Hong Kong Medical Journal,2015,21(5):455-461.

维的环境，全方位培养学生的创新型思维①。研究生的创新动机是创新素养培养的基础，王方芳为此确立了医学博士研究生 20 个创新行为驱动因素，包括取得毕业证和学位证、取得社会效益和经济效益、获得晋职晋级（个人发展）的机会、基于创新性成果的荣誉和奖励、取得学术建树等②。

在提升临床医学研究生科研创新能力方面，主要还是方法的研究。何慧仪等提出，要重视教导学生获取知识的方法，重视培养其创新意识，把创新能力的培养贯穿于临床学习全过程，促进研究生间的交流③；汪玲指出，专业学位研究生应当聚焦临床问题开展学位论文课题研究，培养临床科学研究能力④。

（五）临床医学研究生导师素养的研究

对临床医学研究生导师素养的认知，经历了从 20 世纪 70 年代的知识传播者，到八九十年代学习促进者的转变；到了 21 世纪，学界提出以学习者为中心的原则，对导师提出必须培养并保持终身学习技能的要求⑤。欧洲医学教育学会（The Association for Medical Education in Europe，AMEE）《教育指南第 20 号》中指出，医学教育教师的角色类型呈现在 6 个领域：讲座和临床背景的信息提供者；在职和正式教学环境中的角色模型；作为顾问和指导的导师；学生评估员和课程评估员；课程和课堂策划者；资源材料创建者和学习指南制作者⑥。可以看出，导师的实践能力建设和职业角色榜样获得了较大重视。国内对导师胜任力和领导力培养的研究，如苏立等提出设置临床医学研究生导师胜任力一级指标：身心素质、教学动机、知识技能水平、工作品质、科研能力和教学水平⑦；蒙艺等关注导师领导力，将其分为 6 种，即变革型、支持型、授权型、道德型、欺辱型和威权型领导行为⑧。在导师指导方式的研究中，一种明显的趋势是对单一导

---

① 沈霂，葛均波. 论创新型临床医学研究生的培养策略[J]. 医学教育探索，2006(6)：580-581.
② 王方芳. 医学博士研究生创新行为驱动因素及其结构模型研究[D]. 重庆：第三军医大学，2009：94-95.
③ 何慧仪，林悦欢，全秀琴. 对医学研究生创新能力培养的实践探索[J]. 继续医学教育，2013(10)：80-81.
④ 汪玲. "5+3"模式下医学研究生科研能力培养[J]. 中国高校科技，2016(1)：64-66.
⑤ Schumacher D J. et al. Developing the master learner：applying learning theory to the learner, the teacher, and the learning environment [J]. Academic Medicine，2013,11(88)：1635-1645.
⑥ Harden R M，Crosby J. AMEE Guide No. 20：The good teacher is more than a lecturer-the twelve roles of the teacher [J]. Medical Teacher，2000,22(4)：334-347.
⑦ 苏立，姚秋会，徐晓阳，等. 医学研究生导师胜任力评价指标体系的构建[J]. 保健医学研究与实践，2015(2)：81-85.
⑧ 蒙艺，贺加，罗长坤. 医学院校研究生导师的领导行为和研究生的创造力——基于领导力理论的思考[J]. 中国卫生事业管理，2014(12)：943-945.

师制的逐步舍弃，对双导师制、导师组制、复合导师制的日益认同。

（六）临床医学研究生培养质量评价和保障体系研究

国外临床医学研究生培养质量评价主要采用认证形式。美国于 20 世纪 40 年代开始对医学研究生教育进行项目（如外科）认证。七八十年代，美国医学研究生教育认证委员会（ACGME）正式成立。20 世纪末，ACGME 将国际认证服务引入项目，并于 2009 年创建 ACGME-Ⅰ。其他国家也成立认证或评估机构，如加拿大 1929 年成立皇家内科和外科医师学院，承担住院医师培训项目的认证；2009 年又成立皇家国际学院（RCCI），同样承担住院医师培训项目的认证。以美国 ACGME 为例，临床医学研究生培养质量认证及其研究大致经历了过程质量管理评价、结果认证两个阶段。20 世纪 80 年代初期，作为对全球质量管理体系建设的回应，ACGME 强调医学研究生课程的结构化建设，从而起到了提升正规教学的数量和质量，促进医疗服务和医学教育的平衡，促进培训基地的评估和反馈的作用[①]。作为分界点，从 1998 年起，美国医学教育的认证评审从侧重于过程和结构变量，开始过渡到以结果认证为主。2009 年，ACGME 启动了一项为期三年的成果评估项目（Outcomes Assessment Project，OAP），旨在研究如何更好地将教育成果评估纳入住院医师培训认证流程，项目长期目标是制定认证程序。在成果项目和能力认证基础上，"里程碑"项目也于 2009 年启动，该项目使用能力框架对住院医师和学员所期望的知识、技能、特性和表现进行更明确的定义，并确定和描述受训者在实现目标时的时间进程[②]。2013 年，ACGME 启动新的认证系统（Next Accreditation System，NAS），其公开目标是：增强同行评议系统的能力，为 21 世纪的医生执业做好准备；加快 ACGME 的教育成果认证；减少与当前结构和基于流程的方法相关的负担[③]。

从临床医学研究生评估方法看，有人将评估分成两类：学习评价（assessment for learning）和形成性评估（formative assessment）[④]；有人认为重要的评

① Nasca T J. et al. The next GME accreditation system — Rationale and benefits [J]. New England Journal of Medicine，2012，366(15)：1051-1056.

② Nasca T J. et al. The next GME accreditation system—Rationale and benefits [J]. New England Journal of Medicine，2012，366(15)：1051-1056.

③ Lee A G，Arnold A C. The next accreditation system in ophthalmology [J]. Survey of Ophthalmology，2015，60(1)：82-85.

④ Swaffield S. Getting to the heart of authentic assessment for learning [J]. Assess Educ Princ Policy Pract，2011(18)：433-449.

估方法是自我评估和同行评估。除此之外，评估方法的开发还包括"沟通评估""连续评估""反思论文评估"等。

关于临床医学研究生培养质量保障体系研究，我国研究者首先偏向从"应然"角度提出改进建议，如：刘琴等认为应牢固树立医学教育是精英教育的理念，在培养过程中严格把关，创设有利于拔尖创新人才脱颖而出的机制，全力为平台条件的提升提供支撑，建构合理的自我评估机制与质量反馈体系[①]；郑飞中等认为临床医学专业学位研究生教育质量保障体系应该是多维联动的体系，要参照国际标准建立国家质量标准、医学院校内部的质量标准、同行专家的专业质量标准，还需强化全面质量文化氛围的营造[②]。其次，以校本工作实践给予读者启发或借鉴，如：陈地龙等总结重庆医科大学十余年临床医学专业学位研究生教育经验，从培养模式、管理体制两方面探索构建临床医学专业学位研究生培养质量保障体系[③]；刘洁等介绍温州医科大学深化课程和学分改革，在研究生教育管理中实施优胜劣汰，保障培养质量，完善导师聘任监督机制，提升和优化导师队伍等，构建硕士研究生教育质量保障体系[④]。

三、研究述评

（1）临床医学研究生培养模式研究的关注点、逻辑线条较为清晰。从研究内容梳理来看，国内外的研究都关注研究生培养模式的要素，而且对每个要素的研究都遵循严格的逻辑顺序。在研究生培养模式的构成维度上，也基本达成由培养目标、培养过程、培养评价和培养制度组成的统一意见。

（2）临床医学研究生培养模式研究的理论观点较为庞杂。学者重视理论基础和理论框架的阐释，如关于课程建设中的 PBL 教学法、翻转课堂、慕课等，都是基于社会心理学理论生发出来，研究中还充分运用了包括"胜任力""核心能力""利益相关者""全面质量管理""持续改进"等理论。

（3）临床医学研究生培养模式研究的深度还不一致。宏观研究中，美国的

① 刘琴,张玲. 构建医学研究生教育内部质量保障体系[J]. 长春教育学院学报,2014(20)：99 - 100.
② 郑飞中,刘洁. "医教协同"背景下临床医学专业学位研究生教育质量保障体系研究[J]. 学位与研究生教育,2017(2)：34 - 38.
③ 陈地龙,谢鹏,汪玲,等. 临床医学专业学位研究生培养质量保障体系的构建与实践[J]. 学位与研究生教育,2011(7)：69 - 71.
④ 刘洁,吕建新,卢中秋. 地方医学院校硕士研究生教育质量保障体系的构建——以温州医学院为例[J]. 学位与研究生教育,2012(5)：30 - 34.

临床医学研究生培养模式研究较为系统,而其他国家的研究则相对零散(其中也不排除资料的掌握问题)。要素研究中,既包括比较成熟的临床医学研究生的课程建设、临床能力、质量认证、质量评估等的研究,也包括还刚刚起步的导师能力、质量保障体系建设等研究。不过,当前忽视了应属培养模式重要组成的研究生招录、学制等的研究。

(4)临床医学研究生培养模式改革的系统研究还不足。总体看,近年还没有较成熟的关于临床医学研究生培养模式改革的专项或专题研究。国外的临床医学研究生培养模式长期固化,导致医学研究生培养模式的宏观研究较少。国内关于"研究生教育学""研究生培养模式""专业学位研究生培养模式"等的研究已有一些成果,但关于"临床医学研究生培养模式"的研究,大多还缺少理论基础,仅基于本校、本专业实践基础,多为某种临床医学研究生培养现状的描述。

第三节　研究思路和方法

一、研究思路

本书遵循提出问题、分析问题、解决问题的逻辑思路,以我国临床医学研究生培养模式改革为研究对象,通过对改革中的问题进行梳理、分析,提出深化改革的宏观策略和实践方案。首先,通过文献梳理,归纳总结临床医学研究生培养模式的四个维度(培养目标、培养过程、培养制度、培养评价),作为研究对象要素分析的基础,将自主治理理论作为研究临床医学研究生培养模式改革的理论基础和分析框架。其次,通过对我国临床医学研究生培养模式嬗变的梳理,对当前"医教协同"深化临床医学研究生培养模式进行研究,并辅以对临床医学研究生的调查和临床医学研究生培养利益相关者的质性访谈,进一步厘清当前我国深化临床医学研究生培养模式改革的体制机制和举措创新问题。再次,对德国和美国临床医学研究生培养模式加以分析,以挖掘其对我国临床医学研究生培养模式改革所具有的借鉴价值。最后,在当前临床医学研究生培养模式改革的政策下,结合我国临床医学研究生培养模式改革的理论特点和变迁策略分析,在自主治理理论基础上,一是提出深化我国临床医学研究生培养模式改革的宏观策略,建议政府转变职能和角色定位,构建以医学院校为主体的临床医学研究生培养模式改革自主治理体系;二是从培养模式的四个分析维度出发,提出进一步深化临床医学研究生培养模式改革的实践方案。

根据研究思路，本书研究的技术路线如图 1-2 所示。

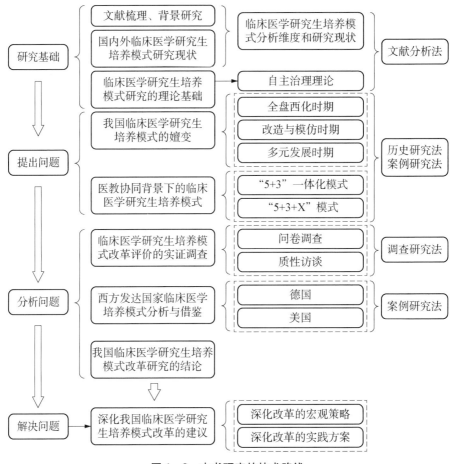

图 1-2　本书研究的技术路线

二、研究方法

（1）文献分析法。文献分析法是通过对文献进行查阅、分析、整理，从而找出事物本质属性的一种研究方法[1]。本书通过搜集、整理相关文献，对培养模式、研究生培养模式、临床医学研究生培养模式等概念进行界定；对自主治理理论的概念、主要观点进行梳理和分析。更为重要的是，通过对文献的研究，充分

---

[1] 威廉·维尔斯曼.教育研究方法导论[M].袁振国,主译.北京：教育科学出版社,1997.

掌握我国临床医学研究生培养历史及其变迁特征,同时结合德国、美国医学教育模式的现状和特点,为我国进一步深化临床医学研究生培养模式研究及改革提供基础性资料和视角。

(2)历史研究法。历史研究法是运用历史资料,按照历史发展的顺序对过去事件进行研究的方法。本书借助我国临床医学研究生近100年培养历史的史料整理、分析、凝练和破译,深刻认识临床医学研究生培养模式变革的历史,探究其演变的特征和规律,为进一步完善我国临床医学研究生培养模式建构框架提供历史经验。

(3)调查研究法。调查研究法是研究者通过观察、问卷、访谈及测验等,搜集问题资料,再通过对资料的分析形成对问题的科学认识的研究方法。本书主要采用问卷调查法和深度访谈法,通过设计"临床医学研究生培养模式改革调查问卷",面向在读临床医学研究生,从培养目标、培养过程、培养制度、培养评价四个维度,分10个指标开展调研,调研样本选择兼顾高校类型、学位类型、学位层级等,使所要表达的观点、态度和价值取向更具代表性。本书通过制订访谈提纲,对临床医学研究生教育研究专家、导师(带教老师)、教育主管部门和院校研究生教育管理人员及研究生开展一对一访谈,深入了解他们对临床医学研究生培养模式的构成要素和核心问题的态度、认识,尽力确保资料和信息收集的全面完整。

(4)案例研究法。案例研究法是通过对具有特征性的案例进行深入分析,以探讨解决问题规律的研究方法。本书将德国和美国临床医学研究生培养模式作为发达国家的研究案例。现代医学教育发端于德国,而在德国医学教育模式影响下由美国构建的"4+4"医学生培养模式得到了许多国家的借鉴和模仿,因此两者都具有较强的研究意义。国内案例研究,则重视搜集和整理案例中的客观资料,深入考察和剖析其中的关键要素、典型特征,如选择上海市"5+3+X"培养模式试点案例、协和医学院新"八年制"医学教育案例,为提出临床医学研究生培养模式改革的具体举措提供参考和借鉴。

三、研究内容

(1)我国临床医学研究生培养模式的变迁及特征研究。以历史分期的方式在对我国近100年的临床医学研究生培养历史进行梳理的基础上,重点研究各时期研究生培养改革举措或培养模式及其改革(变革)的原因和特征,探究制度变迁的特性。在此基础上，专门就在医教协同深化临床医学人才培养改革背景下，开展临床医学研究生培养模式创新和新模式构成要素及其特征的研究，深入分析当前改革所面临的政策环境、经济社会发展需求和表象背后的体制机制、举措创新问题。

（2）自主治理理论在临床医学研究生培养模式改革中的应用研究。自主治理理论系制度分析范式之一，本书将应用其理论观点，分析临床医学研究生培养模式改革的理论特征，对改革进程中的"行动者"予以解释，并对"行动者"在改革进程中的"理性选择"策略进行分析。

（3）我国临床医学研究生培养模式改革评价的实证调查。根据临床医学研究生培养的影响因素，编制"临床医学研究生培养模式改革调查问卷"，以描述性统计方法，进行重复测量方差分析、回归分析、相关分析等，从而探究临床医学研究生对当前培养模式的评价，以及与评价相关的各种因素。在此基础上，对临床医学研究生培养的利益相关者开展一对一深度访谈，重点了解他们对临床医学研究生培养模式构成要素和核心问题的态度、认识。

（4）国外临床医学研究生培养模式研究。通过对德国、美国临床医学研究生教育历史的梳理，积极关注影响模式形成和发展的关键环节、要素，总结其先进经验和成功做法；同时，开展德国模式和美国模式的对比分析，并以"培养过程"为核心，积极开展我国与德国、美国相关指标的比较研究。

（5）深化我国临床医学研究生培养模式改革的对策与具体方案研究。以理论框架为研究基础，结合发达国家临床医学研究生培养模式构建与创新经验，一是提出深化我国临床医学研究生培养模式改革的宏观策略，建议政府转变职能和角色定位，同时构建以医学院校为主体的临床医学研究生培养模式改革自主治理体系；二是以自主治理理论为理论支撑，分别从培养模式的四个维度出发，提出进一步深化临床医学研究生培养模式改革的实践方案。

四、研究重点

一是自主治理理论研究及其对我国临床医学研究生培养模式改革的应用研究。鉴于理论内涵的丰富与庞杂，既需要准确把握理论内涵，又需要把握理论应用的准确性和适切性。

二是"医教协同"背景下，我国临床医学研究生培养模式改革举措和特征研究。对具体培养模式的研究而言，以临床医学硕士专业学位研究生与住院医师规范化培训并轨为基础,着重研究"5＋3"一体化、"5＋3＋X"培养模式。

三是我国临床医学研究生培养模式改革的对策研究。将自主治理理论中的"行动者"引入对策建议研究,从而使本书的对策建议突出重点研究内容,保证两个层面的逻辑连贯性;从科学性角度考察,保证对策方案的合理性与可行性。

第二章

◆

理 论 基 础

本书以理性选择制度主义中的分支"自主治理"理论为基础,以其理论分析模型,分析我国临床医学研究生培养模式历史嬗变和改革现状的理论特点,并作为建议部分的关键理论支撑,以丰富本书的内容逻辑。

第一节　自主治理理论的由来

学术界关于制度理论变迁有旧制度主义和新制度主义之分。盖伊·彼得斯认为,"新制度主义"有七种类型:规范制度主义、理性选择制度主义、历史制度主义、经验制度主义、社会学制度主义、利益代表制度主义和国际制度主义[①],但这种划分方法并没有得到广泛认同。而由 Hall 与 Taylor 提出的理性选择制度主义(rational choice institutionalism)、历史制度主义和社会学制度主义的三分法[②],则获得较高程度的认可,日益成为比较流行的流派划分方式。

理性选择制度主义的理论基础可上溯到行为主义和理性选择理论。行为主义是 20 世纪中叶在美国兴起并稳步成为主流的一种政治学流派,具有 3 个重要的特征:首先,奉行价值中立的基本原则;其次,实现了政治学研究从结构到过程的转变;最后,主张采用自然科学的方法研究政治现象[③]。行为主义的主要研

---

① 盖伊·彼得斯. 政治科学中的制度理论:"新制度主义"[M]. 2 版. 王向民,段红伟,译. 上海:上海世纪出版集团,2011.

② Hall P A, Taylor R C. Political science and the three new institutionalism [J]. Political Studies,1996 (5):936-957.

③ 高春芽. 理性选择制度主义:方法创新与理论演进[J]. 理论与改革,2012(1):5-10.

究内容包括民主共和制下大众参与的选举、罢工、游行示威甚至暴动；领导行为；利益集团和政党；欧盟、联合国等非国家体的政治行为；等等。理性选择理论将现代经济学的研究方法和技术应用于政治学研究过程。理性选择理论以行动者为中心考察政治过程，并提出新的见解，冲击了政治分析的传统解释[①]。理性人假设是理性选择理论的基本研究方法，具有成本—收益计算能力的理性人是研究政治行为和制度的逻辑基础。

　　行为主义和理性选择理论的融合产生了理性选择制度主义。这种分析方法起源于对美国国会制度的研究，研究者关注美国国会投票制度影响了立法者行为[②]。事实是，美国国会投票结果却保持了相当大的稳定性，并不会出现传统理性选择理论所推导的情况。学者们基于此现象，综合行为主义理论，至 20 世纪 80 年代出现了以理性选择制度主义命名的政治学研究领域。理性选择制度主义的主要分支：一是印第安纳学派，以美国学者奥斯特罗姆夫妇（Vincent Ostrom and Elinor Ostrom）为代表，主要关注制度如何帮助使用者处理公共池塘资源问题，即如何处理公共池塘治理中个体理性与集体理性不一致的问题；二是公共选择学派，其主要代表人物主要有詹姆斯·布坎南、戈登·塔洛克等；三是博弈论，制度是博弈的规则，委托—代理关系就是博弈关系。

　　根据理性选择制度主义理论，埃莉诺·奥斯特罗姆（Elinor Ostrom，下文简称奥斯特罗姆），凭借在"经济治理，尤其是对公共资源领域作出的贡献"成为首位获得诺贝尔经济学奖的女性。之后奥斯特罗姆等开发出制度分析与发展（institutional analysis and development，IAD）框架，并用该框架分析公共组织的决策过程和决策方式。制度分析与发展框架最大的理论突破是寻找解决集体困境的路径。从系列研究中，奥斯特罗姆等人发现，由于人们过度追求短期效益而放弃对长期效益的追求，导致公共资源的过度使用；与长期以来依赖政府集中控制方式或私有化方式来解决这一问题相反，人们可以通过相互间的信任、反复博弈或者第三方机制的介入来建立大家认可的行动规则，从而解决利益纷争，使公共资源获得良好的分配、使用，并发挥出最大的效益。于是，就有了自主治理理论的诞生。

---

① 按照传统理性选择模型分析，美国国会关于立法的投票很难保持稳定多数，因为立法者众多的偏好和问题将会导致多数人倾向于推翻任何已经通过的议案，从而让任何一个议案在通过的过程中出现"阿罗循环"。肯尼斯·阿罗（Kenneth Arrow）在《社会选择与个人价值》一书中，采用数学的公理化方法对"将每个个体表达的先后次序综合成整个群体的偏好次序"进行研究，他得出的结论是，"程序民主"必将越来越远离"实质民主"。

② 高春芽. 理性选择制度主义：方法创新与理论演进[J]. 理论与改革，2012(1)：5-10.

第二节 自主治理理论的主要观点

奥斯特罗姆在制度分析与发展框架理论的实证案例研究基础上，提出在利维坦集权化①和私有化外的第三种解决公共池塘资源治理问题的理论模式——自主组织和自主治理模式。

一、自主治理理论概述

自主治理理论诞生的实践基础是阿兰亚近海渔场案例。在奥斯特罗姆撰写的《公共事物的治理之道——集体行动制度的演进》一书中，其在分析"以利维坦为'唯一'方案"和"以私有化为'唯一方案'"后，提出了对这两者是否为真正的"唯一"方案的疑问。在后续的替代解决方案的探讨中，她再从"经验性替代解决方案"的讨论中，发现阿兰亚近海渔场的方案。早期的渔场由于无限制使用，不光导致了渔民间的仇视和暴力冲突，还由于无序竞争导致生产费用的增加，并增加了渔获量的不确定性。在20世纪70年代初期，在当地生产合作社的努力下，经过10多年的反复试验和改进，最终形成了一套由渔民们共同遵守的规则。其内容包括：渔民身份的确认规则、捕捞点命名和列表规则、捕捞点划分和安排的生效规则、捕捞点的分配规则、渔民平等利用渔场资源的规则等。这个制度的产生，有效地把渔场进行了区分，使渔民各自都有足够大的捕捞空间，同时还大大提升了每个点的捕鱼效果，所有渔船均享有在最佳点进行捕捞的平等机会，从而较好地解决了渔民为抢夺渔场资源而发生的争端和渔民过度投资现象。

这套规则得到渔民们的共同支持和遵守，制度监督和执行都由渔民自己承担，即使偶有违规事件，也只需到"咖啡馆"去解决。阿兰亚近海渔场的渔民们通过自己的努力，通过成立自主组织，实施自主治理，成为一群从"公地困境的陷阱"中解脱出来的人。由此可见，自主治理理论的中心内容是研究"一群相互依赖的委托人如何才能把自己组织起来，进行自主治理，从而能够在所有人都面对

---

① "利维坦"指一种威力无比的海兽。奥斯特罗姆对"利维坦"的应用，源自托马斯·霍布斯于1651年出版的《利维坦》(Leviathan，书全名为《利维坦，或教会国家和市民国家的实质、形式和权力》，又译《巨灵论》)，这是一部政治学著作。书中，托马斯·霍布斯以"利维坦"比喻君主专制政体的国家，奥斯特罗姆也采用了这一喻指。

搭便车、规避责任或其他机会主义行为形态的情况下,取得持久的共同收益"①。

二、自主治理理论的基本观点

(一) 行动者的策略选择

自主治理理论认为,行动者能够通过分析历史和现状,综合利益相关者的意见和利益,接受内部世界和外部世界的多重刺激后,作出策略选择,其结构如图2-1所示。

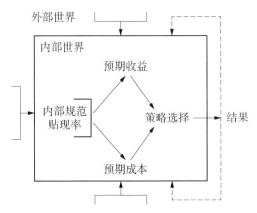

图2-1 个人选择的内部世界

资料来源:埃莉诺·奥斯特罗姆. 公共事物的治理之道——集体行动制度的演进[M]. 余逊达,陈旭东,译. 上海:上海译文出版社,2012.

在分析复杂、不确定情境中的理性行动者时,奥斯特罗姆认为影响行动者策略选择的内部变量有4个:预期收益、预期成本、内在规范和贴现率。首先,人们选择的策略会共同在外部世界产生结果,并影响未来对行动收益和成本的预期。其次,很自然地,与他人共有的规范,也就是取得大家共同认可、产生共享的规范,如果个人采取与这种规范相违背的错误行动,就会产生"社会非议",从而形成对个人行为和决策的制约。最后,内部贴现率也受到个人在任何特定的外部环境中所拥有的机会的影响②。贴现率受行动者们所处的自然和经济保障程

① 埃莉诺·奥斯特罗姆. 公共事物的治理之道——集体行动制度的演进[M]. 余逊达,陈旭东,译. 上海:上海译文出版社,2012.
② 埃莉诺·奥斯特罗姆. 公共事物的治理之道——集体行动制度的演进[M]. 余逊达,陈旭东,译. 上海:上海译文出版社,2012.

度的影响，还受居住在特定社会或社群的人们，在比较未来与当前的相对重要性时所共有的一般规范的影响；同时，贴现率的高低与个人对预期收益评价的高低相关联，如果个人对预期收益评价高，则其当前就拥有较低的贴现率，反之亦然。

（二）集体行动的难题

要通过自主治理模式来解决公共池塘资源的集体行动问题，存在三个难题，即新制度的供给问题、可信承诺问题和相互监督问题。

（1）新制度供给问题，即谁来制定制度，如果以组织的名义来理解，即谁有能力、动力和意愿来建立自治组织。很显然，新制度的产生不是简便、快速的过程，而且制度本身还一直处在不断的变化中。所以，制度起源和变革往往是相互结合的，从而构成制度变迁。在自治组织内，其制度变迁的过程将是一个持续、螺旋上升和自主自治的过程。同时，就新制度供给还要考虑：由于新规则的供给等同于提供一种公共物品，因此一组委托人所面对的问题是，获得这些新规则的过程存在着二阶的集体困境[①]。

（2）可信承诺问题。这是解决一组行动者如何组织，并保持自主组织取得长期集体利益的关键问题。在一个组织的初始阶段，个人在大多数人都同意遵循共同规则的情况下，他或她对未来预期的收益流量作了估计后，可能会为了与大多数人和睦相处而同意遵守这套规则，认可"如果你遵守承诺，我也遵循承诺"。但随着自主组织的发展，当违反规则（承诺）所获得的利益，高于遵守规则（承诺）所获得的收益时，个人就有可能倾向于违反规则（承诺），哪怕这种行为将被发现并因此受到制裁。可信承诺得以存在，有以制裁和理性计算为基础的计算公式：$Ct > Bt - S$，其中 Ct 为遵守规则，Bt 为违反规则，S 为被人察觉并受到制裁。当然，外部强制依然是解决承诺问题的方案，有时可能还是一种巧妙的解决方案。对于自主组织而言，目前的问题是，一个自主组织的群体必须在没有外部强制的情况下解决承诺问题[②]。

（3）相互监督问题，即认可解决承诺问题要依靠外部强制监督，相互监督是其中较重要的方式。对于自主组织的群体而言，在其他外部强制不到位的情况下，群体成员往往会激励他们自己（或他们的代理人）去监督人们的活动、实施制

---

① 埃莉诺·奥斯特罗姆. 公共事物的治理之道——集体行动制度的演进［M］. 余逊达、陈旭东，译. 上海：上海译文出版社，2012.

② 埃莉诺·奥斯特罗姆. 公共事物的治理之道——集体行动制度的演进［M］. 余逊达、陈旭东，译. 上海：上海译文出版社，2012.

裁,以保持对规则的遵守。另一个悖论是,若监督的成果是惩罚的话,这就又提供了一个公共物品,作为限制性激励,这就形成了三阶的集体困境。但奥斯特罗姆并没有完全认定这种集体困境的存在,她认为有一种可能性,"即可以对任务加以组织,使之在没有附加努力的情况下完成监督工作"①。

在上述三个问题中,制度供给回答的是自组织的创建问题;可信承诺解决的是动力问题;而互相监督是制度可持续运行的保证②。

(三) 自主治理模式的设计原则

自主治理理论的有效性,在于其遵循的 8 项"设计原则"。《公共事物的治理之道——集体行动制度的演进》在讨论和分析瑞士的山地牧场、日本的山区公地、西班牙和菲律宾的灌溉系统后认为,自主治理理论及其制度在这些"公共池塘"资源分配中之所以有效,有赖于 8 项"设计原则"。

(1) 清晰界定边界。公共池塘资源本身的边界必须予以明确规定,有权从公共池塘资源中提取一定资源单位的个人或家庭也必须予以明确规定。

(2) 占用和供应规则与当地条件一致。规定占用的时间、地点、技术和(或)资源单位数量的占用规则,要与当地条件及所需劳动、物资和(或)资金的供应规则相一致。

(3) 集体选择的安排。绝大多数受操作规则影响的个人应该能够参与对操作规则的修改。

(4) 监督。积极检查公共池塘资源状况和占用者行为的监督者,或是对占用者负责的人,或是占用者本人。

(5) 分级制裁。违反操作规则的占用者很可能受到其他占用者、有关官员或他们两者的分级的制裁(制裁的程度取决于违规的内容和严重性)。

(6) 冲突解决机制。占用者和他们的官员能迅速通过低成本的地方公共论坛,来解决占用者之间或占用者与官员之间的冲突。

(7) 对组织权的最低限度的认可。占用者设计自己制度的权利不受外部权威的挑战。

(8) 嵌套式企业。将占用、供应、监督、强制执行、冲突解决和治理活动在一

---

① 埃莉诺·奥斯特罗姆.公共事物的治理之道——集体行动制度的演进[M].余逊达,陈旭东,译.上海:上海译文出版社,2012.

② 刘建强,陈永杰.论中国社会自主治理的内在困境——基于埃莉诺·奥斯特罗姆的自主治理框架[J].上海管理科学,2105(1):76-80.

个多层次的嵌套式企业中加以组织[1]。

这 8 个原则包括 7 项可以用来描述所有公共池塘资源制度特征的设计原则和 1 项用于更大也更复杂场景中的原则（第 8 条）。所谓"设计原则"，是指一种实质要素和条件，它们有助于说明这些制度在维持公共池塘资源、保证占用者世世代代遵守所使用的规则中的成功原因。也就是说，构成自主组织和自主治理制度成功的原因就是这 8 种。

在案例分析的基础上，奥斯特罗姆总结：对于一个没有或者缺少规则的公共池塘资源自主治理体制，引入规则可以极大地改善治理情况；对于一个已经存在一系列规则的自主治理体制，合理修改规则也会使治理更加有效[2]。

经过对自主治理理论的研究，奥斯特罗姆感觉到对外部环境重视不够，因此她将视野拓展到了社会和自然资源生态系统，将公共池塘资源管理拓展到社会-生态系统（social-ecological systems）管理，并继续提出制度诊断框架、可持续发展分析框架。同时，奥斯特罗姆还发展了多中心治理理论，即采取各级政府、行业联合自治以及个体自主管理等多种方式，形成利益相关者共同治理的局面，以合理解决公共事物面临的集体行动困境。以这些理论的创设与发展为标志，奥斯特罗姆将公共资源治理理论向前推进了一大步。

自主治理理论由制度分析与发展框架延展而来，是其在"公共池塘"资源领域治理的理论延伸。笔者将应用自主治理理论观点，分析我国临床医学研究生培养模式嬗变的理论特点。第一，我国临床医学研究生培养过程具有典型的"行动情境"特征，分析的基本思路为集体行动者划分，即每个行动者在培养模式嬗变中承担的具体职能、每个行动者对集体行动决策的控制层次、行动者获取行动情境信息的数量、行动结果的成本和收益的分析。第二，我国临床医学研究生培养模式改革具有典型的强制渐变型特征，笔者将主要应用新制度供给、多元监控、选择性激励等来探讨其中隐含的制度变迁策略。第三，鉴于我国临床医学研究生培养模式嬗变中存在的行动者逐利行为和有限理性，以及"搭便车"、机会主义现象，应用自主治理理论，对临床医学研究生培养模式嬗变的制度绩效和特点进行评价。

基于我国临床医学研究生培养模式改革的"公共池塘"特性，本书将自主治

---

① 埃莉诺·奥斯特罗姆.公共事物的治理之道——集体行动制度的演进[M].余逊达，陈旭东，译.上海：上海译文出版社，2012.

② 王群.奥斯特罗姆制度分析与发展框架评介[J].经济学动态，2010(4)：137－142.

理理论作为提出建议的主要理论支撑。一方面,根据该理论提出以医学院校为自主组织,实施临床医学研究生培养模式改革和自主治理的宏观策略;重新梳理教育管理部门和医学院校的角色定位,尤其是设计自主组织的医学院校内部治理方案;重新补充或构建临床医学研究生培养中的可信承诺、监督机制等。另一方面,以医学院校的自主治理为前提,根据当前临床医学研究生培养模式改革中的问题或不足,从培养目标、培养过程、培养制度、培养评价四个维度,以医学院校为主要对象提出进一步深化内部改革的实践方案。

第三章

◆

我国临床医学研究生培养模式的嬗变

我国高等医学教育的起源最早可追溯到 19 世纪末期。从彼时开始计算,根据临床医学研究生教育发展的时间脉络,结合我国经济社会发展的重要节点,同时结合培养模式代际嬗变的特性,笔者将我国临床医学研究生培养模式嬗变历史分为三个时期:①19 世纪末期—1949 年,为全盘西化时期,以复制西方长学制医学教育模式为主要特征,学制上有八年制、七年制、六年制等形式;②1949—1977 年,为改造与模仿时期,以中华人民共和国彻底接管和改造解放前医学研究生教育为特征;③1978—2014 年,为多元发展时期,是完善我国临床医学研究生培养的学位类型、学位层次的时期,同时也是研究生培养模式集中探索和发展期。本章将按照这三个时期,分别探讨每个时期我国临床医学研究生培养的典型模式及其特点。

第一节　全盘西化时期临床医学研究生培养模式

1840 年,鸦片战争爆发,帝国主义用坚船利炮打开中国封建社会的大门。随之而来的,一方面是我国社会性质的变革,另一方面是文化、经济、教育、卫生等各领域的变革。在西学东渐的过程中,西方对华文化侵略的重要手段之一是传教。传教士带来的除了宗教外,更重要的是医学。传教士们发现,在中国施药和行医能很快地消弭文化的冲突与语言的隔阂,快速取得老百姓的信任和好感,也较容易被地方政府和当地缙绅所接纳。西方以传教、医疗救助、医学推广等名义进入我国,为取代我国传统"师带徒"的教育模式,建立适合由封建社会向半封建半殖民地社会乃至向新民主主义社会转变背景下的医疗卫生体系和高等医学教育体系奠定了基础,提供了基本条件。最重要的,这些由教会兴办的大学医学院大多以长学制形式开展医学研究生教育。而彼时,我国自办医学教育虽有发展,但一方面规模小、影响力弱,另一方面主要服务对象是军队,均没有研究生教育。

从借传教之机进入我国的西方临床医学研究生教育诞生开始,到中华人民共和国成立前,我国临床医学研究生教育的发展脉络大致如下:一是民国初期西方势力的全面介入,西方发达国家把医学教育作为文化侵略的主要方式,在我国各大城市拓展,立足于科学的、规模化的西方医学教育,为当时贫敝的中国造就一批高层次的医学人才和临床医生。二是抗日战争以及之后的解放战争时期,各国在我国的医学教育不断萎缩或消亡,本国医学教育也由于战乱,没有实现自主发展,更没有成建制的体系产生。因此,本节主要研究"长学制"医学研究生培养模式的复制,时间跨度是 19 世纪末期到 20 世纪 30 年代前期;抗日战争及解放战争时期医学研究生教育的萎缩,时间跨度是 20 世纪 30 年代中期到1949 年。

一、"长学制"医学生培养模式的复制

《大学令》作为民国初期大学教育的第一个通令,于 1912 年 10 月公布。该法令共 22 条,其中规定,"大学分为文科、理科、法科、商科、医科、农科、工科"。1934 年 5 月,国民政府教育部颁布《大学研究院暂行组织规程》,要求"设研究院",共 8 科,包括医科研究所。从《大学令》到《大学研究院暂行组织规程》,医学都被纳入建制。尤其在"大学研究院规程"中,规定了分科研究所设置和学生毕业要求,可视为医学研究生教育的雏形,但这还不是现代意义的研究生教育。我国现代意义临床医学研究生教育,应该从"长学制"医学教育的出现算起。

民国初期,这种由西方教会或政府机构资助构建的临床医学研究生培养模式,主要是对西方长学制医学教育的复制。长学制类型包括八年制、七年制和六年制。采取八年制临床医学研究生培养模式的学校主要有三家,即北京协和医学院、华西协合大学、上海同济医工所,分别由美国洛克菲勒基金会,英、美、加三国的 5 个基督教会和德国驻上海领事馆牵头创办。开展七年制临床医学研究生教育的也有三所学校,即上海圣约翰大学、湘雅医学院、金陵大学医学院,分别由美国圣公会、湖南育群学会与美国雅礼会、中华基督教医学理事部牵头创办。开展六年制临床医学研究生培养的只有震旦大学医学院。

总体来看，长学制已基本具备临床医学研究生培养模式构成的要素。

（一）培养理念和培养目标

1921 年，在北京协和医学院成立大会上，约翰·洛克菲勒的儿子小洛克菲勒代表其父讲话，其中提到医学院的办学态度和培养目标。办学态度是要求全校师生以牺牲和服务的精神对中国的精神和物质建设做出贡献，并不断扩大其影响；目标是培养有前途的男女学生成为高质量的，将来可以作行业领导的医师、教员和科学家，但同时也要给来自教会的医师和来自全国的中国医师以短期进修机会，并希望这一学校能以其示范作用促使中国其他地方开办更多类似的学校①。这一表述反映了协和医学院在医学人才培养理念和培养目标上的自觉。

（二）学制安排

长学制医学研究生教育一般都设立预科和正科，预科一般为 2 年，正科分别为 6 年（或院校教育 3 年、毕业后教育 3 年）、5 年、4 年。

临床前期各课程主要集中于第一、二学年讲授，这两年就是预科阶段。1917 年 9 月，协和医学院招收 8 名学生进入预科学习。1919 年 10 月，医本科录取预科毕业生 5 人。为了加强医预科教学水平，洛克菲勒基金会每年还资助国内 13 所综合性大学。其中，燕京大学因其教学能力以及与洛克菲勒基金会的联系，成为协和医学院医正科学生的主要来源，燕京大学医预科生也被称为燕大"精华"。协和医学院的 6 年医学教育分为两部分，即 3 年的院校教育部分、3 年的毕业后教育部分。华西协合大学在 6 年正科期间，前五年完成规定学习课程后，第六年进入实习期。同济医工所设德文和医学两科，德文科是医科的预备部，医科还分预科和正科，也按照 2 年和 6 年来划分。

圣约翰大学的七年制学制有两种设置：一为"二四一"制，即医预科 2 年、医本科 4 年、医院实习 1 年②，这种特殊兼修是"圣约翰大学从美国各大学之惯例"③。二为"四三"制，可获得理学士和医学博士学位，即修满医预科 2 年加医

---

① 中国协和医科大学.中国协和医科大学校史（一九一七—一九八七）[M].北京：北京科学技术出版社，1987.
② Announcement of the Pennsylvania medical school being the medical department of St. John's University，1920 年，圣约翰大学档案 Q243-1-792，上海档案馆藏。
③ 圣约翰大学章程汇录（1916.9—1917.7），上海美华书馆摆印，第 48 页。

本科 2 年可得理学士学位，待修完医本科课程并在医院实习满 1 年还可获医学博士学位[①]。圣约翰大学医学院的第七学年为实习年，全部学生都被分至各特定医院，担当实习医师并住在医院。湘雅医学院、金陵大学医科实施"二五"制，其中医学预科 2 年，考试合格者可升入本科学习，医学本科为 5 年。《金陵大学之医科简章》对医科入学条件作出明确规定，要求："凡入本医科正科第一年级者，须具本大学高等科毕业之资格，或具有相当之程度者亦可，但必须已习化学、生物及物理学方面合格，倘有已具相当之程度，而于以上三科尚未尽习者，则本堂特设预备一科专授之，一年后升入正科。"[②]

震旦大学于 1911 年开设医学先修课（预科），1913 年设立医科，1916 年正式成立医学院。起始学制 4 年，后改为 6 年，第一个阶段是为期 2 年的医预科，第二个阶段是为期 4 年的医学教育阶段。

(三) 课程设置和改革

1. 医预科课程设置

在医预科阶段，课程多为理工科基础课程和通识课程，主要是让学生进入各大学教学体系。圣约翰大学医学院在此阶段除安排小部分医学基础课程外，还大量安排国文、英文、体育、宗教与伦理、心理学等课程，此外，学生还可选修德语或法语。圣约翰大学在医学预科教育中，还形成了独特的"兼习"制度，将医预科与大学文理教育相融合，不单独设立医学预科班，就算是文科生，只要在前两年掌握医学预科所要求的课程，通过大学文学院或理学院在第二年末举行的考试，也能顺利进入医学院学习。震旦大学的课程则包括动物学和骨科、动物学和骨科的实验、植物学、化学、化学实验、物理、物理应用等，并全部纳入医预科考试科目。

2. 医本科课程设置

医本科阶段课程特色非常明显。协和医学院第一年主要是医学基础课，重点课程是解剖、生化和生理学。第二学年第三学期设病史、物理诊断和常规化验课程，为临床做准备。学生从第二学年开始逐步进入临床课程，理论授课时间减少，从每日的 4 小时减到 2 小时、1 小时，其中 2/3 的时间还是临床示教。三年级到门诊见习，有机会在老师指导下给门诊病人看病。从四年级开始，医学生需

---

① 魏洲阳.上海英美派高等医学教育研究[D].上海：上海大学，2011：26.
②《南大百年实录》编辑组.南大百年实录[M].南京：南京大学出版社，2002.

要进病房当"临床见习生"，需要开展询问病史查体、书写病历，参加每天早晨的教学查房和每周的教授查房，同时在上级医生指导下，直接负责 10 个病人诊疗工作，对病人实行"24 小时负责制"；每个实习生都配有一个信号灯的灯号，保证除休假或请假外的时间都在医院，并在半个小时内随时到岗。第三、四学年每周有一次临床病理讨论会（CPC）和临床示教。从医预科到医本科教育完成的 8 年时间里，协和医学院着重强调医学生普通理科基础、医学理论基础、临床实践基础的打造。

华西协合大学医牙学院在 6 年医本科阶段，要求学生前五年完成规定的学习课程，第六年进入实习期。全部学年共安排 29 门课程，平均每周课时在 28 节以上。其中，学时较多的课程有人体解剖实习、临床外科学、临床内科学、妇产科与婴症疗法等，并且对这些课程的要求严而紧①。该校学生除了学习医学基础和专业课，还要学习理科基础课和社会科学知识。医牙学院也强调英语能力，设置了科学英语及专业英语的课程和考核。在 6 年时间里还设置了宗教思想教育课，要求学生参加读经班和做礼拜。

圣约翰大学的医本科课程达 15 门，同时还包括分科、分治疗法的 12 项重点内容，尤其是医学实验和临床诊治类课程得到高度重视，成为圣约翰大学医学课程的一大亮点。圣约翰大学医科课程设置的特点是：基础科学多，医学基础课学时多，内科和外科学时多，公共卫生学学时多，但妇产科和儿科学时少，且有些课程分得太细，以致造成系统性缺乏和过多重复②。医学院课程非常重视实验与实习，这是英美医学教育的模式和理念，另外圣约翰大学本身具有的实验室资源和同仁医院所具有的教学和临床资源，为其提供了条件。圣约翰大学特别重视英语教学。对于英语的重视还体现在湘雅医学院，在医本科阶段，湘雅医学院完全仿照美国现代医学教育模式，建设基础课程、专任教师队伍、实验设备、实习时间、临床基地，实施完全的英语教学模式，所有课程一律用英语讲授，提问、答卷、病历、毕业论文也都须用英语。

金陵大学 5 年医本科阶段的课程设置如表 3-1 所示，第一、第二学年主要为医学基础课，其中化学、体学贯穿两个学年；第三至第五学年则为医学专业课程，其中内科学、外科学贯穿两个学年。

---

① 姚波，刘军平. 华西协合大学医牙学院的发展历程及主要特色[J]. 教育评论，1994(5)：58-60.

② 倪葆春. 关于上海圣约翰大学医学院[M]//上海市政协文史资料委员会. 上海文史资料存稿汇编·科教文卫. 上海：上海古籍出版社，2001.

表 3 - 1　金陵大学医科课程表

学年	第一学年	第二学年	第三学年	第四学年	第五学年
课程	活物学 化　学 较体学	体学(完) 体功学 解剖学 病理学	病理学 临诊显微 外科小术包裹术 外科学	外科学(完) 产科学 儿科学 皮肤学 临　诊	眼　科 脑科学心灵学 医　律
	体　学 目冈学 胚　学	化学(完) 药科学药效学 禾雀学	疗学毒药学 解剖学(完) 内科学 察体诊断	内科学(完) 妇科学 热带病学 阴阳尿具学	耳鼻疾科学 卫生及公共卫生学 临　诊

资料来源:《南大百年实录》编辑组. 南大百年实录[M]. 南京:南京大学出版社,2002:24. 转引自:李德志. 南京大学研究生教育发展史[D]. 南京:南京大学,2012:7.

3. 教学改革

协和医学院具有较强的教学改革意识。1924 年,开始第一次改革,目的在于使临床前期各科与临床有较密切的结合,1925—1926 年,医科课程量从每年 4 400 学时减至每年约 3 900 学时,以为学生保留更多可以自由支配的时间。1928 年,进行第二次改革,主要是临床阶段的课程安排,把病房见习提前到第三学年实施,门诊见习延后到第四学年实施。

(四) 住院医师制度

协和医学院是全国最早有体系、规范地开展住院医师制度的医学院校,而且严格实施的是"住院医师 24 小时负责制",这是它具有医学教育模式改革自觉的特征之一。"医院即学院",协和医学院采取的住院医师制度体现的是"在干中学"。医学生毕业后进入医院工作,首先必须担任 3 年的助理住院医师,而后才有机会担任住院总医师。住院总医师是协和住院医师"宝塔尖"制度的尖端,责任最重、工作最辛苦,锻炼也最全面[①]。在一年任期内,住院总医师直接在科主任领导下工作,安排全科教学,包括教学巡诊、临床示教、临床病历讨论、全科大巡诊,陪同主任会诊,负责全科助理住院医师和实习医师工作等。震旦医学院虽然没有完备的住院医师制度,但自开展医学教育起就明确设立广慈医院为专门实习医院,课程设置、教学大纲也都参照法国的医学专业实行。

---

① 讴歌. 协和医事[M]. 北京:生活·读书·新知三联书店,2007.

（五）学位授予

从学位授予情况看，各院校往往都带有资助国家的学位特征。协和医学院实施类似于德国医学教育的模式，根据医学本科的学历时间，最后以一级学位的形式授予博士学位。参照德国大学有关规定，同济医科生毕业后再实习一年，提交科研论文，经审查合格，可参加博士考试，考试通过即授予博士学位。

华西协合大学于 1920 年开始对优秀毕业生授予美国纽约州立大学医学博士学位，到 1934 年美国纽约州立大学正式接受华西协合大学为兄弟学校，医牙学院毕业生可获授纽约州立大学的医学博士学位和牙学博士学位。湘雅医学院的毕业生毕业，由湖南省政府发给毕业证书，同时通过雅礼会经美国康涅狄格州授予医学博士学位证书。

总的来看，医学院校对学位授予管理严格，如震旦大学，从 1917 年第一次给 2 名学生颁发医学博士证书[①]，到 1934 年也仅有 89 名学生获得医学博士学位。金陵大学在学位授予方面规定，学生如按要求修完规定课程，且具有医院实习经历，可由美国纽约大学授予医学博士学位。

（六）质量管理

严格的质量管理，使当时的医学教育成为名副其实的精英教育。首先，体现在高淘汰率上。圣约翰大学医学院入学考试各项标准严苛，决定进入医学院的都是精英人才，但每一届最终能从医学院毕业的人数屈指可数[②]，有些年的毕业生仅为个位数。圣约翰大学医学院所授予的医学博士学位因其把关严格，得到了许多英美大学的认可，奠定了医学生出国继续深造的基础。其次，体现在严肃的考试考核上。湘雅医学院对考试考查管理严格。考试种类繁多、考试考查频繁，包括课堂考试、突击小考等，每个月有月考，每学期有期考，医前期课程念完有前期考，生产实习前有后期考，还有平时讲课前几分钟的小考[③]，学校以学年末考试成绩决定升留级。课程考试采取"荣誉制度"（Honour System），教师发给学生试卷后，并不监考，任学生各自作答卷，如发现有舞弊，立即取消考试资格，并不得参加补考。规定各科成绩以 70 分为及格，学生淘汰率有时竟高达

① 王薇佳.一篇文章与一个学院：上海震旦大学医学院的建立[J].学术月刊.2004(3)：63-67.
② 施如怡.近代上海医学教育的"英美体系"[D].上海：上海社会科学院,2013：56.
③ 易有年,肖剑秋.回忆母校抗日时期艰苦办学精神[M]//湖南医学院院史征集组.湘雅春秋.长沙：湖南教育出版社,1984.

75％。湘雅医学院当时在国内的同类院校中十分出类拔萃,这得力于其奉行的高标准、严要求。

震旦大学医学院的六年制进阶方式管理也非常严格。第二年医预科结束,学生需通过医预科的证书考试,且对预科两年的各科成绩也有严格要求。博士学位需要通过 6 项考核获得证书后方可授予,每个证书对应某些课程的考核内容。为了取得毕业证或博士学位,所有考核项目都明确了赋予系数,考核总成绩根据系数来计算。因为有严格的质量管理,震旦大学医学院许多毕业生先后赴法国、美国、加拿大等国深造、研究或工作。到 20 世纪 40 年代,天主教会在中国办的医院和诊所中,75％～85％是震旦大学医学院的毕业生。

除了上述特征外,从培养模式的构建来看,当时部分学校还具有医学研究生培养模式要素建设的自觉。例如,协和医学院非常重视教师队伍建设,认为教师要有科学精神,不但要能传授知识,而且应能进行科学研究、人才培养。此外,其还重视医学生科学精神和意识培养,认为医学校应怀有科学研究精神,为提升医学水平作好准备;应讲究教育方法,提高教学质量,培养教师和医学事业的领导骨干,解决许多疾病的问题[1][2];实验设备不光要满足教学任务,还要足供基础和临床研究之用。湘雅医学院也非常重视学生科研意识和能力培养,每个班都有学术小组,每月按例开展一次学术交流活动;学生必须撰写毕业论文。

这一时期的医学研究生教育在办学性质、教学组织、学位制度等方面都具有鲜明特点。首先,具有强烈的教会办学特征。绝大部分能够颁发研究生学位的医学院校都具有教会的背景,最初的教师也是传教士,个别学校办学之初还要求学生按照本教教义生活。其次,实行严格的医预科和医本科相结合制度。在实施长学制的医学院校中,均实施医预科制,医学院校对于学生质量的要求从医预科期间就非常强调。再次,实行严格的课程和教学管理制度。医学院校注重借鉴国外大学的管理经验,建立了一套完全不同于中国旧式书院的高效、有序、稳定的教学管理制度[3],包括保持高淘汰率。最后,基本实施单一学位制度,实施精英教育。无论是自授学位还是通过在国外注册或获得国

① 中国协和医科大学.中国协和医科大学校史(一九一七——一九八七)[M].北京:北京科学技术出版社,1987.
② 慕景强.民国西医高等教育研究(1912—1949)[D].上海:华东师范大学,2005:99.
③ 秦永杰.中国高等医学教育的发轫(1840—1919)[D].重庆:第三军医大学,2007:28-29.

外高校许可而授予的医学学位,几乎所有学校都执行单一学位制度,即医学博士学位。

二、抗日战争及解放战争时期医学研究生教育的萎缩

1935 年 4 月,国民政府效仿英美体制颁布《学位授予法》,对学位授予级别、学位获得者资格和学位评定方法进行规定,可看作我国现代学位制度的开端。同年 5 月 23 日,国民政府教育部又颁布《学位分级细则》,共 12 条,明确规定医科可授予三级学位,包括研究生阶段的硕士、博士学位。但随着全面抗战爆发,以教会大学为例,随着其获得的经费和生源日益减少,教会大学基本从谋求合作、积极自救到逐步消亡(被合并、被接收等)。

表 3‐2 　 1938—1945 年研究生人数统计　　　　单位：人

年份	共计	文	法	商	教育	理	工	医	农	师范
1938	13	—	—	—	—	2	6★	—	4	1
1939	144	48	11	—	3	39	7	—	22	14
1940	284	83	48	—	—	83	8	—	26	36
1941	333	90	59	11	4	79	—	2	36	33
1942	289	90	27	11	—	61	19	8	40	33
1943	410	115	44	11	—	108	26	21	51	34
1944	422	113	62	8	—	90	49	10	54	30
1945	464	151	85	6	38	71	51	9	53	—

资料来源：乔浩风.中国近代大学研究院所的发展及其职能研究(1902—1945)[D].苏州：苏州大学,2016：131.

1934 年,国民政府颁布《大学研究院暂行组织规程》,将国立或省立大学的研究院(所)列为培养研究生的组织机构。但在此期间,只有中山大学和齐鲁大学建有医科研究所,仅设置生理学部,是国立医学院校中唯一培养医学研究生的单位。从表 3‐2 可见,医科、商科、教育科是研究生培养数量较少的学科。

表 3－3　1935—1947 年分科在学研究生人数　　　　单位：人

类别	共计	文科	法科	商科	教育	理科	工科	医科	农科	师范	其他
1935 学年度											
研究生及大学生	36 978	8 499	8 786	2 772	1 482	6 261	5 066	2 309	1 747	—	56
1936 学年度											
研究生	75	7	9	18	—	18	23	—	—	—	—
大学生	37 255	6 954	8 236	2 747	2 910	5 455	6 162	2 652	2 188	—	311
1937 学年度											
研究生	20	—	—	—	—	4	12	—	4	—	—
大学生	27 906	3 339	7 125	1 500	2 092	4 284	5 220	2 830	1 507	—	—
1938 学年度											
研究生	13	—	—	—	—	2	—	—	4	1	—
大学生	32 170	4 072	7 024	2 496	1 628	4 544	6 573	2 910	1 928	995	—
1939 学年度											
研究生	144	48	11	—	3	39	7	—	22	14	—
大学生	39 108	4 334	8 766	3 248	1 608	5 574	8 453	3 276	2 272	1 577	—
1940 学年度											
研究生	284	83	48	—	—	83	—	2	36	33	—
大学生	46 851	4 683	11 124	4 357	1 992	5 679	10 076	3 993	3 710	2 620	—
1941 学年度											
研究生	233	90	59	11	4	79	—	2	36	33	—
大学生	51 528	4 738	12 003	5 578	2 056	5 754	11 076	3 993	3 710	2 620	—
1942 学年度											
研究生	289	90	27	11	—	61	19	8	40	33	—
大学生	54 099	5 200	12 376	5 962	1 854	5 366	11 334	4 361	4 075	3 571	—
1943 学年度											
研究生	410	115	44	11	—	108	26	21	51	34	—
大学生	62 236	6 596	15 083	6 997	1 965	5 559	12 699	4 738	4 616	3 983	—

（续表）

类别	共计	文科	法科	商科	教育	理科	工科	医科	农科	师范	其他
1944 学年度											
研究生	422	113	44	11	—	108	26	21	51	34	—
大学生	64847	7177	15083	6997	1965	5559	12699	4738	4616	3983	—
1945 学年度											
研究生	464	151	85	6	38	71	51	9	53	—	—
大学生	69585	7843	17334	7554	2225	5840	12818	4935	5364	5672	—
1946 学年度											
研究生	319	91	50	18	23	69	30	3	35	—	—
大学生	110119	11992	28117	10758	3382	3376	20466	9650	7603	9775	—
1947 学年度											
研究生	424	106	98	—	27	131	24	6	32	—	—
大学生	130715	14425	37234	13122	4613	9436	23035	9970	8096	10784	—

资料来源：教育部教育年鉴编纂委员会.第二次中国教育年鉴[M].上海：商务印书馆,1948.本表数据来源于"全国专科以上学校之学生数·(1)类别(二十一至三十五学年度)"(总第1412页)和"全国专科以上学校之学生数·(1)类别(三十六学年度第一学期)"(总第1402页)两个表中有关研究生和大学生的统计数据。

从表 3 - 3 可见,1936—1947 学年度,医学研究生是所有学科中在学人数最少的,总数仅为 72 人,其中 1936—1942 学年度,没有一名医学研究生在学。

第二节　改造与模仿时期临床医学研究生培养模式

中华人民共和国成立后到 1965 年,也可称为"十七年"时期,临床医学研究生教育经历了短暂的飞速发展。其中,包括私立学校的国有化改造、全面开展对苏联医学研究生教育的学习和借鉴。具有标志性的探索是,通过模仿而建立的我国临床医学研究生教育模式。

一、临床医学研究生教育制度的改造

新中国临床医学研究生教育的起步,源于对私立医药学校和教会学校的直

接改造，及对所谓公立医药学校的接管和改造。

　　1949 年，高等医药院校存在两个系统，一个是全国各地的公私立医药学校和教会学校，另一个是解放区的一些医药学校[①]。前者包括北京大学医学院、同济大学医学院、浙江大学医学院、武汉大学医学院等，省立的河北省立医学院、湖北省立医学院等，以及私立的协和医学院、齐鲁大学医学院、圣约翰大学医学院、震旦大学医学院、同德医学院、广东光华医学院、岭南大学医学院等；后者则包括中国医科大学、华北医科大学、华东白求恩医学院、华东医学院等。1949 年首先接管公立和私立学校，1951 年又接办了教会学校，接管的学校有高等医药院校44 所[②]。

　　1952 年 7 月，鉴于当时学校均存在规模小、设施落后、师资缺乏等问题，医学院校进行合并调整，私立学校全部被接收为公立。例如，广东光华医学院与岭南大学医学院、中山大学医学院合并为华南医学院，后为纪念孙中山先生又改名为中山医学院；上海圣约翰大学医学院、震旦大学医学院、同德医学院在 1952 年收归国有后，合并为上海第二医学院；同济大学医学院迁往武汉，与武汉大学医学院合并，成为中南同济医学院。

　　这一时期，我国临床医学研究生培养的规模偏小，可以通过当时的在校生数、招生数和毕业生数来考察。

表 3-4　分科研究生数(1949—1965 年)　　　　　　　单位：人

年份	合计	工科	农科	林科	医药	师范	文科	理科	财经	政法	体育	艺术
1949 年前最高年	424	24	32		6	27	106	131		98		
1949	629	94	20	1	83	78	119	87	121	26		
1950	1 261	327	38	1	32	38	281	124	309	76		35
1951	2 168	313	30	1	271	74	463	115	698	175	9	19
1952	2 763	508	39	1		115	878	57	908	168	10	29
1953	4 249	1 195	171	1		602	1 325	173	656	121		5
1954	4 753	1 174	182	36		865	1 252	217	727	169	86	45

① 朱潮，张慰丰. 新中国医学教育史［M］. 北京：北京医科大学、中国协和医科大学联合出版社，1990.
② 朱潮，张慰丰. 新中国医学教育史［M］. 北京：北京医科大学、中国协和医科大学联合出版社，1990.

（续表）

年份	合计	工科	农科	林科	医药	师范	文科	理科	财经	政法	体育	艺术
1955	4 822	1 362	197	56	175	555	1 326	358	427	189	128	49
1956	4 841	983	213	65	316	822	1 447	463	236	112	179	5
1957	3 178	628	183	40	239	724	686	419	112	5	139	3
1958	1 635	224	84	10	151	322	398	277	88		81	
1959	2 171	395	147	22	144	156	944	239	50	21	6	47
1960	3 635	975	124	21	212	525	1 176	262	157	27	76	80
1961	6 009	2 221	310	59	352	584	1 612	446	198	47	93	87
1962	6 130	2 568	381	68	359	232	1 194	994	154	53	95	32
1963	4 938	2 066	341	66	299	106	601	1 312	75	30	38	4
1964	4 881	2 058	321	58	371	80	459	1 467	23	25	12	7
1965	4 546	1 808	367	28	248		306	1 740	14	10	18	7

注：(1)1961年及以前各年只包括高等学校的研究生数。1962年及以后各年均包括中国科学院和其他业务部门各研究所培养的研究生数。(2)1966年在校研究生总数3 409人，1967年2 557人，1968年1 317人，1977年226人。

资料来源：中国教育年鉴编辑部.中国教育年鉴(1949—1981)[M].北京：中国大百科全书出版社，1984：963.

表3-5　分科研究生招生数(1949—1965年)　　　　　单位：人

年份	合计	工科	农科	林科	医药	师范	文科	理科	财经	政法	体育	艺术
1949	242	87	9	1	13	3	62	30	21	16		
1950	874	231	14		14	23	178	69	255	55		35
1951	1 273	55	13	1	262	60	278	41	448	96		19
1952	1 785	187	68			115	672	24	608	88	1	22
1953	2 887	858	159	1		584	813	135	282	50		5
1954	1 155	78	24	10		371	351	44	121	70	51	35
1955	1 751	394	48	31	144	209	539	147	108	73	40	18
1956	2 235	377	134	36	131	564	594	237	83		79	
1957	334	108	8	6		98	12	40			60	2

（续表）

年份	合计	工科	农科	林科	医药	师范	文科	理科	财经	政法	体育	艺术
1958	275		9	6		242	13	5				
1959	1 345	329	91	21	77	104	495	104	50	21	6	47
1960	2 275	698	56		99	423	686	114	99	11	53	36
1961	2 198	1 085	178	20	113	126	410	184	54	8	20	
1962	1 287	465	90	12	133	18	178	367	6	15	3	
1963	781	290	64	4	57	15	47	291	5	2	2	4
1964	1 240	406	91	6	86	49	145	434	8	8	4	3
1965	1 456	741	135	7	56			507			10	

资料来源：中国教育年鉴编辑部.中国教育年鉴（1949—1981）[M].北京：中国大百科全书出版社,1984.

表 3 - 6　分科研究生毕业生数（1949—1965 年）　　　　单位：人

年份	合计	工科	农科	林科	医药	师范	文科	理科	财经	政法	体育	艺术
1949	107	1	8		5	26	10	25		32		
1950	159	2	4		62	61	9	13	1	7		
1951	166	7	6	1	9	9	35	24	34	13		28
1952	627	38	6		100	5	183	20	228	47		
1953	1 177	160	61	1		65	457	12	325	80	9	7
1954	660	118	11			176	193	11	151			
1955	1 730	187	19			455	620	44	358	47		
1956	2 349	779	129	25		266	599	124	290	99	29	9
1957	1 723	439	29	35	22	181	664	57	116	82	95	3
1958	1 113	219	21	6	46	490	197	67	6	5	56	
1959	727	92	7		68	74	345	60			81	
1960	589	34	14		25	12	413	91				
1961	179	88	30			17	16	28				
1962	1 019	45	11		81	171	536	80	44	14		37

（续表）

年份	合计	工科	农科	林科	医药	师范	文科	理科	财经	政法	体育	艺术
1963	1512	265	88		58	140	594	181	85	21	48	32
1964	895	377	103	11	11	68	92	184	16	6	27	
1965	1665	820	90	40	142		170	377	8	15	3	

注：1966年研究生毕业总数1137人，1967年852人，1968年1240人，1969年1317人。

资料来源：中国教育年鉴编辑部. 中国教育年鉴（1949—1981）［M］. 北京：中国大百科全书出版社，1984.

由表3-4可见，这一阶段研究生科类规模上，医药学研究生在校生数明显少于工科、理科、文科、师范类、财经类，与农科、政法类研究生规模基本持平，超过林科、体育和艺术类研究生的培养规模。与其他科类不一样的还在于：1952—1954年没有在校生，其他科类仅存在个别年份无在校生，或招生起始年较晚，绝无连续三年没有在校生的情况。这一情况同时在表3-5和表3-6中得以体现。

出现这种情况应考虑两方面的原因：一是从中华人民共和国成立初期政府对医药院校的接管，到1951年1月由卫生部接管全部教会学校，基本标志医药学教育主权的收回，但衔接上还未实现无缝对接；二是对医学院校接管的同时，高等医学教育方针和政策的大幅调整。1950年8月，第一届全国卫生会议提出医学教育实行高、中、初三级制，以发展中级医学教育为主，中级医学教育以培养医士为主；1951年4月，卫生部、教育部《关于发展卫生教育和培养各级卫生工作人员的决定》，要求专注于中等医学教育和高等医学中的本专科教育。

临床医学研究生教育出现转机的标志是1954年7月26日—8月5日，由高教部与卫生部联合召开的第一届全国高等医学教育会议。会议确定高等医学教育的具体方针任务和培养目标，明确提出在一定的政治要求下培养高级医药卫生人才，表明当时对于专业知识还是摆到了一定的重要位置上[1]。1954年，中国协和医学院重启研究生教育。同年，四川医学院恢复研究生招生。1955年，上海第二医学院成立基础医学部、医疗系和口腔系，并首次招收研究生。1956年，同济医学院开始招收研究生。1956年浙江医学院招收三年制人体解剖学、脑外科学专业研究生。

---

[1] 朱潮，张慰丰. 新中国医学教育史［M］. 北京：北京医科大学、中国协和医科大学联合出版社，1990.

二、临床医学研究生培养模式的模仿

与高等教育全面"向苏联学习"的方针相关,新中国临床医学研究生培养模式的探索,甚至包括学位授予等方面也在向苏联学习或模仿。

（1）培养目标。在研究生教育主要目的为培养较高水平的高等学校师资和科学研究人员的主导思想下,研究生培养目标除思想政治的要求外,还包括在大学本科毕业的基础上,更巩固深入地掌握本专业的基础理论、专门知识和基本技能,熟悉本专业主要的科学发展趋向;掌握两种外国语(对某些专业可以只要求掌握一种外国语);具有独立地进行科学研究工作和相应的教学工作的能力;具有健全的体魄。

（2）招生。在医学研究生招生方面,秉持保证质量、宁缺毋滥的原则。医学研究生培养的高校名单、专业和招生人数,均由教育部规定。要求学生报考条件为思想进步、业务优秀、身体健康,年龄在35岁以下。研究生的入学考试课程包括:政治理论、语文、外国语、基础课程和专业课程。研究生招生考试由教育部统一组织。医学院校要组织招生委员会,主持招生工作。录取的研究生名单,提交校长和校务委员会批准,并报教育部备案。

（3）培养管理。在医学研究生培养管理方面,坚持统一领导与分级管理相结合的原则。教育部对研究生的学习时间、招收专业作统一规定。培养方案由教育部提出原则,医学院校将各专业研究生培养方案报教育部备案。培养计划的制订主要由导师负责,导师会同教研室制订每个研究生的培养计划,并指导研究生拟定年度学习计划。研究生学习政治理论和外国语由高校统一组织,考试由教研室主持。导师和有关教师负责研究生基础课程和专业课程的指导,学习方式以自学为主。课程考试要求严格,一般不准补考,一旦有一门课程不及格或超过规定期限无故不参加考试的,经批准即取消学籍。毕业论文工作在导师指导下进行,毕业论文应具有一定的创造性,经导师评阅同意后,再经教研室和系同意,由校长提请国家考试委员会进行答辩。

（4）导师队伍管理。对导师的管理从遴选开始就非常严格,要求必须是教授或副教授。研究生的业务指导主要由导师负责,学校保障导师指导研究生的时间,指导时间计入教学时间。同一时期,规定每位导师指导研究生不超过5人。

（5）学位制度。中央人民政府在学位制度探索上摒弃国民政府时期的学位制度，全面学习借鉴苏联的研究生教育经验。苏联学位制度规定设立二级学位：科学副博士和科学博士。后者的获得必须以前者为基础，不得越级授予①。攻读副博士学位者须具有大学本科毕业学历，工作 2 年以上，并有从事科学工作前途者。副博士教学计划由两部分组成：一是课程学习；二是论文撰写和教学实习。凡通过论文答辩的，授予副博士学位，并在学位前冠以学域名称②。

我国副博士学位制度最早发端于《中国科学院研究生暂行条例》（1955 年 8 月经国务院全体会议第 17 次会议通过），这是新中国第一个正式的研究生培养制度③，其规定："研究生毕业后由中科院授予科学副博士学位。"1956 年 7 月 11 日，高等教育部颁发《1956 年高等学校招收副博士研究生暂行办法》，规定报考研究生条件、入学考试科目、报名及考试日期、录取办法等，还规定学习期限为 4 年，前 2 年学习课程，后 2 年进行副博士论文写作工作。在学制上，医科临床专业作为特殊专业，确定为 3 年。《人民日报》以"全国研究综合大学和部分高等专科学校招收一千多副博士研究生"为题报道该事，并明确告知医药科招生 247 名④。1956 年，高等院校副博士首次招生考试，竞争激烈。例如，北京医学院药学系的 80 名毕业生中只有 8 人具备参加考试的资格，最终只有一人被华东化工学院录取。同年，北京医学院、安徽医学院、第二军医大学也开始招收攻读医学副博士学位学生。

但是，由于"副博士研究生"称谓在高校师生中易引起误会，有人将"副博士研究生"称为"4 年制研究生"。1957 年 3 月，高等教育部又决定取消"副博士研究生"学位称谓，统称为研究生，并将培养年限由 4 年统一改为 3 年，宣告了副博士学位制度的取消。

从 1966 年到 1976 年"文化大革命"结束，我国临床医学研究生教育经历了一个严重的凋敝期，研究生教育发展成果毁于一旦。在此背景下，医学教育正常开展都成了问题，正常的医学教育秩序被严重打乱，研究生教育无法开展。

---

① 郭玉贵. 美国和苏联学位制度比较研究——兼论中国学位制度[M]. 上海：复旦大学出版社,1991.
② 郭玉贵. 美国和苏联学位制度比较研究——兼论中国学位制度[M]. 上海：复旦大学出版社,1991.
③ 郭金海. 中国科学院早期研究生条例的制定[J]. 科学文化评论,2009(6)：82-98.
④ 新华社. 全国综合大学和部分高等专科学校招一千多副博士研究生[N]. 人民日报,1956-07-19.

第三节　多元发展时期临床医学研究生培养模式

　　1977—2014 年,我国临床医学研究生教育在经历了"文化大革命"的凋敝后,进入了一个全新发展的时期。这个时期可分成三个阶段。第一阶段,1977—1983 年,临床医学研究生培养获得全面恢复;第二阶段,1983—1998 年,建立临床医学专业学位研究生培养体制,以"面向临床"为培养目标的七年制医学教育开展试点和探索;第三阶段,1998—2014 年,在研究生扩招的大背景下,临床医学研究生教育体系和学位制度进一步完善,全日制临床医学专业学位研究生培养模式、八年制医学教育、临床医学硕士学位研究生和住院医师规范化培训并轨、"硕博连读"制等培养模式创新举措不断涌现。

一、临床医学研究生培养的全面恢复(1977—1983 年)

　　1978 年 12 月,党的十一届三中全会召开,我国进入了新的历史发展时期。随着经济建设的稳步发展,高等教育和卫生事业也逐步呈现繁荣发展的势头。

　　高等医学教育的恢复工作有序进行。1977 年 10 月,《国务院批转教育部〈关于高校招收研究生的意见〉》。1978 年 8 月,教育部颁发《高等学校培养研究生工作暂行条例(修改草案)》,同年恢复医学研究生招生,确定医药类学位授予单位。据统计,1978 年医药研究生在校生已达 1474 人,招生数 1417 人,占全国研究生招收总数的 13.2%。1979 年在校生数 3113 人,招收 1482 人,毕业 57人;1980 年在校生数 3651 人,招收 640 人,毕业 32 人;1981 年在校生数 2442人,招收 591 人,毕业 1512 人[1][2]。这 4 年研究生数据是指医药学科研究生,包括临床、药学、中西医基础及公共卫生与预防医学等,培养的是高级科研人员和医学院校教师,近 60% 的研究生毕业后留校工作。

　　临床医学研究生培养制度积极配合工作实践。1983 年 6 月,教育部出台《关于高等学校制订理工农医各专业研究生培养方案的几项规定》,这是新中国历史上第二个关于理工农医各专业研究生培养方案制订的专门规定。从内容上

---

① 朱潮,张慰丰. 新中国医学教育史[M].北京：北京医科大学、中国协和医科大学联合出版社,1990.
② 中国教育年鉴编辑部. 中国教育年鉴(1949—1981)[M].北京：中国大百科全书出版社,1984.

看，此方案中并没有专门突出医学特性。1983 年 12 月，卫生部、教育部出台《关于培养临床医学硕士博士学位研究生的试行办法》，并在全国重点医学院校试行。该办法完整规定了临床医学研究生培养模式的体系，包括培养目标、培养方式、学习内容、学位论文要求、实习实践要求等。

从培养目标看，临床医学硕士和博士学位研究生以临床实践为主，以培养临床医学专家为目标；在必要的理论基础上，侧重于临床医学诊断、治疗技能的训练，既有政治要求，又有业务要求，包括临床医疗技术上要达到主治医师水平。

从培养方式看，临床医学研究生培养有脱产和在职两种，与培养方式相关的是培养时间。硕士研究生脱产培养年限一般为 3 年；在职培养年限根据需要再延长半年至一年；博士研究生脱产培养年限为 2—3 年，在职研究生为 3 年。

从学习内容看，主要有 5 种学习类型，包括专业基础课、基础课（马克思列宁主义理论课、外国语和专门课程）、学位论文工作、校外实践或调查、教学实践。专业基础课和专门课程要求硕士生一般不少于 4 门，其中选修课学时至少占全部课程学时数的 1/4 左右；博士生学习课程一般为 1～2 门，也可以不安排课程，由指导教师指定研究生自学，但要安排必要的实验环节。其中，学位论文工作要求研究生在导师指导下进行。硕士生科研和撰写学位论文时间一般不低于全部学习时间的 1/4；博士生全部时间，用来进行科研和撰写学位论文。硕士研究生论文以总结临床经验为主，适当结合科学实验撰写。博士学位研究生的论文应具有理论性、专科临床的实践性和科学实验数据，对研究课题应有创造性成果。校外实习或调查主要指研究生根据科研需要，离校外出了解情况、收集资料、梳理问题。教学实践指要求研究生在校即参加教学工作，使其对大学本科的教学实践有直接的初步体会。

从学位授予看，通过考核和论文答辩的研究生，除由学位授予单位授予相应学位外，同时由卫生部发给学科或专科医师证书。

为了改变"文化大革命"期间研究生招生停止、研究生教育停滞的状况，1984 年教育部批准全国 22 所高等院校试办研究生院，北京医学院、上海第一医学院被列入其中。研究生院的建设，在医学院校中极大地集中了人力、物力和财力，为医学研究生教育提供了重要支撑。

仅仅 6 年，我国临床医学研究生教育就从中断 12 年的阴影中走出，取得了快速发展，除通过国家制定的学位管理条例获得医学学位的合法性地位外，还通过《关于培养临床医学硕士博士学位研究生的试行办法》，实现我国临床医学研究生培养的初步发展。该办法已构建出医学研究生培养模式的要素体系，既有明确的培养目标、培养方式,也有培养过程中课程、实习和调查、校外实践、学位论文等的具体要求。

这一阶段"临床医学硕士博士学位研究生"培养模式的构建,基本确定了我国临床医学学术学位研究生的培养模式,并获得了长期的坚持。以这一时期的培养模式与当前临床医学学术学位研究生培养模式相比,除培养目标有所变化外,培养过程、学位要求等方面没有本质的区别。

二、临床医学研究生培养模式创新的发轫(1983—1998 年)

从 1983 年开始,我国临床医学研究生培养的创新正式开始,首先是学位类型的开拓,即专业学位研究生培养的探索;在培养模式的拓展中,主要是七年制高等医学教育的探索。

(一) 临床医学专业学位研究生培养的探索

1. 建立临床医学专业学位研究生培养制度

自 1978 年开始招收医学研究生以来,临床医学研究生培养实则都是学术型,而且将医学或医学相关学科纳入了临床医学学位体系。由此造成的问题是:一方面,基础医学、临床医学、公共卫生与预防医学、口腔医学、药学等不同学科均授予医学学位,部分学科与学位名实不符;另一方面,由于研究生学位类型设置单一,医学毕业生均授予医学硕士或博士学位,并不符合这两类人才的就业实际,甚至影响医院或单位对研究生的使用,存在整体性人才资源利用效益不高的问题。

1984 年 10 月,卫生部、教育部在武汉医学院召开"医学门类学位暨研究生工作座谈会",就加速培养高级医学专门人才,提高培养质量等问题进行探讨。会议提出,在医学门类设立"以培养临床医学高级专家为主的临床医学学位制度",首次对"临床"培养模式进行了讨论。1985 年,卫生部批准北京医学院、上海第一医学院、首都医科大学、四川医学院、武汉医学院 5 所院校在硕士生招收计划指标外,开办 13 个研究生班,增加招生 150 人。卫生部还在首都医科大学、北京医学院、上海第一医学院 3 所大学试点招收以临床技能训练为主的硕士研究生 200 多人,学制 3—4 年,要求通过学习达到高年资住院医师的水平。这一系列举措可看作医学研究生分类分层培养的萌芽,是结合当年医学教育和医疗卫生事业发展需要而采取的举措。

1998 年 2 月，《关于调整医学学位类型和设置医学专业学位的几点意见》《临床医学专业学位试行办法》正式出台，明确调整医学学位类型及设置医学专业学位的基本思路、框架和基本内容，确定开展工作的基本原则。国务院学位委员会办公室等在《关于开展临床医学专业学位试点工作的通知》中，批准北京医科大学、北京中医药大学等 23 所高等医学（中医）院校开展临床医学博士、硕士专业学位试点工作，哈尔滨医科大学、黑龙江中医药大学等 20 所高等医学（中医）院校开展临床医学硕士专业学位试点工作，并行使相应临床医学专业学位授予权。

2. 探索临床医学专业学位研究生培养模式

《关于开展临床医学专业学位试点工作的通知》标志着我国临床医学专业学位教育从个别院校的自觉行为到政府的制度建设，再到全国大面积实践的实现。以临床医学专业学位的设置为主线，从开展专业学位设置讨论，到国家学位委员会、教育部（国家教育委员会）、卫生部等部门组织的调研，到临床医学专业学位体系及其配套政策体系的日趋完备，专业学位研究生培养的政策依据和培养模式也日趋成熟。

（1）学位体系建设。临床医学专业学位分成两级：临床医学硕士专业学位（Master of Medicine，M. M.）、临床医学博士专业学位（Doctor of Medicine，M. D.）。临床医学专业学位授予对象为符合条件的临床医学研究生和在职临床医师。临床医学七年制毕业生授予临床医学硕士专业学位。

（2）培养目标。临床医学专业学位的设置，以培养高级临床医师类应用型人才为目标。到 20 世纪 90 年代中后期，科学学位和专业学位的授予标准和学科范围日趋清晰。"医学专业学位"要求侧重于从事某一特定职业实际工作的能力，培养目标明确为"突出应用和强调解决临床实际问题，加强临床能力的培养和考核"。硕士专业学位的专业目标要求具有较强的临床分析和思维能力，能独立处理本学科领域内的常见病，能对下级医师进行业务指导，达到卫生部颁发的《住院医师规范化培训试行办法》中规定第一阶段培训结束时要求的临床工作水平。博士专业学位的专业目标要求具有较严密的逻辑思维和较强的分析问题、解决问题的能力，熟练掌握本学科的临床技能，能独立处理本学科常见病及某些疑难病症，能对下级医师进行业务指导，达到卫生部颁发的《住院医师规范化培训试行办法》中规定第二阶段培训结束时要求的临床工作水平。

（3）招生。临床医学专业学位研究生的招生对象是医学本科毕业生和 35 岁以下的历届医学本科毕业生、从事本学科临床工作 5 年以上的同等学力者，或临床专业毕业的医学硕士,年龄在 35 岁以下者。

招生考试方面,考生自愿报名,但需要所在单位批准。考生除参加国家规定的招生科目的全国统考外,还须参加招生单位组织的临床技能考核。临床专业毕业的医学硕士考生由 2 名教授或副教授(或相应职务)推荐,经第一阶段学位课程考试和临床技能考核合格后,可插入第二阶段学习(即博士阶段)。

(4)培养过程。专业学位创建早期的医学博士(临床医学)研究生培养年限为 4—5 年,采取分段连续培养方式,第一阶段:硕士研究生培养,一般 2 年,参加本学科各主要专科的临床医疗轮转,进行多专科严格的临床训练,同时参加学位课程学习。第二阶段:博士研究生培养,2—3 年。第一阶段结束,实施"一个门进,三个门出"的培养方式,在中期考核中落实,实则为择优分流,即通过论文答辩和毕业能力考试的,转入第二阶段;能力考试考核通过,但论文不通过或课程学习未完成,则不能进入第二阶段,待完成相关要求后发放硕士研究生学位证书;还有一种是直接以结业形式结束学习。博士学位授予的要求是通过两个阶段学习和全部学位课程考试,成绩优良,临床实际工作能力达到标准,完成学位论文。

临床能力考核根据学位层次的不同,主要考核申请人是否具有规范或较高的临床操作和独立处理本学科常见病或某些疑难病症的能力。专业学位研究生临床能力考核中包括专科考核和阶段考核。学位论文的要求也因学位层次不同而有不同要求。临床医学硕士专业学位论文要求紧密结合临床实际,以总结临床实践经验为主,应表明申请人已经掌握临床科学研究的基本方法,学位论文可以是病例分析报告或文献综述。临床医学博士专业学位论文要求是:论文题目紧密结合临床实际,研究结果对临床工作具有一定的应用价值,论文表明申请人具有运用所学知识解决临床实际问题和从事临床科学研究的能力。

(5)住院医师规范化培训。1993 年 2 月,卫生部印发《临床住院医师规范化培训试行办法》,要求住院医师规范化培训从 1993 年毕业的住院医师开始实施;1993 年以前毕业的住院医师培训,可根据不同的毕业年限,组织水平考试后纳入相应的培训计划;同时规定住院医师培训的目标、对象、基本条件和要求、培训基地、组织和管理等。这是一项全面培养和提高临床住院医师素质、临床医疗工作水平的培训制度,也是一项为临床医学研究生毕业后的能力培养提供依据、提出要求的制度。

(二)七年制高等医学教育模式的探索

我国高等医学教育的修业年限,长期存在三、四、五、六、八年制(中国协和医科大学八年制高等医学教育、天津医学院八年制医学班)并存的局面,比较混乱,全国医学界和教育界的专家们普遍认为,应该予以调整①。

1. 七年制高等医学教育模式的构建

1985 年年初,国家教委高教二司已就建立七年制医学教育进行研究、酝酿,拟定了初步方案。1985 年 11 月,浙江医科大学首先向国家教委提出试办七年制临床医学专业的请求。1985 年 12 月,中国医科大学向国家教委申请承办七年制法医学专业。1986 年 1 月,华西医科大学向国家教委报送《关于建立七年制高层次医学教育体制的意见》和医、药、卫生各专业七年制培养方案。此后,从1986 年 6 月国家教委政策研究室、高教二司在华西医科大学召开"七年制高等医学教育研讨会",到 1988 年 4 月国家教委出台《关于试办七年制高等医学教育的通知》,决定在全国医药院校中选择少数有长年制医学教育经验、专业较齐全、办学质量较高的老校,试点开办七年制高等医学教育,标志着经过多次会议讨论研究的七年制医学教育正式启动。获得试办资格的是北京医科大学等 15 家医学院校,试办专业是临床医学和口腔医学,全国首批招生计划分别为 385 人、50人。同年,国家教委教高二司印发《制订七年制高等医学教育专业教学计划的原则和基本要求》《七年制高等医学教育各专业基本规范》,进一步完善七年制高等医学教育的培养模式。

规模化试办七年制医学教育开启的标志是 1993 年国务院学位委员会、国家教委出台的《关于七年制高等医学教育授予医学硕士学位的几点意见》,明确学位课程、临床理论知识和技能训练、科研训练和论文、毕业论文答辩、资格审查、学位授予、毕业后待遇等要求,已涉及七年制培养过程中的具体内容。

2. 七年制高等医学教育模式

七年制高等医学教育的发展速度很快,从 1988 年 15 所医学院校首批试点,到 1995 年试办院校已达到 21 所。1998 年 6 月,为"推进七年制教育进入一个新的发展阶段",国务院学位委员会、教育部联合印发《七年制高等医学教育基本培养要求及授予临床医学硕士专业学位试行办法》,其与《关于七年制高等医学教育授予医学硕士学位的几点意见》相比较,更接近操作面的规定,相关要求更加具体,而且需要所有参与试点医学院校予以实践和执行。此时,七年制高等医学教育模式也基本成型(见表 3-7)。

---

① 王镭. 改革医学学制,试办七年制高等医学教育(在"试办七年制高等医学教育研讨会"开幕和结束时的
讲话)[J]. 中国高等医学教育,1988(2): 5-12.

表 3-7　七年制高等医学教育培养模式的具体要求

培养目标	培养适应社会主义现代化建设实际需要的德、智、体全面发展的医学高层次专门人才,主要定位于临床医学硕士专业学位
学位授予标准及基本培养要求	1. 热爱祖国,拥护中国共产党的领导,拥护社会主义制度,具有崇高的理想和社会责任感,具有良好的思想道德修养和行为规范,遵纪守法,具有良好的医德医风,团结协作,愿意为我国现代化建设和医学事业献身 2. 具有较广泛的人文、社会科学知识,较宽厚的自然科学基础,较坚实的基础医学理论,一定的预防医学知识和能力,系统的临床医学理论知识;具有较强的自学能力;熟练掌握一门外国语,能较熟练阅读本专业外文资料;富有开拓创新精神,具有适应 21 世纪医学科技竞争和社会需要的基本素质和较大的发展潜力 3. 具有较强的临床分析和思维能力,能独立处理本学科(指申请学位的临床医学二级学科,其中内科学、外科学分别不少于 3 个三级学科,下同)领域内的常见病、多发病,并对实习医师进行业务指导,基本达到卫生部颁发的《住院医师规范化培训试行办法》中规定第一阶段培训结束时要求的临床工作水平(具体考核办法由国务院学位委员会办公室、教育部高等教育司另行制订) 4. 能结合临床实际,学习并掌握临床科学研究的基本方法,完成学位论文并通过答辩 5. 身心健康,达到国家规定的体育和军事训练合格标准,能够履行建设祖国和保卫祖国的神圣义务
学位课程与理论知识学习	1. 学生应掌握马克思主义的基本理论,特别要努力学习邓小平理论 2. 国家教育行政部门规定的七年制主要课程(包括基础理论课和专业课)即为申请临床医学硕士专业学位的学位课程。此外,应在导师指导下,根据培养要求,有选择地学习三门临床技能性课程作为学位课程的补充 3. 七年制是本科教育与硕士研究生教育在教学体系上的有机结合与融通,要通过优化整体课程结构,调整教学内容,正确处理好基础与专业,理论与实践,临床教学与科研训练等各方面的关系,实现课程体系及教学内容的整体优化 4. 应注重素质教育,加强基础教学,坚持文理医结合,保证至少一年时间在有条件的综合大学或理工大学学习公共基础课程。学生的基础外语水平应与大学英语六级水平大体相当,专业外语应能较熟练地阅读和翻译本专业外文文献
临床教学与临床能力训练	1. 在临床教学阶段,着重培养学生的临床思维方法和能力,要强化临床基本操作规范训练,并尽可能使学生早期接触临床 2. 临床能力培养应贯穿整个专业教学阶段。临床教学时间应达到 4 年,并逐科进行严格的考核和临床能力评定。要在加强通科临床实习的基础上,在导师的指导下,对学生进行某一、二级学科的专门培养和训练,并通过相应的临床能力考核
科研训练与学位论文	1. 科研素质和能力训练要贯穿各个教学阶段,在基础教学阶段着重培养学生掌握医学科学研究的基本方法和技术 2. 学位论文应紧密结合临床实际,以总结临床经验为主,可以是临床病例分析报告或文献综述,学位论文应表明学生已经掌握临床科学研究的基本方法

（续表）

申请学位 资格审查	1. 按照七年制培养方案完成全部课程学习，通过考试，成绩合格 2. 参加临床实践时间不少于 3 年，完成二级学科临床轮转 3. 完成学位论文 4. 在学期间遵纪守法，无违纪处分，医德医风良好
考核与学 位授予	1. 临床能力考核与学位论文答辩：由各学位授予单位按学科、专业组成考核答辩委员会，考核答辩委员会应由 3—5 位具有临床医学副教授或副主任医师以上职称的专家（含临床医学硕士生导师 1—2 名）组成。临床能力考核：主要考核学生是否具有规范的临床操作和独立处理本学科常见病的能力。学位论文答辩：由考核答辩委员会以论文答辩的形式考核学生的临床科研能力 2. 学位授予：校学位评定委员会根据考核答辩委员会决议和临床医学学位评定分委员会审核意见讨论、评定通过，授予临床医学硕士专业学位
组织管理	1. 经国家教育行政部门批准试办七年制高等医学教育的高校，其临床医学专业（或中医学专业）授予临床医学硕士专业学位按本办法执行，口腔医学专业授予专业学位的办法另行制定 2. 国家教育行政部门将以适当方式对七年制高等医学教育进行评估，以保证临床医学硕士专业学位的授予质量

除此之外，七年制高等医学教育还有许多独特的制度安排。

（1）培养方式。七年制高等医学教育采取"七年一贯，本硕融通，加强基础，注重素质，整体优化，面向临床"的培养方式，主要培养具有较熟练的专业实践技能和解决临床医学实际问题能力的高级临床医师。

（2）教学设计。医学院校七年制高等医学教育的教学总体设计主要分为两类：五、七分流；七年一贯制①。第一种模式前 5 年教育与五年制本科教育完全一致，后 2 年"则安排半年学习学位课程，一年半进行二级学科定向实习并完成论文"，上海医科大学采用这种模式。更多的医学院校采用第二种模式，即学生一入学就按照七年制的教学计划进行培养，但考虑单科性院校在自然科学、社会科学方面的短板，医学院校大多采取与综合大学联合办学的模式开展教学，一般前 2 年安排在综合大学里进行基础自然和人文知识学习，后 5 年则回到医学院校进行专业培养，15 所首批试点医学院校中有 9 所采用与综合大学联合办学形式。

（3）课程安排。与五年制医学本科教育相区别，七年制高等医学教育在教学内容安排上进行了较大改革。一是把德育放在首位。各校以"两课"教育为核

---

① 唐国民，李堂林，王悦，等.华东五校七年制高等医学教育教学概况［J］.医学教育，1996（3）：6-9.

心,拓宽了教学内容。二是人文、社会科学知识基础进一步加强。各校安排文理科学基础教学时间为 1～2 年,15 校平均学时为 1 597 个,占平均总学时的31.4%,是五年制本科教学时间的 2～4 倍[①]。必修课程中增加大学语文、心理学等课程,开设卫生经济学、医学社会学等选修课,力求使学生具备较广泛的人文、社会科学知识。三是基础医学课程有不同程度的加强。山东医科大学 13 门基础医学课内容均有增加,生物化学增加基因表达、调控、基因诊断与治疗;蛋白质化学扩展到氨基酸序列分析、癌基因与抑癌基因等。浙江医科大学、上海第二医科大学增加临床生理、临床生化、临床免疫、临床药理及医学遗传学等课程。

(4)导师制管理。七年制医学教育因其特殊的学制安排,导师制实施过程中出现了两种形式:一种是全程导师制,即从一年级开始直至毕业,某几名学生始终由某位导师负责;另一种是分段导师制,即在公共基础、医学基础课学习期间,3～5 名学生配备一名导师,进入临床阶段学习以后,基本按照 1∶1 的比例重新配备导师。也有的学校选拔具有高级职称、在学术界具有一定声望、对学生影响较大的中青年学者担任某一年级全体学生的导师,称之为"年级导师"[②]。

另外,试点医学院校对七年制学生的科研素养训练、外语、计算机、临床实习要求进一步提高,如大多数院校实行基础、临床二段式科研训练;试点院校七年制学生英语六级考试通过率较高,部分学生实习期间还能用英语书写病历;试学院校对学生临床实习的要求进一步提高,学生接触、管理甚至处置病患的机会较多。

2001—2003 年,教育部高教司组织七年制医学教育教学工作第二轮评估。评估以实地考察形式进行,分两批执行。在评估过程中,专家组在肯定七年制高等医学教育取得一定成果的同时,也指出了有待进一步完善或改进的地方。一是文理医结合还没有达到完全融合的效果,由于受联合办学的地域和校际限制,医学院校并不完全占有教学主动权,融合的效果有待考证;二是七年制教学管理体例的脱节,教务管理与研究生管理部门始终存在分工不清和责任不明的问题;三是临床实践能力培养还有待加强。此次检查的临床实践能力测试结果显示,有的项目测试得分优良率偏低[③]。从这些问题看,有些是改革中的问题,如管理

① 七年制高等医学教育教学与学位授予质量检查团. 七年制高等医学教育教学质量与学位授予质量检查总结报告[J]. 中国高等医学教育,1996(2):1-7.
② 唐国民、李堂林,王悦,等. 华东五校七年制高等医学教育教学概况[J]. 医学教育,1996(3):6-9.
③ 七年制高等医学教育教学与学位授予质量检查团. 七年制高等医学教育教学质量与学位授予质量检查总结报告[J]. 中国高等医学教育,1996(2):1-7.

磨合、基础建设,这些可能会随着时间的延长或积累的增加慢慢缓解。但在七年制模式设计上,始终存在规定之间相悖和不协调的问题,如《七年制高等医学教育基本培养要求及授予临床医学硕士专业学位试行办法》规定,七年制学生毕业时要基本达到住院医师规范化培训第一阶段结束时的临床工作水平,该规定与《执业医师法》关于执业要求的规定相冲突;同时七年制的临床实践也无法满足住院医师规范化培训的 30 多个月的临床要求。

三、临床医学研究生培养模式的不断拓展(1998—2014 年)

经历临床医学研究生教育的全面恢复后,到 1998 年,临床医学研究生培养规模快速提升,研究生总的毕业生数、招生数、在校生数一跃成为排名第四的学科,仅居工学、理学、经济学之后,三个数据在总计中的占比分别为 10.36%、10.38%、10.08%。其中临床医学博士生的毕业生数、招生数、在校生数跃居全国第三,居工学、理学之后,所占比例分别为 13.61%、11.88%、10.87%;临床医学硕士生的毕业生数、招生数、在校生数跃居全国硕士研究生总数的第四,分别为 9.53%、9.98%、9.84%。数据凸显政府对临床医学研究生教育的重视。不过,虽然专业学位研究生培养试点已在全国数十所医学院校中实践,但专业学位研究生的培养数量还是太少,临床医学学术学位研究生培养依然占 80%以上。

(一) 临床医学研究生教育体系的完善

1998 年前后,对临床医学研究生教育发展产生深远影响的有三件事:一是1993 年开始,我国高校开始新一轮的合并改革,有 50 余所医学院校并入综合性大学或多科性大学,还有多所医学院校实现同类合并;二是 1998 年《执业医师法》颁布,建立了对医师岗位专业人员"准入"制度①;三是 2001 年《中国医学教育改革和发展纲要》正式出台,对扩大临床医学研究生教育规模和"形成医学科学学位和医学专业学位并存的医学学位体系"作出规划。

在此期间,我国临床医学研究生教育改革和发展迅速推进。1998—2012年,医学研究生在校生由 20 038 人增加到 188 666 人,其中博士生由 4 918 人增

---

① 中华人民共和国卫生部科技教育司,中华人民共和国教育部高等教育司. 中国医学教育改革与发展
　　[M].北京：人民卫生出版社,2002.

至 30 601 人、硕士生由 15 060 人增至 158 065 人；招生数由 7 528 人增至 64 868 人，其中博士生由 1 777 人增至 8 798 人、硕士生 5 721 人增至 56 070 人；毕业生数由 4 877 人增至 56 001 人，其中博士毕业生由 1 219 人增至 7 813 人、硕士毕业生由 3 629 人增至 48 188 人。15 年的各项数据增长幅度在 5～13 倍，其中幅度最大的是硕士毕业生数，2012 年是 1998 年的 13.28 倍；增幅最小的是博士招生数，但 2012 年也达到 1998 年的 4.95 倍。数据背后一方面是医学院校设置的变化、学位点的增设；另一方面是医疗卫生事业发展、医学院校办学能力的不断提升。

毫无疑问，培养模式多样化，也是促进临床医学研究生教育大规模发展的原因之一。在专业学位研究和学术型研究生同步发展的过程中，我国对临床医学专业学位研究生培养的模式创新继续推进，其中最重要的一项举措是全日制硕士专业学位医学研究生的培养。

（二）临床医学研究生培养模式的大力创新

1. 全日制临床医学硕士专业学位研究生培养模式

2009 年 3 月，教育部印发《关于做好全日制硕士专业学位研究生培养工作的若干意见》，基于积极发展具有中国特色的专业学位教育的目标，决定从 2009 年起扩大招收以应届本科生为主的全日制硕士专业学位范围。该意见对创新全日制硕士专业学位研究生教育进行了较为细致的规定，如全日制专业学位研究生培养目标，同时还对教学（课程）、实践、学位论文提出了具体要求。随后教育部还出台招生计划安排、招生收费等文件。

（1）全日制临床医学硕士专业学位研究生培养模式的探索。全日制临床医学专业学位研究生教育的总方针：按照"全面、协调、可持续"的要求，整体规划、统筹协调、规范管理、分类指导、协同发展，同时必须科学确立专业学位研究生教育的合理定位，深入研究和准确把握专业学位研究生教育规律，创新培养理念，改革培养模式，确保培养质量。全日制临床医学硕士专业学位研究生培养模式的主要构成如下。

① 培养目标。国家层面规定的专业学位研究生培养目标是掌握某一专业（或职业）领域坚实的基础理论和宽广的专业知识、具有较强的解决实际问题的能力，能够承担专业技术或管理工作、具有良好的职业素养的高层次应用型专门人才。

② 招生考试。全日制临床医学专业学位研究生培养模式与其他专业学位

研究生培养最大的不同是入学考试。全日制硕士专业学位研究生招录有着严格的入学考试要求，包括初试和复试。初试包括外语、政治、学科综合等，最低录取分数线由国家划定，医学院校按照初试成绩选择考生进行复试。

③ 课程设置。全日制临床医学硕士专业学位研究生的课程一般集中在入学后的第三至六个月完成，课程结束后进行临床技能培训和科学研究训练。课程包括：公共必修课（政治、外语）、专业基础课、专业课和选修课。专业基础课、专业课和选修课内容，涵盖人文素养、临床科研方法、公共卫生、法律法规等课程。全日制临床医学专业学位研究生课程考试对学分和成绩有严格的要求，一般要求修满 20 学分，学位课程成绩达到 70 分为及格。

④ 临床能力。在全日制临床医学专业学位研究生培养中，重点是要加强研究生的临床技能和思维能力培养。临床技能训练和临床思维能力的培养主要采用科室轮转的方式，要求研究生在所在二级学科下的三级学科开展轮转，轮转所涉的三级学科不少于 3 个，全日制专业学位研究生在轮转中接受临床基本训练，包括医德教育等。

⑤ 科研能力。科研能力培养不是全日制临床医学专业学位研究生培养的重点，但研究生的科研能力培养需明确临床特点，并结合临床应用要求进行。

⑥ 临床技能考核。全日制临床医学硕士专业学位研究生临床技能考核包括两项：轮转出科考核；临床技能毕业考核。出科考核是在完成一个专科或科室轮转后，研究生完成临床轮转小结，科室组织考核评分。临床技能毕业考核是全面衡量研究生专业素质、临床技能、临床思维的主要手段，是专业学位研究生攻读学位期间最为重要的考核[①]。考核内容主要包括：病历质量评定、临床技能考核和临床思维答辩。

除此之外，全日制临床医学专业学位研究生还需进行学位论文写作和答辩，大部分医学院校在毕业要求中，将英语等级的要求、学术论文发表的要求与学位授予相挂钩。

（2）全日制临床医学专业学位研究生培养模式存在的问题。首先，全日制临床医学专业学位研究生培养模式与执业医师法相关规定有冲突。尤其全日制临床医学硕士专业学位研究生招收的是应届本科毕业生，他们是没有资格参加执业医师资格考试的，这意味着在整个培养过程中学生是不能从事临床工作的。

---

① 朱红，鞠学红，王德伟，等. 全日制研究生和同等学力申请临床医学硕士专业学位培养模式比较[J]. 中国高等医学教育，2012(1)：136-137.

其次,临床医学专业学位研究生培养与职业资格教育并未实现完全衔接。这一点与全日制临床医学专业学位研究生的培养方案有关,只要安排研究生学位课程,就意味着到研究生 3 年毕业时,其是无法达到住院医师规范化培训临床轮转的要求(此时规定培训人员临床科室轮转时间为 36 个月)的。最后,在大多数医学院校,全日制临床医学专业学位研究生学位的授位标准与科学学位基本相同,有发表学术论文的要求,同时还须按照学术学位论文的要求进行写作和答辩。这一点无论与临床医学专业学位研究生培养的目标,还是与该培养模式在学位课程安排、临床技能培养上的要求都存在矛盾。

2. 八年制医学教育模式

我国八年制医学博士教育肇始于北京协和医学院,1917 年即开始首届招生。1941 年 12 月,因太平洋战争爆发,八年制医学教育停办,1948 年恢复招生。1949 年后,八年制医学专业继续办学。1953 年春,学校按照指示再次停招八年制医学生。1959 年恢复招生,1970 年受“文化大革命”影响再次停办。1979 年再次恢复招生,并举办至今。协和医学院的八年制医学博士教育自创办以来始终实行“高进、优教、严出”的精英教育模式,已为我国培养了一大批诸如林巧稚、张孝骞、邓家栋、吴阶平等骨干人才。截至 2018 年,北京协和医学院已有近 3 000 名八年制医学毕业生。新中国的八年制医学教育与民国初期对西方“长学制”教育模式的复制不同,特指生源为优秀高中毕业生、学制为八年一贯制、毕业时授予医学博士学位的高等医学教育。

(1) 八年制医学教育培养模式的创建。2002 年,教育部高教司原副司长林蕙青在与医学界 8 名院士座谈时,强调我国今后高层次人才培养要走“五、八学制的道路”,其中八年制则主要培养少数能够向现代医学科学技术高峰冲击的高层次人才[①]。其后,教育部和相关机构多次召开论证会、座谈会,统一思想,明确方向。在 2003 年,教育部、卫生部还联合设立“中国医学教育管理体制和学制学位改革研究”课题,研究提出我国医学教育学制和学位改革的观点:研究生医学教育学制中要建立修业 8 年,授予医学博士学位的高等医学教育体系,培养基础扎实、临床医学专业实践技能较强、具有发展潜力和后劲的高层次医学人才。教育部、国务院学位委员会 2004 年印发《关于增加八年制医学教育(医学博士学位)试办学校的通知》,标志着我国八年制医学教育培养模式的试点获得政府认可。自此,八年制医学教育快速发展,到 2011 年我国实际开展八年制医学教育

① 邹丽琴. 中国八年制医学教育培养模式研究[D]. 重庆:第三军医大学,2013:36.

的院校已达 18 所。

（2）八年制医学教育培养模式的实践。就临床医学八年制教育的试点实践而言，特别是培养过程，各高校可以说各具特色、各有特点。关于八年制医学教育培养模式的分类，殷晓丽等认为可分为 5 类：传统演进模式、传统改革模式、专业学位制度嫁接模式、科学学位制度嫁接模式和研究生培养制度嫁接模式[①]。实际情况可能更加复杂、丰富。

① 培养目标。作为医学博士学位研究生教育，八年制临床医学教育的培养目标，除要求掌握人文社会科学知识、自然科学知识、医学科学基础知识，还要求学生具有临床技能、科研技能、国际交流技能等，部分院校还要求医学生具有良好的沟通能力和团队意识。但医学院校更多地提出了个性化的要求，如军队院校提出了服务战备需要的要求；有的院校对学生的学习能力、潜能比较关注；有的院校要求学生具有信息管理技能。医学院校对学生培养的最终目标定位也不一致，有提及培养高层次医学人才（协和医学院、南方医科大学）、高素质医学人才（北京大学）等的；也有提及培养临床医学人才（复旦大学）、复合型医学人才（浙江大学）、军事医学人才（第三军医大学）的；也有认为八年制的教育学习仅仅是为今后从事临床医学工作奠定基础的（复旦大学、第二军医大学）等。

② 学制安排。八年制医学教育的学制安排，有对国外经验的借鉴，也有对我国前期尤其是协和医学院多年试点探索的继承。协和医学院将八年制医学博士教育分为三个阶段：医学预科教育、基础医学教育、临床医学教育。医学预科教育阶段基本在北京大学或清华大学进行，使学生接受博雅教育，该阶段时间是 2.5 年。基础医学教育阶段的特点是重视实验课教学，培养学生的自学能力、动手能力和发现问题、解决问题的能力，学习时间是 1.5 年。临床医学教育阶段，强调理论与实践结合及在临床实践中学习，实行导师制，同时还有科研训练，这一阶段的时间是 3 年多。学生经过 8 年学习和训练，成绩优异者授予医学博士学位。每个学校的学制安排并不一致，第二军医大学实行"八年一贯，本硕博融通"原则，学制安排为"2+2+2+2"；浙江大学、上海交通大学采用"4+4"模式；中南大学采用"2.5+5.5"模式；四川大学华西临床医学院实施"5+3"模式；南方医科大学采取"2+2+4"模式（见表 3-8）。

---

① 殷晓丽，陈洪捷. 我国八年制医学教育培养模式的分类比较[J]. 复旦教育论坛，2014(1)：99-104.

表 3-8　13 所医学院校八年制医学教育培养阶段划分一览

院校名称	医学前教育时间/年	医学教育时间（含基础医学、临床医学课程、临床见习）/年	应用能力培养	
			临床通科轮转/年	二级学科轮转/科研训练/年
协和医学院	2.5	3.5	$1\frac{1}{3}$	8 个月（全部科研）
北京大学医学部	1	3	1	3
复旦大学医学院	2	3	1	2
四川大学华西医学中心	1	3.5	1	2.5
中山大学医学院	2	3	1	2
华中科技大学同济医学院	2	3.5	1	1.5
中南大学湘雅医学院	2	3	1	2
上海交通大学医学院	1	3	1	3
浙江大学医学院	4	2	1	1
南方医科大学	1.5	3	1	2.5
第二军医大学	2	3	1	2
第三军医大学	3	2	1	2（全部科研）
第四军医大学	2	3	1	2

注：在二级学科轮转/科研训练安排中，除标注了"全部科研"指该校这部分时间全部用来科研训练外，其他院校则包含有二级学科轮转、课程教学、博士论文撰写和答辩等安排。

资料来源：邹丽琴. 中国八年制医学教育培养模式研究[D]. 重庆：第三军医大学，2013：55.

③ 教学安排。实施八年制医学教育培养模式的医学院校非常重视医学前教育。中南大学安排八年制学生 2 年医学前教育在校本部完成。南方医科大学基础医学前教育时间安排也为 2 年，与国防科技大学联合办学[①]。从医学前教育课程安排看，大多数医学院校将医学前教育定位为通识教育或博雅教育，还有军医大学特有的"军体"课程等。有的医学院校也会将部分基础医学课程纳入这一时期，如华西医学院将医学细胞生物学、临床医学导论模块纳入医学前教育；浙江大学医学部的医学前教育包括细胞生物学、生物化学与分子生物学、解剖、组胚、临床前课程概论、医学信息学等。

医学教育阶段的课程设置具有明显的特征。一是以学科为主线的课程体

---

① 李明，敖春萍，许美年，等. 南方医科大学八年制医学教育探讨[J]. 基础医学教育，2015（12）：1102-1105.

系，以北京大学医学部为代表，其课程安排包括系统解剖学、组织学与胚胎学等；二是以器官系统为主线的课程体系，以南方医科大学为代表，其主要课程安排分成两个部分，一是学科课程，包括细胞生物学、人体解剖学、生物化学等，二是课程整合模块教学部分，以器官系统为主线安排。教学改革方面，医学院校注重引入 PBL、CBL、SBME、SP、器官系统教学，以及 OSCE 考核等教学方法和手段。在医学基础课程教学中，大部分医学院校还采取双语教学。

④ 科研能力培养。医学院校非常重视八年制医学生科研能力培养，主要举措包括：开展早期科研能力训练，在医学前教育或基础医学课程学习阶段，设置科研能力和思维训练，如开设科研能力和思维训练课程、创造一些科研实践机会等。科研要求也普遍较高，后期都有导师指导科研能力训练安排，包括完成博士学位论文撰写和答辩等，如协和医学院在研究生毕业前 8 个月为研究生配备导师，由博导担任，负责学生论文选题、文献检索及综述技能、实验结果观察和记录、数据统计及分析、学位论文撰写等科研全过程训练；浙江大学要求论文必须紧密结合临床实际，以总结临床实践经验为主，具有科学性和一定的临床应用价值，形式上可以是具有新意的病例分析报告和文献综述，也可以是包含文献综述的病例分析报告①。

⑤ 临床技能培养。医学院校也高度重视临床技能培养，将临床技能、科室轮转与住院医师规范化培训相结合。大致有三种情况。一是将八年制医学教育的临床技能要求等同于医学本科教育，只有临床的通科实习，不进行科室轮转，与临床医学五年制学生的实习见习时间和安排基本相同，如协和医学院只进行 1 年 4 个月的通科实习。二是将八年制医学教育等同于临床专科医师培养，科室轮转参照住院医师规范化培训要求开展，如北京大学医学部八年制医学教育在临床教学阶段与北京市专科医师规范化培训接轨，要求不少于 2 年，合格要求是毕业生临床技能水平需达到专科医师要求的 2/3。三是要求八年制医学教育临床能力达到住院医师规范化培训某一阶段水平，但科室轮转与通科实习相结合，目的是强化训练八年制医学生诊疗本专业常见病、多发病方面的能力和技能，如浙江大学医学院要求通科实习 1 年、科室轮转 1 年，同时开展专科实习，医学生需在口腔、康复、老年医学、肿瘤、法医、临床药理等科室中任选 2 个参加，还专门开设了医学综合课程Ⅲ。

⑥ 质量保障。医学院校重视对八年制医学生的质量管理，除常规的考试、

---

① 邹丽琴. 中国八年制医学教育培养模式研究[D]. 重庆：第三军医大学，2013：62 - 64.

考核外,积极建立学业预警、留级、淘汰等制度,如南方医科大学建立淘汰分流制度,出台《南方医科大学临床医学八年制分流、淘汰暂行规定》,按照学生的学分与绩点、课程学习成绩与品行综合素质相结合的考评办法进行考评,对于不能达到阶段性目标标准要求的,给予黄牌警告,两次黄牌警告后仍不能达到要求的,进行淘汰、分流。南方医科大学的淘汰、分流共有四轮,分别在第四学期末、第七学期末、第十学期、第十四学期末[1]。

(3)北京协和医学院"新八年制"培养模式。北京协和医学院作为我国八年制医学教育的前驱,一直保持着改革和创新热情。2017年是北京协和医学院建院100周年,在该年9月召开的北京协和医学院第七届国际医学教育研讨会上,校长曹雪涛正式宣布"新八年制"培养方案,而且详细介绍了协和医学院"新八年制"的培养目标、培养方案、招录方案和课程设置方案等(见图3-1)。

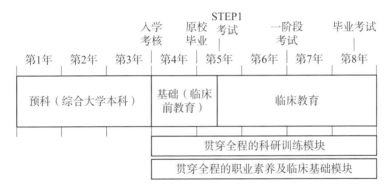

图3-1 北京协和医学院"新八年制"方案

资料来源:吴施楠.曹雪涛解读协和医学院新八年制课程改革方案[EB/OL].(2017-10-10)[2018-09-10].https://www.cn-healthcare.com/articlewm/20171010/content-1017866.html.

协和医学院"新八年制"的总体目标为培养思想品德高尚,具有宽厚的人文社会科学、自然科学和医学相关知识基础,扎实的临床技能和优秀的职业素养,具有多种发展潜能,追求卓越、引领未来的医学领军人才[2]。学制安排上,分为3个阶段:综合大学本科3年、基础(临床前)教育1.5年、临床教育3.5年。课程安排上,基础教育阶段包括形态学模块、机能学模块和病理及病原免疫学模块,

---

① 南方医科大学.南方医科大学临床医学八年制分流、淘汰暂行规定[EB/OL].(2011-03-03)[2019-04-03].http://portal.smu.edu.cn/bkzs/info/1027/1280.htm.

② 吴施楠.曹雪涛解读协和医学院新八年制课程改革方案[EB/OL].(2017-10-10)[2018-09-10].https://www.cn-healthcare.com/articlewm/20171010/content-1017866.html.

主要给予八年制学生早期临床经历，强化职业素养的培养；临床教育阶段由临床综合课及见习、临床实习和专业选修三个子模块组成，其中还有两个贯穿始终的课程模块，即科研训练模块和职业素养及临床基础模块。教学形式采用以案例为中心的教学、以问题为中心的教学、小组讨论、翻转课堂教学、模拟教学等。该教学方案设计更趋向于协和医学院对八年制学生一贯强调的——学习"如何成为一名好医生"。质量监控更加严格，除招生考试外，在基础医学进入临床医学阶段、临床医学教育中段及毕业前等关键节点，参照国际标准设置质量监控点，分段考核学生，包括入学考核、STEP1 考试、一阶段考试、毕业考试等，以保障下阶段的教育质量。

总体而言，八年制医学教育培养模式在我国大范围推广以来，获得广泛关注，学术界、教育界、行业领域对其始终保持着研究讨论热情，已召开"八年制医学教育峰会"8 届。从峰会情况可看出，八年制医学教育培养模式并不是对协和医学院原培养模式的模仿或抄袭，而是经历了广泛交流—统一思想认识—深入研讨具体问题—在实践中形成自身理念—各行其是的过程[①]。

3. 临床医学硕士专业学位研究生教育与住院医师规范化培训并轨培养模式

（1）并轨培养模式的试点。2010 年，上海市以"改革研究生培养模式，深化专业学位教育改革，探索和完善科研院所与高等学校联合培养研究生的体制机制"作为试点任务，启动"上海市临床医学硕士专业学位教育与住院医师规范化培训结合"改革项目，并被列入国家教育体制综合改革项目。2011 年，上海市卫生局、上海市教委联合印发《上海市住院医师规范化培训与临床医学硕士专业学位教育衔接改革实施办法》，明确并轨改革的工作原则、管理和工作机制、招考对象和方式、培养环节、毕业及授位条件等，进一步完善改革的制度体系建设，明确改革"三结合"的工作原则，也明确结合的主要内容，即住院医师招录和专业学位硕士研究生招生相结合、住院医师规范化培训和专业学位硕士研究生培养相结合、临床医师准入标准与专业学位授予标准相结合。复旦大学、上海交通大学、同济大学、上海中医药大学 4 所高校于 2010 年 10 月率先开展临床医学硕士专业学位研究生（住院医师）培养试点工作。当年，上海市 4 所高校共招录推免生137 名、全国统考生 180 名、单独考试生 386 名。

（2）并轨培养模式的探索。在并轨培养模式的探索上，上海市做了许多创

---

① 邹丽琴. 中国八年制医学教育培养模式研究[D]. 重庆：第三军医大学，2013：48.

新,包括出台综合改革试点方案,及《上海市住院医师规范化培训与临床医学硕士专业学位教育衔接改革实施办法》《上海市住院医师规范化培训与临床医学硕士专业学位教育衔接改革实施细则》等,而且还从规范研究生培养过程管理的角度,建立健全上海市试点项目全国统考、推荐免试生的招生简章、研究生(住院医师)指导性培养方案、导师管理细则、研究生(住院医师)管理细则、研究生(住院医师)学位授予细则等。

一是明确研究生(住院医师)招录方式和身份。该模式的招生对象是参加上海市住院医师规范化培训的应届医学专业本科毕业生。该类研究生(住院医师)的招录方式有两种:推荐免试和全国统考。推免生直接进入复试和住院医师招录,全国统考学生根据统考成绩以差额形式进入复试,研究生的入学复试和住院医师招录由高校和医院共同组织。应届本科毕业生通过参加全国统考被录取为临床医学专业学位硕士研究生(住院医师),在被培训基地招录为"住院医师"时,以定向身份获得研究生学籍,从而拥有"住院医师"和"研究生"的双重身份,同时接受高校、培训医院管理。

二是实现研究生培养和住院医师规范化培训、专业学位授予与临床医师准入相结合。体现在课程上,相关高校除政治理论课、外语课外,对基础理论课和专业课安排作出重大改革。做到临床医学专业学位硕士研究生的基础理论课安排与住院医师规范化培训的公共科目相结合;专业课安排与住院医师规范化培训大纲中规定的专业理论课相结合;同时规定临床医学专业学位硕士研究生应按照《上海市住院医师规范化培训细则》要求,进行临床技能训练,完成临床培训轮转,通过上海市住院医师规范化培训所规定的各科出科考核、年度考核和结业综合考核,取得"医师资格证书"和"上海市住院医师规范化培训合格证书"。

三是课程教学网络化探索。上海市将研究生课程制作为网络课程(视频或音频+教学课件,临床技能课程需要有操作视频),上传"好医生"网站,由研究生(住院医师)根据自身情况安排学习时间和进程,构建以网络化课程为主体的课程教学方式。网络课程除政治、英语、预防医学与公共卫生、循证医学等公共课和专业基础课(公共科目)外,还包括临床医学18个二级学科54门临床专业理论课程。

四是学位授予和证书发放相衔接的探索。在临床医学硕士专业学位的授位条件方面,除要求完成培养方案规定课程学习、通过论文答辩外,也要求先行取得"医师资格证书""上海市住院医师规范化培训合格证书"。以上举措意味着培养与培训、学位授予与医师准入的真正衔接。

五是构建多环节的质量保障系统。上海市构建了研究生(临床医师)的招生招录、培养培训、学位授予和医师准入等多环节的质量保障体系，包括：上海市临床医学硕士专业学位研究生(住院医师)生源质量保障体系、指导教师遴选和评价指标体系、课程质量保障体系、临床技能考核评估体系、学位论文基本要求及评价指标体系。

（3）并轨培养模式的推广。2011 年 12 月，全国医学教育改革工作会议在北京召开。会上时任教育部部长袁贵仁对上海市综合改革给予高度评价，称这一模式既符合我国医疗卫生改革方向，体现了临床医生成长规律，也符合高层次临床医学教育特点，体现了医学教育规律，对于其他省份也有很好的引领、示范和带动作用[①]。2013 年 5 月，教育部、国家卫生和计划生育委员会批准 64 所临床医学硕士专业学位研究生培养模式改革试点高校正式开展并轨工作，其中医学院校 36 所、综合性大学 28 所。

在全面推进过程中，医学院校根据自身情况和本省份住院医师规范化培训的要求进行诸多探索和改革。2013 年，温州医科大学印发《硕士专业学位研究生住院医师规范化培训管理办法》，正式开启临床医学专业学位硕士研究生教育与住院医师规范化培训并轨培养工作。与上海市试点不同，该校研究生进入住院医师规范化培训的方式不是通过联合招考，而是由学生自主申请，通过与学校和培训基地签订硕士专业学位研究生参加浙江省住院医师规范化培训协议明确三方关系，即可进入住院医师规范化培训阶段。在证书发放方面，只有先行取得执业医师资格证书和住院医师规范化培训合格证书，方有可能取得学校颁发的毕业证书和学位证书。

临床医学硕士专业学位研究生教育与住院医师规范化培训并轨培养模式，可以形象地表示为"3(＋3)"，它的探索对即将开展的医学教育综合改革具有重要意义。

4. 临床医学"硕博连读"培养模式

20 世纪 90 年代初，社会上认为研究生教育存在"博士生专业知识宽广不够""硕士生学习年限偏长"等问题，同时《培养医学博士(临床医学)研究生的试行办法》中规定医学博士采取整体分段培养方法。"硕博连读"作为一种连贯培

---

① 袁贵仁. 落实教育规划纲要服务医药卫生体制改革　开创医学教育发展新局面——在全国医学教育改革工作会议上的讲话［EB/OL］.（2012－06－30）［2019－04－06］. http://www. moe. edu. cn/publicfiles/business/htmlfiles/moe/moe1761201112/127950. html.

养的探索,在医学院校的医学学科研究生培养中逐渐发展起来。

"硕博连读"模式的出发点,是对临床医学科研能力和科研水平的培养,注重研究型的创新性人才的产出,突出优点是学制的缩短和对科学研究连续性的保持。"硕博连读"培养模式目前没有统一的标准,由医学院校根据自身实际情况加以控制和协调,有时要看导师个人的意愿。"硕博连读"模式学制一般为 5 年。培养方式与 3 年制的学术学位博士生相同,由一个导师或导师组承担指导责任。研究生在 4—5 年内,完成第一阶段(传统硕士阶段)、第二阶段(传统博士阶段)的学习后,可授予医学博士(临床医生)学位。申请人未能达到医学博士水平,但已达到硕士水平的,可授予医学硕士学位。

临床医学"硕博连读"培养模式由于起点高,选拔严格,导师的条件、资源相对优越,获得学位的周期较短,确实培养了一批优秀的人才。但也正因为此,导致其培养规模还是有限的。

行文至此,已基本完成对较为主流的、在某个时期具有代表性的,或产生广泛社会影响的我国临床医学研究生培养模式改革历史的梳理。对于临床医学研究生培养实践中产生的,仅在个别医学院校实践,或存在时间较短、产生影响较小的培养模式则未能涉及,如临床医学的"本硕博连读"培养模式、南京医科大学试点的"天元班"(临床医学九年本硕博一贯制)、曾经短暂存在的两年制临床医学硕士专业学位研究生培养模式等。

第四节 临床医学研究生培养模式嬗变的特点分析

通过近 100 年来我国临床医学研究生培养模式嬗变的梳理,可见改革从未停息(尤其是在多元发展时期),本书认为大致可以从两个层面来分析嬗变的特点。

一、临床医学研究生培养模式嬗变的总体特点

（一）教育管理部门实施和推进临床医学研究生培养模式改革的积极性较高

我国临床医学研究生培养模式改革,主要由教育管理部门推动和主导。

每个时期或每种培养模式的构建，都存在着教育管理部门对经济社会发展状况、医疗卫生事业发展需要和人民群众对医疗保健需求变化的感应和响应。在全日制临床医学硕士专业学位研究生培养模式实施中，从宏观角度看，这种培养模式是整个专业学位研究生培养制度的完善和培养规模扩张的一部分，是教育管理部门对社会专业技能人才强烈需求的全面响应；从微观角度看，实则也是教育管理部门对临床医学研究生临床技能培养不到位、临床技能水平不高等批评的响应，希冀通过全日制形式增加研究生学习时长，提升临床实践培养效果。

教育管理部门在培养模式改革过程中，主动承担从调研考察到顶层设计、制度谋划、执行实施、推进落实，再到监督评估、修正或废止的全流程控制。最典型的例子是七年制高等医学教育模式的产生、设立和取消，全部由教育管理部门包办。启动该培养模式创新前，管理部门首先通过各种形式的"吹风"——座谈、调研，统一思想，提升对七年制人才培养重要性的认识；而在2015年，七年制高等医学教育模式又直接以强制方式取消招生，并将在读学生直接衔接"5+3"培养模式。可见，教育管理部门对于改革的决心和积极性，当然由此而产生的问题，也一般由管理部门出面解决。

（二）医学院校响应和实践临床医学研究生培养模式改革的主动性不强

长期以来，由于教育管理部门对培养模式构建和改革的全程包揽，使得作为临床医学研究生培养最重要的主体之一——医学院校，对培养模式改革的创新动力不足、热情不够。面对教育管理部门实施培养模式改革前期的工作，医学院校往往响应寥寥，尤其是地方医学院校。对于已正式确定需要实施和推进的改革举措，医学院校也大多采取"上有政策，下有对策"的方式予以应对。除非在改革实施过程中，教育管理部门采取项目配置资源方式，医学院校才有争取改革项目的积极性。总体而言，主流培养模式的创建、探索和推广全部由教育管理部门来推进驱动，真正由医学院校创设的培养模式少之又少，即使如曾经短暂存在过的两年制临床医学硕士专业学位研究生培养模式、协和医学院"新八年制"培养模式，前者迅速被纠偏，属于个别高校在国家缩短研究生学制改革时的"冒进"举动，结局当然是消亡；后者严格意义上还称不上模式创新，还只是某种培养理念指导下培养过程的调适和优化。

二、临床医学研究生培养模式分维度的特点分析

（一）临床医学研究生培养目标立足宏观，但区分度不高

每个培养模式创新时，教育管理部门都会从培养目标、定位标准方面做规定，但培养目标的区分度不高，主要有两个表现。

一是基于培养模式的。每种培养模式都应该有明确的培养目标，而培养模式中包含的学位类型、层次差别，应该是区分培养目标的基础。从我国临床医学研究生培养模式嬗变看，培养目标确实存在于每种培养模式中，但一方面每种培养模式在教育管理部门推行时对其标准都做了明确规定，这种规定性禁锢了省级和医学院校层面的创新；另一方面从我国学位制度建设情况看，专业学位从学术学位中发展而来，硕士学位是博士学位的基础学位，因此专业学位目标只是在学术学位目标上增加对"临床""技能""实践"等的要求，博士学位目标只是在硕士学位目标上提升指标级别而已。

二是基于医学院校分层分类的。无论从隶属关系（部委属、省属、市属）角度分，还是从是否纳入各层级高校建设计划（985 工程、211 工程、"双一流"、部委省共建、省级重点高校）角度分，医学院校在研究生培养禀赋、基础、资源、保障及能力和水平等方面，在研究生培养面向方面都存在较大差别，可在我国临床医学研究生培养模式改革过程中，却几乎被无差别对待。分析其根源还在于教育管理部门要求的统一性，以及绝大部分高校尤其是地方医学院校（一般也未能纳入高校建设计划）的惰性，其培养目标往往来源于政府文件或"层级"较高的高校，这种做法虽让一般医学院校享受了"搭便车"的便利，但也使其失去了特色，在培养过程、评价等方面带来一系列问题。

（二）临床医学研究生培养过程基本有序，但内涵创新动力不够

长期以来，教育管理部门一直对临床医学研究生培养过程采取"包办"式管理，将本应由医学院校设计、组织、实施的工作全部加以细致规定，"全国一盘棋"。医学院校按规定办学，基本保障了培养过程的有序开展。

以临床医学专业学位研究生培养为例，从 1986 年出台《培养医学博士（临床医学）研究生的试行办法》《关于临床医学研究生侧重临床能力培养要求的通知》，到 1994 年出台《关于进一步做好培养医学博士（临床医学）研究生的意见》、

1998 年出台《关于调整医学学位类型和设置医学专业学位的几点意见》《临床医学专业学位试行办法》《关于开展临床医学专业学位试点工作的通知》，再到2015 年出台《临床医学硕士专业学位研究生指导性培养方案》，虽然文件都以国务院学位委员会、教育部等名义印发，但这些文件将临床医学专业学位研究生培养过程规定得过于具体。如《临床医学专业学位试行办法》细致到在职临床医师"申请临床医学专业学位"时所需提供的材料清单，其中对"所在单位推荐意见"提出需包括"政治思想表现、医德医风、临床工作能力等"；还规定了"临床能力考核与学位论文答辩"考核答辩委员会的构成人数、职称要求、职务要求、单位类别等。而在《临床医学硕士专业学位研究生指导性培养方案》中，除详细规定培养过程每个环节的具体要求外，还对专业基础课、专业课和选修课应涵盖的内容，学位课程中政治理论课、外语的学分数，课程教学、考核的具体方式，研究生学位课程与住院医师规范化培训的公共理论和临床专业理论学习联合开课，临床轮转的集中学习时长内容等进行了规定。

（三）临床医学研究生培养制度建设层次比较明晰，但协同不够

研究生培养制度起码包括三个层面：一是国家层面制度建设，通常以部委名义出台；二是省级层面制度建设，以省或省级研究生教育管理部门名义出台；三是医学院校层面制度建设，包括校级和学院级制度。当前来看，国家层面对临床医学研究生培养制度建设总体保持积极态度，对各培养模式制度建设力度也总体平衡。不过，从一些与临床医学研究生培养相关的基本制度建设看，当前还存在着不同系统（领域）协调、协同障碍的问题，如：专业学位研究生的临床实践要求与《执业医师法》相关规定相冲突；临床医学研究生在校学习时间也与住院医师规范化培训时间要求相矛盾，研究生根本无法在规定时间内同时完成两项学习任务。这充分体现了临床医学研究生培养跨系统的特殊性，需要教育系统与卫生系统的有效协同。省级层面的制度建设基本缺位。医学院校层面的制度建设开展较少，这一点与国家层面已对培养目标、培养过程做了较细致规定有关，当然其中也有例外。这种例外存在于进入小规模"试点"范畴的医学院校，此时医学院校才会有主动或被动的驱动力，驱使其进行校院级的制度建设或创新。

（四）临床医学研究生培养评价已经起步，但体系建设还有待加强

对临床医学研究生的培养评价或质量管理，国家层面一直没有明确的要求和标准出台，部分要求散见各制度中，如《临床医学硕士专业学位研究生指导

性培养方案》中对"分流机制"的规定。有的医学院校也能配合学籍管理规定,进行学业考试、临床考核及其相应处置形式的规定,但这些都只是对研究生学习情况是否合格的评价,如不合格,则需据此给予研究生各种惩罚式处理。这些举措表明研究生质量评价已经起步,但从完整的培养评价体系构成看,应包括评价指标、评价主体、评价反馈等。按这个标准来评估,我国临床医学研究生培养评价体系建设尚需健全完善。我国临床医学研究生评价主体一直不明确,从政府层面看,教育部学位与研究生教育发展中心开展的是学科评估,对象是一级学科;从社会层面看,专门针对临床医学研究生培养质量评价的第三方机构还很少,也不具太高公信力;从医学院校层面看,虽有所谓评价,但多以学业成绩评判为主,具有片面性。

另外,无论何种评价方式、由哪个评价主体实施,临床医学研究生培养评价反馈中始终缺乏问责机制。对导师而言,研究生培养质量高低与否,并不影响个人收入、评先评优、晋升晋级;对研究生个人而言,由于入学竞争日益加剧、就业和学业压力不断加大(其中就业压力居首位,其次是学业压力[①]),成本投入逐步增加,追求短平快、急功近利的行为频现。但即使研究生培养质量被广为诟病,研究生学术不端时有出现,却少有对导师或医学院校较严格的问责或追责。

---

① 金晓凤,苏丹,陈莉,等.医学研究生心理压力、应对方式与心理健康水平的相关性调查[J].医学与社会,2010(2):76-77.

第四章

◆

"医教协同"背景下的临床医学研究生培养模式

在多元发展的基础上,2014 年以教育部等部委联合开展"医教协同推进临床医学人才培养改革"为标志,我国启动了临床医学人才(包括研究生)培养的改革。这次改革中,既创建了"5+3"一体化、"5+3+X"等培养模式,也深化了临床医学硕士专业学位研究生教育与住院医师规范化培训并轨培养模式改革。可以预见,我国临床医学研究生培养模式改革的叠加效应将会出现,培养模式的复杂性也将更加凸显。

第一节 "医教协同"改革的缘起与发展

一、"医教协同"改革的缘起

对照政府对高等医学教育的高期待和老百姓对医疗保健的高需求,当前医学教育仍存在一些深层次问题和困难。突出表现在:一是医学教育学制学位多轨并存,体系有待进一步优化;二是临床医学人才标准化、规范化培养制度建设,特别是职业素养和临床实践能力培养有待进一步加强;三是支撑标准化、规范化医学人才培养制度的育人机制、条件保障亟待完善[①]。基于此,政府层面一直在谋求通过改革实现相关目标。

2011 年 12 月,教育部、卫生部在北京联合召开全国医学教育改革工作会议,正式研究部署临床医学教育综合改革工作。会议对推进医学教育综合改革

---

① 中华人民共和国国家卫生和计划生育委员会. 教育部、国家卫生计生委有关负责人就《关于医教协同深化临床医学人才培养改革的意见》答记者问[J]. 中国实用乡村医生杂志,2015(8): 1 - 2.

作新的整体设计和系统部署,确定开展八年制("5+3")临床医学教育改革试点、开展临床医学硕士专业学位研究生教育改革试点;增设临床医学(全科医学领域)硕士专业学位研究生培养项目。会议提出"构建'5+3'为主体的临床医学人才培养体系"。袁贵仁认为:这种人才培养体系是医学教育结构优化、学制学位调整的重要方向[①]。会议还征求了《关于实施临床医学教育综合改革的若干意见》的意见,并于2012年5月正式印发,为"医教协同"改革奠定了制度设计的重要基础。

另一个为"医教协同"改革奠定重要基础的,是2013年12月国家卫生计生委等7部委联合印发的《关于建立住院医师规范化培训制度的指导意见》。这个意见以1993年卫生部印发的《临床住院医师规范化培训试行办法》、1995年印发的《临床住院医师规范化培训大纲》为基础,规定住院医师规范化培训是指医学专业毕业生在完成医学院校教育之后,以住院医师的身份在认定的培训基地接受以提高临床能力为主的系统性、规范化培训。该意见明确规范培训的"基本原则"是:坚持政府主导、部门协同、行业牵头、多方参与,建立健全住院医师规范化培训工作机制;坚持统筹规划、需求导向、稳妥推进、逐步完善,积极开展住院医师规范化培训工作;坚持统一标准、突出实践、规范管理、注重实效,切实提高医师队伍执业素质和实际诊疗能力;同时明确"5+3"是住院医师规范化培训的主要模式,即完成5年医学类专业本科教育的毕业生,在培训基地接受3年住院医师规范化培训;还明确要"密切相关政策衔接",在学位衔接上,要探索住院医师规范化培训与医学硕士专业学位(指临床、口腔、中医)研究生教育有机衔接的办法,逐步统一住院医师规范化培训和医学硕士专业学位研究生培养的内容和方式。这些制度的规范,为"医教协同"改革的举措奠定了重要的制度衔接基础。

很显然,"医教协同"改革的实践基础,就是上海市率先试点的"临床医学硕士专业学位研究生教育与住院医师规范化培训并轨培养模式"。

二、"医教协同"改革的发展

(一)"医教协同"改革布局和制度完善

1. "医教协同"改革的布局

2014年6月,教育部、国家卫生计生委等6部委联合印发《关于医教协同深

---

① 袁贵仁. 落实教育规划纲要,服务医药卫生体制改革,开创医学教育发展新局面[N]. 中国教育报,2011－12－13(1).

化临床医学人才培养改革的意见》，明确实施医教协同深化临床医学人才培养改革。改革对院校教育阶段的临床医学专业学位研究生教育有两方面构想。一是硕士专业学位研究生培养——构建以5年临床医学本科教育，加3年临床医学硕士专业学位研究生教育或3年住院医生规范化培训为主体的"5+3"临床医学人才培养体系。2015年起，所有新招收的临床医学硕士专业学位研究生，同时也是参加住院医师规范化培训的住院医师。二是博士专业学位研究生的培养——推进临床医学博士专业学位研究生教育与专科医师规范化培训有机衔接，开展"5+3+X"（X为专科医师规范化培训或临床医学博士专业学位研究生教育所需年限，一般2—4年）临床医学人才培养模式改革试点。

作为补充，2015年3月教育部办公厅出台《关于做好七年制临床医学教育调整为"5+3"一体化人才培养改革工作的通知》，规定当年起不再招收七年制临床医学专业学生，七年制临床医学专业招生调整为临床医学专业（"5+3"一体化）。本通知中涉及的学校有42所，包括临床医学、口腔医学、眼视光医学、中医学4个专业。

2. "医教协同"改革制度的完善

2015年，首届"5+3"学生入学后，社会反响很大，包括对管理人员、导师、研究生的影响也很大，当然，影响最大的是临床医学研究生，波及最多的是七年制医学教育学生。造成他们困扰的原因很多：首先，各地七年制调整为"5+3"的工作推进速度不一致；其次，各地、各校工作力度、进度及对学生诉求重视程度不一致，引发学生的情绪波动和一些激烈的应对行为，如发布网络公开信、公开集会等。2016年4月，教育部办公厅、国家卫生计生委办公厅、国家中医药管理局办公室出台《关于加强医教协同做好临床医学硕士专业学位研究生培养与住院医师规范化培训衔接工作的通知》，这是针对当时社会尤其部分临床医学研究生的动态（包括七年制高等医学教育学生）专门制发的，但并没有完全解决七年制学生的问题。2016年12月，几个部委再召集全国46所开展七年制培养的高校召开"七年制临床医学教育调整改革工作座谈会"，提出"特事特办，保证平稳"的要求，同时制发《关于进一步做好原七年制临床医学教育调整改革工作的通知》，明确规定："2021年之前，对七年制临床医学专业毕业生，除当地省级卫生计生、中医药管理部门另有专门规定外，医疗机构不能将取得住院医师规范化培训合格证书作为人员招聘的必备条件；招生单位不能将取得住院医师规范化培训合格证书作为报考临床医学（含口腔医学、中医）专业学位博士研究生的条件。要做好原七年制临床医学专业学生培养与住院医师规范化培训的衔接工作。按原七年制临床医学专业录取的学生……毕业后参加住院医师规范化培训的,原在读期间完成的基本符合住培要求的临床经历、培养内容,可计入接受住院医师规范化培训的时间和内容,培训时间原则上不超过 2 年。毕业生完成相应时间的住院医师规范化培训后,可按照规定参加住院医师规范化培训结业考核。"由此,学生情绪逐步平息。

"医教协同"改革的推进还不断得到国家层面的关注。2017 年 10 月,国务院办公厅下发《关于深化医教协同进一步推进医学教育改革与发展的意见》,确立深化"医教协同"改革的目标:以服务需求、提高质量为核心,确定"两更加、一基本"的改革目标,即到 2030 年,医学教育改革与发展的政策环境更加完善,具有中国特色的标准化、规范化医学人才培养体系更加健全,医学人才队伍基本满足健康中国建设需求[①]。这是对 2014 年改革设计的补充和强化,体现出的政策理念是"教育终身化、教育综合化、教育国际化、教育全人化"[②]。当然,其作用还有待时间考验,但自 2014 年开展"医教协同"以来,临床医学研究生培养所受的影响已经开始显现。

3. 深化"医教协同"对临床医学研究生培养模式改革的意义

"医教协同"推进临床医学人才培养改革,尤其是推进临床医学研究生培养改革以来,虽然"5＋3"一体化模式的毕业生,以及其他培养模式(临床医学硕士专业学位研究生和住院医师规范化培训并轨培养、七年制高等医学教育)转制过来的毕业生数量都还不多,但这轮改革应该有较多"利好"。

(1) 构建了标准化、规范化的人才培养体系,有望建立"医教协同"育人机制。"医教协同"最重要的举措,是通过改革来健全完善育人机制。正如政府政策解读中所言,这种机制是国家层面首次对三阶段医学教育体系的完整构建。林蕙青认为这种机制体现在研究生教育与住院医师规范化培训的相互融合,体现在院校教育、毕业后教育、继续教育三阶段医学教育体系的有机衔接上[③]。除此,这种机制的标准化,还体现在与目前国际主流医学人才培养体系的接轨,尤其是与欧美医学人才培养体系的接轨上。

---

① 医教协同,建设具有中国特色的医学人才培养体系——教育部、国家卫生计生委、国家中医药局负责人就《关于深化医教协同进一步推进医学教育改革与发展的意见》答记者问[EB/OL]. (2017 - 07 - 12)[2019 - 02 - 03]. http://www. moe. edu. cn/jyb_xwfb/s271/201707/t20170712_309187. html.

② 施晓光,程化琴,吴红斌. 我国新一轮医学教育改革的政策意义、诉求与理念[J]. 中国高等教育,2018(15):61 - 63.

③ 唐景莉. 医教协同培养临床医师——访教育部部长助理林蕙青[J]. 中国高等教育,2014(23):4 - 6.

（2）教育和卫生部门协作机制建设，有望实现跨系统的组织协同。由于医学人才培养的特殊性和医学人才培养体系建设的历史原因，我国临床医学研究生培养一直存在"多头管理"问题，即医学院校（医学生院校教育部分）归属于教育系统，遵照高等教育办学规律和要求，而医院（医学生毕业后教育、继续教育部分）归属于卫生系统，形成了"高校管理及学位制度改革等由教育部门负责，毕业后教育、行业准入和职称晋升等政策由卫生计生行政部门负责"的局面和现实①。两个部委的组织协同在此次改革中被提上日程。两部委协同机制建设虽可上溯到 2004 年的"教育部、卫生部医学教育宏观管理工作部际协调机制"，但该机制长期未发挥作用。此轮改革是涉及人才培养、行业准入、投入保障、人事薪酬等的综合改革，将包括教育和卫生系统在内，覆盖发改、财政、人力、社保等多系统、多方位的协同。

（3）高校与培训基地的质量管理合作，有望构建研究生培养质量的保障体系。在临床医学硕士专业学位研究生教育与住院医师规范化培训并轨、"5+3"一体化、"5+3+X"等培养模式中，住院医师规范化培训已有部分纳入院校教育范畴，这无论是对医学院校管理还是培训基地建设都提出了更高的要求。首先，住院医师规范化培训基地建设条件纳入政府审定范畴，对培训基地的带教水平、教学管理能力、教学基础条件、教学内容建设、质量保障体系等都有规范化要求。其次，对医学院校而言，无论是近阶段七年制转"5+3"培养模式的阵痛，还是同步按照"5+3"一体化模式进行的招录，都对医学院校的师资、教学管理、教学运行、投入保障、质量管理等提出了更高的要求。

第二节　　"5+3"一体化培养模式的探索与实践

"医教协同"改革中确定的近期任务是加快构建以"5+3"（5 年临床医学本科教育＋3 年住院医师规范化培训或 3 年临床医学硕士专业学位研究生教育）为主体，以"3+2"（3 年临床医学专科教育＋2 年助理全科医生培训）为补充的临床医学人才培养体系。

从学业体系分析，"5+3"一体化不是简单的 5 年本科加 3 年硕士专业学位

① 汪玲.临床医学专业学位教育综合改革的探索和创新——以上海"5+3"人才培养模式为例[J].学位与研究生教育，2012(10)：49-54.

研究生教育或住院医师规范化培训,也不是 5 年本科加 3 年硕士专业学位研究生教育与住院医师规范化培训的并轨;从学位层次分析,"5＋3"一体化不是临床医学学士学位加临床医学二级学科方向的专业硕士学位的机械组合,也不是八年制医学教育由博士学位向硕士学位的降格;从学制层面分析,"5＋3"一体化不是七年制医学教育的拉长;从医学人才培养阶段层面分析,"5＋3"一体化既不是传统意义的院校教育,也不能认为其仅是院校教育和毕业后教育的衔接或融合;从学位授予分析,"5＋3"一体化既不是学士学位加硕士学位,也不是简单的"四证合一"。

显然,与近年开展临床医学硕士专业学位研究生教育综合改革相比,"5＋3"一体化考察重点应关注在"一体化"上。这种"一体化"从时间轴看,应该是 5 年本科与 3 年专业硕士学位(3 年住院医师规范化培训)的一体化;从空间轴看,则应是本科生与研究生、住院医师的角色融合,是本科教育与研究生教育、临床技能培训的融合,"5＋3"一体化是从培养目标、培养过程、质量把控的全程、全面、全链条的一体化。当然,由于本书研究范畴为"研究生"教育,对"5＋3"一体化培养模式的研究主要集中在研究生阶段。

一、"5＋3"一体化培养模式的创建

"5＋3"一体化的制度起源于 2010 年在上海率先实施的临床医学教育综合改革,及临床医学专业学位硕士研究生教育与住院医师规范化培训的结合(并轨),后又经浙江、山东、重庆等省市高校的相继跟进,最终才确定为"医教协同"中的主流改革举措。2017 年 6 月,教育部印发《关于进一步做好"5＋3"一体化医学人才培养工作的若干意见》,对明确培养目标、深化培养改革、做好政策衔接、加大支持力度提出了"意见",这是国家层面目前为止对"5＋3"一体化医学人才培养最全面的顶层设计。

二、"5＋3"一体化培养模式的实践

由于有了国家层面的整体倡导及明确的政策要求,"5＋3"一体化培养模式在医学院校实践进展得较快,在培养模式各环节设计上,医学院校创新热情有所提升。

（一）"5+3"一体化模式的培养目标

《关于进一步做好"5+3"一体化医学人才培养工作的若干意见》明确一体化人才的培养目标为：加强医教协同，适应我国卫生健康事业发展需要，培养具有良好职业道德、人文素养和专业素质，掌握坚实的医学基础理论、基本知识和基本技能，具备较强的临床思维、临床实践能力，以及一定的临床科学研究和临床教学能力，能独立、规范地承担本专业和相关专业的常见多发病的预防和诊治工作的高水平高素质临床医师。上述目标定位，归结起来就是"培养会看病的医生""临床医师"。据胡光丽等的调查，这一点在医学院校层面是比较明确的①。南京医科大学专门就细化培养目标，提出了思想道德与职业素质要求、知识要求、技能要求三项培养要求。其中，知识要求主要指临床医学基础理论和医疗保健基础知识；技能要求则包括临床基本技能、临床照护患者能力、临床科学研究能力、外语能力、学习能力和通过执业资格考试、完成住院医师规范化培训要求等。

（二）"5+3"一体化培养模式的培养过程

"5+3"一体化的培养过程跨度较大，是囊括两个阶段——本科教育和专业学位研究生教育（住院医师规范化培训）阶段，三种教育类型——本科教育、专业学位研究生教育、住院医师规范化培训的医学人才培养模式。

1. 招录计划方面

与传统的临床医学研究生招生录取不同，"5+3"一体化首次招生对象是高中毕业生。等培养到"3"的阶段，"5+3"一体化学生会根据制度设计自然获得研究生学籍。但他们必须同时具有研究生和住院医师的"双重身份"，而住院医师身份的获得，却还需根据当地当年住院医师规范化培训的招生计划和承载能力，被划定到分专业的招生计划里才有。这一点是遵循"需求导向"原则的。

2. 课程建设方面

需要统筹安排研究生学位课程与住院医师规范化培训理论课程的教学，推动本科课程与研究生课程、基础医学课程与临床医学课程、专业课程与人文素养课程的有机融合。

（1）在课程设置上突出整合融合。南京医科大学课程设置：第一学年以公

---

① 胡光丽，许君，何沐蓉.临床医学专业学位研究生培养模式改革现状调查及分析——基于对国内几所医科大学"5+3"培养模式的调研[J].学位与研究生教育，2014(12)：21-24.

共基础课通识教育学习、早期临床体验为主;第二、三学年以基础医学学习、基础和临床贯通为主;第四学年开展临床医学理论与见习学习,并按班级进驻附属医院;第五学年实施临床通科实习,开展临床技能和临床思维训练。到了后 3 年并轨教育时,则积极探索实现住院医师规范化培训与临床医学专业学位硕士培养双向接轨,开设循证医学、临床思维与医患沟通、医学法学等指定课程,设置生命科学前沿进展、科研思维和科研方法训练等科研课程①。南京医科大学还积极建设模块课程,将必修课程分为"通识人文""基础医学""临床医学"3 个大模块和 7 个子模块。山东大学建立本科选修研究生学位课程,住院医师专业理论课程、临床实践课程与研究生学位课程的互认制度,同时积极开展整合课程改革②。首都医科大学将硕士学位课程全部纳入通科培养阶段统筹完成,为学生进入后期硕士专业学位及住院医师规范化培养阶段进行临床能力培养与科学研究留下充足的时间③。

(2) 在教学方法上注重引入先进的技术手段。复旦大学以国家级精品课程和规划教材为基础,建设临床医学专业 18 个学科 54 门临床理论课程;创新公共课网络化教学方式,供研究生在住院医师规培期间自主选择课程学习时间和进程④。温州医科大学以基础临床课程整合为基础,在整合课程里全面开展 PBL、CBL 教学,同时结合在线课程建设,实施线上线下混合式的教学模式⑤。

3. 临床实践能力培养方面

要求推动临床实践教学体系改革,实施早临床、多临床、反复临床,加强医学生临床思维能力和临床操作的规范化培养。在研究生教育阶段,临床能力培养要按照住院医师规范化培训要求进行。医学院校以 8 年全程接触临床为理念,将临床思维和临床实践能力训练介入"5+3"一体化全过程,建立早期临床实践、临床课程见习、临床技能模拟训练、临床轮转实习、住院医师规范化培训等一体化的临床教学体系。

① 刘向华,袁栎,刘志军,等. 临床医学("5+3一体化")人才培养体系的构建与思考[J]. 基础医学教育,2017(5):400-402.
② 王立祥,朱慧娟,钟宁,等. 临床医学"5+3"一体化人才培养体系的构建与探索[J]. 高校医学教学研究(电子版),2018(2):3-7.
③ 魏晓丽. 临床医学科学学位研究生培养现状的问题与思考[J]. 教育现代化,2018(37):79-80.
④ 汪玲,贾金忠. 段丽萍. 我国临床医学教育综合改革的探索和创新——"5+3"模式的构建与实践[J]. 研究生教育研究,2015(3):3-6.
⑤ 邵凯隽,王文秀,叶发青. 临床医学"5+3"一体化人才培养创新模式的构建与探索[J].温州医科大学学报,2019(5):384-388.

根据上述要求,目前医学院校主要采取三种方式来强化临床技能训练：一是建立全程接触临床体系。山东大学建立"预见习—整合课程见习—临床课程见习—临床轮转实习—住院医师规范化培训"的一体化临床教学体系①。二是建立临床技能模拟训练体系。哈尔滨医科大学重视临床技能模拟训练,在临床医学课程学习阶段,利用模拟教学(主要是通过智能模拟人、模拟训练模型等)对学生进行临床操作基本技能的初步训练；开展 SP 教学项目,要求合理使用标准化病人；轮科实习阶段要求强化专科临床技能和病例讨论,同时加强学生医患沟通能力训练②。三是建立临床能力培养的考核、测试体系。重庆医科大学注重统一的临床能力考核体系的建设；上海市通过建立临床技能培训中心和高水平专科实训平台,结合标准化病人等手段,开展相应的梯度式临床技能考核。

4. 临床研究能力培养方面

要求加强硕士专业学位研究生的临床科研思维和分析运用能力培养。

(1)重视将临床研究能力培养融入教学过程。将临床研究能力培养纳入教学内容。苏州大学在临床教学阶段,将科研的基本技术和方法与临床实践相结合,重点训练学生的临床思维方法和能力③。哈尔滨医科大学则通过开设相关的科研类课程、改革生物医学实验教学、实施大学生创新创业训练计划、开展专业课题研究等措施培养学生的科研能力和创新能力④。山西医科大学建立以"创新课程开设、科研资源开放、科研项目参与"为主体、以"日常实验室开放、暑期科研训练、学院科研创新计划、省级创新训练项目"为形式的科研创新训练体系,在医学生的初期科研训练阶段发挥了积极作用⑤。

(2)重视研究生学位论文在临床研究能力培养上的重要作用。上海市在研究生培养方案中明确学位论文要求为病例分析报告或文献综述等,学位论文应紧密结合临床实际,以总结临床实践经验为主,避免临床医学专业学位研究生学位论文要求等同于学术学位研究生学位论文。

---

① 王立祥,朱慧娟,钟宁,等.临床医学"5＋3"一体化人才培养体系的构建与探索[J].高校医学教学研究(电子版),2018(2)：3－7.

② 肖海,朱思泉,马星,等."5＋3"一体化临床医学人才培养模式的构建与思考[J].医学教育管理,2016(4)：567－570.

③ 潘燕燕,钟慧,龚政.地方综合性大学"5＋3"一体化临床医学人才培养模式的构建与思考[J].教育现代化,2019(67)：3－4.

④ 肖海,朱思泉,马星,等."5＋3"一体化临床医学人才培养模式的构建与思考[J].医学教育管理,2016(4)：567－570.

⑤ 闫慧锋,郑建中,覃凯,等.七年制临床实践教学经验对"5＋3"一体化医学人才培养的启示[J].卫生软科学,2015(6)：375－377.

5. 导师、带教老师队伍建设方面

从政府层面，没有对导师、带教老师队伍建设提出明确要求，但各医学院校在积极实施创新。很多高校建立全程分段导师制，如在本科阶段设置基础阶段导师、在研究生阶段设置临床阶段导师。重庆医科大学建立导师组制，组长对研究生培养质量负主要责任，重点是为了适应临床专硕多科室轮转的状况[①]。还有的医学院校建立导师负责一贯制，即从学生入学开始就配备导师，直接到其毕业都有导师（多位导师）全程指导、负责。

6. 质量管控方面

大多数医学院校建立了过程管理要求和考核体系，要求研究生严格按照住院医师规范化培训所规定的轮转时间、轮转学科及相应学科的病种病例数、技能操作数和手术数进行训练，并将考核贯穿研究生培养（培训）全过程，将研究生出科考核、年度考核、毕业前考核、职业资格考核等考核结果与分流淘汰、奖助体系挂钩[②]。医学院校还注重建立考核一体化体系，建立"基础医学综合考试—临床医学综合考试—实习出科综合考试—毕业综合考试"体系[③]。在质量管控方面，医学院校重视分流淘汰机制建设，纷纷明确严格的淘汰要求（见表4-1）。

表4-1 医学院校"5+3"一体化培养模式分流淘汰规定一览

院校名称	分流淘汰机制
重庆医科大学	出科考核不合格或第一年未通过执业医师考试者延期一年或转为学术学位研究生进行培养
四川大学华西临床医学院	入学后第一学年未通过执业医师考试的研究生，第二学年的学费自理，第二学年仍未通过执业医师考试的研究生，解除"5+3"培养合同，转为传统专业学位研究生培养（只授研究生学历和硕士专业学位证书），对于毕业前未通过住院医师规范化培训考试者不授学位证书
南京医科大学	出科考核不合格者不能进入下一阶段的培训
浙江大学	出科考核不合格者不能进入下一阶段的培训，年度考核结果影响奖学金的等级

资料来源：胡光丽，许君，何沐蓉.临床医学专业学位研究生培养模式改革现状调查及分析——基于对国内几所医科大学"5+3"培养模式的调研[J].学位与研究生教育，2014(12)：21-24.

---

① 胡伟力，陈怡婷，谢鹏，等.基于"5+3"改革加强临床医学硕士专业学位研究生临床能力培养的难点及对策研究[J].学位与研究生教育，2016(8)：29-33.

② 胡光丽，许君，何沐蓉.临床医学专业学位研究生培养模式改革现状调查及分析——基于对国内几所医科大学"5+3"培养模式的调研[J].学位与研究生教育，2014(12)：21-24.

③ 王立祥，朱慧娟，钟宁，等.临床医学"5+3"一体化人才培养体系的构建与探索[J].高校医学教学研究（电子版），2018(2)：3-7.

7. 工作机制建设方面

在一体化管理体制的建设上，有些医学院校建立了一体化人才培养领导小组，"5+3"一体化人才培养的总体设计任务也由这个小组来承担，关键是统筹安排培养过程，建设培养制度和构建培养评价体系。

汪玲等认为，"5+3"一体化培养模式实现了教育制度创新，探索了提高研究生临床能力的根本途径；实现了协同机制创新，促进了住院医师规范化培训制度的建立健全；实现了培养体系创新，提供了理顺我国临床医学学制学位体系的改革思路；实践了教学创新，引领了我国专业学位研究生培养模式的教育改革[①]。胡光丽等人通过对重庆医科大学、四川大学华西临床医学院、浙江大学、南京医科大学、中南大学5所高校的调研，也得出培养目标明确、政策支持有力、过程衔接紧密、过程管理严格、奖助体系完善的结论，同时他们也发现了缺乏统一规范的培养模式、异地培训不能互认、经费投入不足、导师带教积极性不高等问题[②]。当然，检验一种培养模式的根本方法是看毕业生的培养质量、用人单位评价、未来发展情况，但由于"5+3"一体化培养模式学生还未大量毕业，直接评判无法进行，因此现在对培养模式成功与否的评判还无法准确完成，而从管理角度对"制度""改革思路"等进行评述，或许是一种方法。

第三节　"5+3+X"培养模式的建构与探索

一、"5+3+X"培养模式的建构

"5+3+X"培养模式的"5+3"部分和"'5+3'一体化"相同，而"X"则指临床医学博士专业学位研究生教育与专科医师规范化培训的相互衔接。《关于医教协同深化临床医学人才培养改革的意见》要求"探索临床医学博士专业学位人才培养模式改革"，推进临床医学博士专业学位研究生教育与专科医师规范化培训有机衔接，并在具备条件的地区或高等医学院校，组织开展"5+3+X"临床医学人才培养模式改革试点。

---

① 汪玲，贾金忠，段丽萍. 我国临床医学教育综合改革的探索和创新——"5+3"模式的构建与实践[J]. 研究生教育研究，2015(3)：3-6.

② 胡光丽，许君，何沐蓉. 临床医学专业学位研究生培养模式改革现状调查及分析——基于对国内几所医科大学"5+3"培养模式的调研[J]. 学位与研究生教育，2014(12)：21-24.

2015 年 12 月,国家卫计委等 8 部委联合发布《关于开展专科医师规范化培训制度试点的指导意见》,提出专科医师规范化培训应与住院医师规范化培训紧密衔接,逐步形成一体化的培训体系;推进与医学博士专业学位研究生教育有机衔接,研究生在读期间的临床培训须严格按照专科医师规范化培训标准实施,并符合相关工作要求;完成专科医师规范化培训并通过结业考核者,在符合国家学位授予要求前提下,可申请授予相应的医学博士专业学位。这一政策指导意义在于明确"X"内容和相互衔接的要求,也指出两者衔接的方式方法。"5+3+X"临床医学人才培养的重要意义还在于:一方面,与住院医师规范化培训相衔接的专科医师规范化培训,两者共同构成完整的毕业后医学教育;另一方面,与临床医学专业硕士培养相衔接的是临床医学博士专业学位研究生培养,而且专科医师规范化培训与临床医学博士专业学位研究生的培养目标、临床技能要求高度一致[①]。这一政策也标志着"5+3+X"培养模式制度框架构建的成型。

二、"5+3+X"培养模式的探索

"5+3+X"临床医学人才培养模式改革试点的先行者依然是上海市,启动时间是 2013 年 5 月。2014 年上海市还将"5+3+X"临床医学人才培养模式改革列为与国家卫计委"共建"重点工作。2014 年 8 月,上海市启动临床医学博士专业学位教育与专科医师规范化培训衔接改革。2016 年,作为对改革试点的探索和支持,教育部还正式启动了京沪高校"5+3+X"试点,并单列招生名额。2017 年,北京大学医学部、北京协和医学院分别招录 113 名、96 名临床专业型博士,实施与"X"的全面接轨。笔者对"5+3+X"培养模式的实践研究,主要关注"X"阶段的举措。

在招生选拔上,南京医科大学同步实施普通招考与"校内优选"计划,其中"校内优选"面向应届"5+3"一体化临床医学硕士招生,硕士生经资格审核(关键是取得住院医师规范化培训合格证书、执业医师资格证),再经临床能力考核通过,即进入录取及选择导师环节。

在学制上,临床医学博士专业学位教育与专科医师规范化培训衔接阶段("X"阶段)的培养年限一般为 2—4 年,根据博士生进入的专科性质和要求决

---

① 汪玲,等.临床医学"5+3"模式的构建与实践[M].上海:复旦大学出版社,2018.

定，如普通外科为 2 年、骨科为 3 年、神经外科为 4 年等。

在临床技能培养上，以理论学习、专科临床实践技能训练与导师指导相结合，以临床轮训为主。从试点省份和高校的基本情况看，临床技能训练在国家和省级卫生系统认可的专科医师规范化培训基地实施，并能按专科医师规范化培训的要求进行过程和结业考核，但标准并不一致，如首都医科大学使用卫生部门的专科医师规范化培训结业考试成绩作为专业博士毕业时衡量临床能力的标准；而北京大学医学部、北京协和医学院则使用本校的专科医师规范化培训结业考试成绩。

在科研能力培养上，贯穿培养全过程，重点是科研基本功训练。该模式的科研训练有别于传统意义上的研究生科研训练，侧重点聚焦于临床科研能力。南京医科大学要求学位论文须为临床病例分析报告或临床文献资料分析报告①。为了强化科研能力培养，北京大学医学部和北京协和医学院还要求博士生脱产进行科研训练不少于 6 个月。

在导师制建设上，北京大学医学部取消导师终身制，在"X"阶段采取临床型博导指导和科室集体培养结合的方式，同时实施导师的动态化管理，强化导师竞争上岗和责任意识。

在培训基地建设上，建立培训基地的再认证制度。上海市实现对专培基地认证工作的动态管理，每 3—5 年进行一次重新认定，未经认证的基地不得开展专培工作，认证不合格的基地取消招生资格。

在考核上，专业博士生要通过培训基地组织的日常考核、出科考核，培训结束后要按照规定参加国家统一的结业理论考试和临床实践能力考核。按要求完成培训并通过结业考核者，方可获颁专科医师规范化培训合格证书。上海市建立了统一的专科医师规范化培训合格认证标准，避免各医学院校的各自为政。

在学位衔接上，积极实践医学博士专业学位研究生教育与专科规培的一体化，研究生在读期间的临床培训严格按照专科医师规范化培训标准实施；完成专科医师规范化培训并通过结业考核者，在符合学位授予要求前提下，可申请医学博士专业学位。

目前为止，"5＋3＋X"培养模式改革中"X"阶段的试点成果，主要是实现了

---

① 王虹，陈琪，朱滨海，等. 构建以临床技能训练为核心的"5＋3＋X"临床医学人才培养体系的探索与实践[J]. 学位与研究生教育，2013(4)：10－14.

"三个结合"。

（1）临床医学博士专业学位研究生招生与专科医师招录相结合。省级层面根据当年专科医师可培训数，确定博士研究生分专业招生数，而且博士生招生采用申请-审核制。招录由高校和培训基地共同组织，同时举行研究生入学考试和专科医师招录，招录对象是已进入专科医师规范化培训，且已获得临床医学硕士学位（含专业学位和学术学位）的人员。最终录取对象有两类：一是通过高校组织的博士研究生入学考试并被录取的临床医学博士专业学位研究生（专科医师）；一是以同等学力申请博士学位方式通过各高校资格审查的同等学力人员（专科医师）。

（2）临床医学博士专业学位研究生培养与专科医师规范化培训相结合。专科医师规范化培训对象在培训期，与培训基地签订"培训暨劳动合同"，高校招收的临床医学博士专业学位研究生以"定向"身份获得研究生学籍。培养对象具有博士研究生和专科医师的双重身份，同时接受高校和培训医院的管理。

（3）临床医学博士专业学位授予标准与专科医师考核标准相结合。临床医学博士专业学位研究生完成课程学习，成绩合格，临床技能考核合格，即可取得专科医师规范化培训合格证书，如能通过学位论文答辩，经审核通过，还可获得博士研究生学历证书和临床医学博士专业学位证书。在上海，申请临床医学博士专业学位的条件是：完成培养方案规定的课程学习，且成绩合格；完成专科医师规范化培训，并取得上海市专科医师规范化培训合格证书；通过论文答辩；符合学校规定的其他要求。全国统招"5＋3＋X"毕业生可获博士研究生学历证书和临床医学博士专业学位证书，同等学力攻读博士学位毕业生可获授临床医学博士专业学位证书。

当然，"5＋3＋X"培养模式的试点并没有改变当前临床医学博士学位研究生培养模式复杂的现状（见表4-2），而且还造成了新的问题，如培养参照标准不一致，有的医学院校按照专业博士的培养标准，有的则依据专科规范化培训的标准；待遇发放标准不一，有的医学院校按照在校博士生的标准发放补贴，从而造成研究生经济压力大等。

表 4-2　上海某校临床医学博士生培养模式一览

	统招"两证"临床专业学位博士			同等学力"单证"临床专业学位博士	
	临床医学八年制	传统型临床专业学位博士研究生	临床专业学位博士（5+3+X）	同等学力申请临床专业博士学位（5+3+X）	传统型同等学力申请临床专业博士学位
招生类型	统招（长学制）	统招（硕博连读）	统招	同等学力申请学位	同等学力申请学位
临床轮转时间	>19 个月	硕士：>20 个月博士：>1.5 年	36 个月专科轮转	36 个月专科轮转	>12 个月专科轮转
是否需要参加住院医师规培	毕业后参加2 年	毕业后参加1~2 年	已参加过	已参加过	已参加过传统住院医师培训
是否需要参加专科医师规培	完成住院医师培训后参加	完成住院医师培训后参加	正在参加中≥3 年	正在参加中≥3 年	无须参加

资料来源：陈昊敏,郑玉英,白浩鸣,等. 上海市某医院临床医学专业学位博士培养模式的研究初探[J]. 中国高等医学教育,2017(8)：115-116.

第四节　"医教协同"背景下临床医学研究生培养模式改革的特点

总体来看,"医教协同"改革进一步加深了我国临床医学研究生培养模式的复杂程度,但从进程看,教育管理部门和医学院校间的配合不断增强,对经济社会发展需求的适应性也日趋增强。与以往比较,"医教协同"背景下的临床医学研究生培养模式改革具有四大特点。

一、院校教育与毕业后教育交错交融

当前,新构架的临床医学培养模式体系已成型(见图 4-1)。立足这一体系,我国临床医学研究生培养已突破院校教育限制,与毕业后教育产生了交融,这一特点对于我国临床医学研究生培养是具有标志性意义的,是与当前国际主流培养方式相衔接的重要举措。从临床医学研究生培养学位类型来说,学术学位与专业学位研究生培养同向而行,都打通了从学士学位经硕士学位向博士学

位递进的通路。从临床医学研究生培养模式改革目的来看,学术学位研究生培养目标是培养各类科研创新人才,同时也为临床人才做储备(但不能像专业学位研究生一样,毕业就可以走上临床一线);专业学位研究生培养目标就是培养适应各层次需求的合格的临床医师。从临床医学专业学位研究生培养模式的探索过程来看,硕士阶段与住院医师规范化培训的结合经历了相互独立——并轨试点——全面衔接改革——一体化等,在相互结合的过程中,虽名义上都是两者的关联,但实际内涵并不相同。博士阶段与专科医师规范化培训还存在两种形式:一种是在时间上与八年制医学教育的重合;一种则是对"5+3"一体化专业模式的延续。

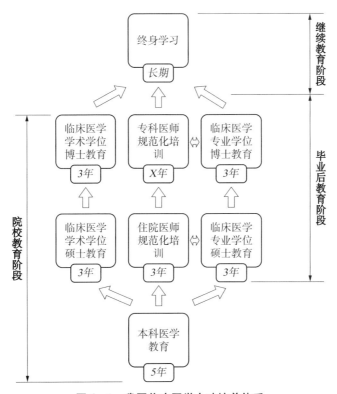

图 4-1 我国临床医学人才培养体系

综上,已基本梳理了我国临床医学研究生培养的历史和重点培养模式,但并未穷尽所有的临床医学研究生培养模式,也未展现我国各时期临床医学研究生培养的全貌。一定程度上,在于我国临床医学研究生培养模式改革不是以新模式取代旧模式,而更多的是新旧模式的叠加,而且这种叠加往往持续较长时间。

二、改革"一刀切"的惯性依然存在

在 2015 年全面停招七年制的制度供给中，"一刀切"形式的制度执行，明显带来了"二阶集体困境"，导致 2015 年之前入学的七年制学生无法按要求取得住院医师规范化培训资格。无论是否因为制度制定者的疏忽，最终结果是这批学生（约 3 万人）根据新规定并未被纳入享受住院医师规范化培训考核改革的范畴。于是，部分医学院校的学生以网络申诉等形式提出诉求，为此，政府管理部门组织召开了"七年制临床医学教育调整改革工作座谈会"统一思想，并制发《关于加强医教协同做好临床医学硕士专业学位研究生培养与住院医师规范化培训衔接工作的通知》《关于进一步做好原七年制临床医学教育调整改革工作的通知》等。可以说，这是典型因新制度导致的集体困境，在上级管理部门作出权力让渡后，得以部分化解的例子。其实，在改革进程中还有许多这样"一刀切"的现象，如由于专业学位研究生规模扩大与并轨培养的同步实施，导致很多培养基地招生名额和指标不足，无法保证"社会人""单位人"进入培训基地，为此地方卫生行政部门就只得以放宽名额限制的形式，给培养基地临时增加招录指标；《关于加强医教协同做好临床医学硕士专业学位研究生培养与住院医师规范化培训衔接工作的通知》的出台，就是典型的"并轨"制度"硬着陆"，无疑会造成省级住院医师规范化培训制度和校级培训结业考核的矛盾，并使得本来就存在的"制度障碍"雪上加霜。"障碍"一方面表现为，临床医学专业学位教育与现行《执业医师法》的冲突，临床医学研究生进行临床能力训练有违法行医风险；另一方面表现为，临床医学专业学位研究生教育与住院医师规范化培训之间存在矛盾，临床医学研究生临床实践训练与住院医师规范化培训标准不统一，临床医学专业学位研究生接受的临床技能培训得不到住院医师规范化培训部门的认可①。

三、培养制度建设的效率还不高

（一）临床医学研究生培养制度体系建设不完备

从宏观看，临床医学人才培养制度至少包括管理领导、宏观调控、教育投入、教育质量评价、教育激励等机制。从微观看，则应包括培养过程的招录、课程、专

---

① 汪玲.临床医学专业学位教育综合改革的探索与创新——以上海"5＋3"人才培养模式为例[J].学位与研究生教育，2012(10)：49-54.

业、实践基地、导师、评价、授位等，及内部质量评价体系。但在《关于医教协同深化临床医学人才培养改革的意见》中，对"完善教育培训体系建设"仅明确为：修订完善各阶段临床医学人才培养标准和临床实践教学、培训基地标准；强化对住院医师规范化培训基地（含全科医生规范化培养基地）、专科医师规范化培训基地及继续医学教育基地的认定；加强临床医学专业学位授权点建设。这无疑与应然状态的制度建设要求差距较大。

（二）临床医学研究生培养标准还以"量"的规定为主

在涵盖 34 个专业的《住院医师规范化培训基地认定标准（试行）》中，对于各专业的认定条件包括两大部分：专业基地基本条件和专业基地师资条件。其中，专业基地基本条件包括：科室规模、诊疗基本范围、医疗设备、相关科室或实验室、医疗工作量；专业基地师资条件包括：人员配备、指导医师条件、专业基地负责人条件。在同样涵盖 34 个专业的《住院医师规范化培训内容与标准（试行）》中，包括培训目标、培训方法、培训内容和要求 3 个指标。培训方法又包括各专业必选的轮转科室及时间、可选择轮转科室等。培训内容和要求主要是各专业中相关专科的轮转时间、轮转目的（掌握，了解）、轮转要求（学习病种及例数要求，基本技能要求）、较高要求（学习病种，临床知识、技能要求，外语、教学、科研等能力的要求）。无论是培训内容，还是培训标准，均为量化的指标，这些指标构成的临床医学人才规范化培训的标准体系，还不足以支撑"临床医学特点"的制度建设要求。

（三）临床医学专业学位研究生教育与住院医师规范化培训并轨的制度衔接还不顺畅

从 2010 年开始，上海率先开展"临床医学硕士专业学位教育与住院医师规范化培训结合"的改革试验，到 2013 年，64 所高校被纳入全国第一批临床医学硕士专业学位研究生培养模式改革试点单位。从试点单位和其他区域如浙江、山东、辽宁等地的试点工作来看，并轨培养还存在生源背景的多样性、导师对并轨的支持度有待提升（定位有偏差）、临床技能训练质量监控难度大、经费投入不足、学位课程学习与规培时间冲突、分流机制尚不完善、研究生课程体系核心能力培养不突出、临床教学基地的权责模糊等问题[1]。这都与制度建设对改革的

---

[1] 刘洁.临床医学专业学位研究生培养与住院医师规范化培训并轨的探索与思考[J].学位与研究生教育,2014(6)：13-16.

支持度有关联。

四、医学院校参与模式创新的主动性增强

"医教协同"时期的培养模式改革，在模式构架和完善上，有一个最突出的特点，就是中央部委站位的"后撤"，省级部门和医学院校站位的"前移"。这一特点具有标志性意义，尤其对于医学院校来说，到底是被动接受制度的安排，还是在制度安排下，真正结合自身优势和区域需求来培养人才，使得人才培养更具有针对性、适应性，既是一种需要，也是对自身能力的考验。无论对"5+3"一体化的试点、实践，还是对"5+3+X"培养模式上的初步探索，省级层面由于卫生系统从招生指标确定到基地建设、能力考核的深度介入，其发挥的作用越来越重要。同时，变化最大的是医学院校，他们的主动性越来越强，尤其对培养过程各环节的规定和把控，越来越能结合本校的实际来设计和实施。当前还无法判断省级层面和医学院校在构建中的主动性，是否来源于中央部委赋予的"试点"权，但上海市及其试点高校在"多元发展"时期，确实通过制度建设和实践磨合，创建了运行平稳的培养模式。从临床医学研究生教育的发展规律看，这一特点应该是一个进步的表现。

第五章

◆

我国临床医学研究生培养
模式改革的实证调查

　　通过历史梳理和现状分析，本书已获得对我国临床医学研究生培养模式改革的一些认知，但还缺少培养模式改革的关键因素，即临床医学研究生培养利益相关者的观点。为此，本章将围绕临床医学研究生培养模式的改革和现状，从培养目标、培养过程、培养制度、培养评价等维度，对各类型在读临床医学研究生及临床医学研究生培养的利益相关者进行问卷调查或质性访谈，并对调查和访谈结果进行分析讨论，以便准确把握不同培养模式下临床医学研究生培养利益相关者对当前模式改革的感知、评价，进一步厘清深化改革的体制机制和具体实践问题，为提出深化临床医学研究生培养模式改革的宏观策略和实践方案提供依据。

第一节　定　量　研　究

一、临床医学研究生培养模式改革调查问卷的编制

（一）研究目的

　　20 世纪六七十年代，顾客满意度研究开始成为管理学界的研究热点；到八九十年代，国外高等教育服务质量的研究中开始大量引入学生满意度测评[1]。

---

① 洪彩真.高等教育服务质量与学生满意度研究[D].厦门：厦门大学,2007：23.

根据 ISO 9000：2000《质量管理体系基础和术语》，"顾客满意"是人的一种感觉状况水平，是顾客对其要求已被满足程度的感受，是顾客的需要得到满足之后的心理状态，是顾客对产品和服务满足自己需要程度的判断[①]。学生满意度即学生所期望的服务质量与学生实际体验到的服务质量之间的差距[②]，满意水平是可感知效果和期望值之间的差异函数[③]，因此是可以测量的。

基于此，本书以前人研究成果为基础，编制临床医学研究生培养模式改革调查问卷，为科学评价临床医学研究生培养模式改革提供可靠的工具。

（二）研究方法

1. 编制初测问卷

为保证问卷设计的科学合理，首先，通过查阅大量临床医学研究生培养方面的文献资料，认真梳理，形成初步的问卷调查指标。其次，对问卷进行两轮专家咨询。在专家选择上，根据德尔菲法专家选择的数量、资质要求，共选择 10 名专家作为两轮咨询的对象。10 名专家中，省级临床医学研究生教育行政主管部门负责人 1 人，校级研究生院负责人和工作人员各 1 人，院级研究生教育管理人员 1 人，临床医学研究生导师 3 人，培训基地带教老师 1 人，教育管理和临床医学研究生教育研究专家 2 人。咨询前先取得专家同意，后以邮件或书面咨询表形式进行咨询。对每轮咨询意见汇总整理后分发给每位专家，在专家意见趋于一致的情况下形成试测问卷。

在查阅、参考国内外文献基础上，结合本书对临床医学研究生培养模式要素的界定，确定本量表调查维度为培养目标、培养过程、培养制度和培养评价，同时为方便量表的编制和信度、效度检验，将培养过程分为招录体系、学制体系、课程体系、科研体系、规培体系、导师指导、毕业体系 7 个指标，连同培养目标、培养制度和培养评价，构成由 10 个指标组成的量表指标体系。经 5 位专家构成的小组讨论后确定初步指标体系，笔者再据此设计相关测评问题。

采用李克特量表（Likert scale）5 级评分法对各题项赋分，5 分为最重要、4 分为重要、3 分为一般重要、2 分为不重要、1 分为最不重要，以此制作专家咨询调查表。在第一轮咨询中，对专家判断指标重要程度予以赋分，并汇总增删、语句表述等的修改意见。在此基础上，将平均分值在 4.0（不含 4.0）以下题项剔除

---

① Oliver R L. Satisfaction：a behavioral perspective on consumer [M]. Irwin-McGraw-Hill，1997.

② 洪彩真. 高等教育服务质量与学生满意度研究[D]. 厦门：厦门大学，2007：117.

③ 曹礼和. 服务营销[M]. 武汉：湖北人民出版社，2001.

（题项平均分在 4.0 以上的则进入第二轮专家咨询并做标记）。剔除不符合要求的题项，并增加专家要求增加的题项后，形成第二轮专家咨询表，经过专家第二轮赋分并提出修改意见后，整理形成 10 个因子、59 个题项的调查问卷。

2. 预测

为考察问卷结构的合理性，笔者在浙江省高校小范围进行预测，在每个研究生年级段（不区分学位层次）按方便原则抽取 1～2 个单位进行问卷预调查，共发放问卷 300 份，收回有效问卷 261 份，去除年级缺失 2 人，性别缺失 7 人，得出关于年级与性别分布情况的数据（见表 5 - 1）。

表 5 - 1　预测被试的性别及年级分布情况　　　　　单位：人

	研一	研二	研三	研四	研五	研六及以上	总计
男	13	20	36	19	4	3	95
女	15	63	47	22	9	1	157
总	28	83	83	41	13	4	252

3. 问卷施测

由笔者或委托合作学校的研究生学院办负责人、研究生导师、研究生等组织集体施测。

施测过程主试全部由研究生担任，在施测前对所有主试进行培训，关于量表中每一部分的研究目的、测量方法、每一部分量表题项的指导语都做了统一，关于个别问题的解释方法也做了一致性规定。测试前表达知情同意，施测过程以班级为单位，答题完毕后量表当场回收并赠送小礼品予以感谢。

4. 数据处理

剔除无效问卷后，有效问卷采用 SPSS18.0 软件进行统计分析，探索性因素分析采用的是主成分分析法，因子旋转方式为斜交旋转，验证性因素分析采用的计算工具是 AMOS18.0。

（三）结果与分析

1. 探索性因素分析

为了检验数据是否适合做因素分析，对临床医学研究生培养模式改革评价数据进行了 Bartlett 球形检验，检验值为 6407.41，$p<0.001$。样本适当性度量值 KMO 为 0.89，表明数据样本的相关性较大，适宜作因素分析。

对初始问卷的 59 个项目进行探索性因素分析，运用主成分分析法，做斜交旋转。结果显示出了 12 个因子，其中 14 个项目在很多因子上都有较高载荷，且其中一个因子上只有 1 个项目，另一个因子上只有 2 个项目，因此，将上述 14 个项目删除后，对剩下的 45 个项目进行上述分析。结果显示，这 45 个项目在 10 个因子中的维度结构比较清晰，原先预想的测量项目大部分归到了一起，且这 10 个因子的累计方差贡献率为 66.56%。根据以下标准确定因子以及项目的数目：①因子的特征值大于 1；②因子载荷各项目的因子负载绝对值大于 0.3。去掉在多个因素上都有较高载荷以及不易解释的项目 12 个，对剩余的 33 个项目进行探索性因素分析，运用主成分分析法，做斜交旋转，结果显示 10 个因子的累计方差贡献率为 68.79%（见表 5-2），各因子项目及载荷如表 5-3 所示。

表 5-2　各因子的特征值及百分比

因子	特征值	占总体的百分比/%	累计百分比/%
1	10.94	30.38	30.38
2	3.21	8.92	39.30
3	2.56	7.11	46.41
4	2.06	5.71	52.12
5	2.01	5.64	54.14
6	1.94	5.40	57.52
7	1.49	4.13	61.65
8	1.38	3.83	65.47
9	1.21	3.06	67.43
10	1.02	2.84	68.79

表 5-3　因子模式矩阵(pattern matrix)

	因子 1	因子 2	因子 3	因子 4	因子 5	因子 6	因子 7	因子 8	因子 9	因子 10
$h3$	0.72									
$h6$	0.67									
$h7$	0.73									
$c1$		0.79								

（续表）

	因子1	因子2	因子3	因子4	因子5	因子6	因子7	因子8	因子9	因子10
$c3$		0.80								
$c4$		0.78								
$g1$			0.89							
$g2$			0.90							
$g3$			0.88							
$b1$				0.77						
$b2$				0.81						
$b4$				0.81						
$b5$				0.69						
$b6$				0.72						
$a1$					0.77					
$a2$					0.82					
$a3$					0.78					
$a4$					0.69					
$f3$						0.87				
$f4$						0.80				
$f5$						0.85				
$d1$							0.64			
$d2$							0.72			
$d3$							0.65			
$e3$								0.77		
$e4$								0.72		
$e5$								0.71		
$i2$									0.78	
$i3$									0.80	
$i5$									0.69	
$k1$										0.82
$k3$										0.80
$k4$										0.75

据此，将临床医学研究生培养模式改革调查问卷构成归为以下 10 个指标。

评价指标一：培养目标。对临床医学研究生培养目标进行调查，包括：①校级研究生培养定位清晰；②本专业培养目标定位清晰；③专业培养目标与现实需要契合。共 3 个题项。

评价指标二：招录体系。对临床医学研究生的选拔和招生过程进行调查，包括：①入学考试能选拔优秀生源；②学术与专业学位招生比例合理；③招生体现公平与效率。共 3 个题项。

评价指标三：学制体系。对临床医学研究生培养的学制体系和安排进行调查，包括：①临床医学研究生学制体系清晰；②学制安排合理；③学制安排满足就业需要。共 3 个题项。

评价指标四：课程体系。对临床医学研究生培养的课程体系进行调查，包括：①课程结构合理；②课程完善了研究生的知识结构；③课程展示医学科学的新进展；④课程满足临床技能培养需要；⑤课程考核形式多样、管理严格。共 5 个题项。

评价指标五：科研体系。对临床医学研究生培养的科研体系进行调查，包括：①科研能力培养系统化；②有机会参与前沿课题；③重视科研方法和科学思维训练；④科研资源（科研条件、经费、平台等）获取方便。共 4 个题项。

评价指标六：规培体系。对临床医学研究生培养的规培体系进行调查，包括：①培养基地硬件条件（实验室、设备、计算机等）满足要求；②规培具有临床技能的针对性；③临床技能训练时间充裕。共 3 个题项。

评价指标七：导师指导。对临床医学研究生培养的导师、带教老师指导情况进行调查，包括：①导师能提供各种学习机会；②导师重视临床技能传授；③导师重视科研指导。共 3 个题项。

评价指标八：毕业体系。对临床医学研究生毕业论文、学位授予情况进行调查，包括：①毕业论文选题基于临床或实践问题；②毕业论文工作环节严谨；③学位授予与发表论文挂钩。共 3 个题项。

评价指标九：培养制度。对临床医学研究生培养制度进行调查，包括：①培养制度体系完备；②研究生管理严格；③奖助学金制度落实到位。共 3 个题项。

评价指标十：培养评价。对临床医学研究生培养质量评价情况进行调查，包括：①研究生学习让人更向往未来职业；②研究生培养质量的评价指标多样；③研究生培养质量评价与专业目标契合。共 3 个题项。

2. 信度检验

通过对问卷进行信度分析,结果显示,全量表的内部一致性克朗巴哈系数(Cronbach's α)为 0.89。影响临床医学研究生培养模式的 10 个因子的克朗巴哈系数如表 5 - 4 所示,均为 0.70~0.90,说明该问卷具有较好的内部一致性信度。间隔 3 周后,所得问卷总体的重测信度为 0.81,各维度的重测信度为0.63~0.84,表明问卷具有跨时间的稳定性。

表 5 - 4　问卷各因子的克朗巴哈系数

培养目标	招录体系	学制体系	课程体系	科研体系	规培体系	导师指导	毕业体系	培养制度	培养评价
0.90	0.80	0.86	0.70	0.80	0.88	0.90	0.83	0.81	0.82

3. 效度检验

(1) 内容效度。内容效度主要通过同行专家的审阅、修订和规范等来保证。首先对专家的积极系数和权威程度进行了测算。

① 专家积极系数。专家积极系数即专家参与研究的完整性,以专家意见咨询表的回收率体现,咨询表回收率＝咨询表回收份数/咨询表发出份数×100%。结果:第一轮专家意见咨询表发出 10 份,回收 10 份,专家积极系数为 100%;第二轮专家咨询发出咨询表 10 份,收回 10 份,专家积极系数为 100%。

② 专家权威程度。专家权威程度包括两方面,一是专家在本行业或领域从业经历,两轮专家均在相关领域从业 10 年以上;二是以"专家自评表"形式统计专家权威程度 Cr。自评表包括专家填写意见咨询表的依据 Ca(实践经验、理论分析、对国内外同行了解和直觉)和对内容的熟悉程度 Cs(非常熟悉、很熟悉、熟悉、一般、不太熟悉、不熟悉),并且要求分别对 Ca 和 Cs 赋值。其中,Ca 赋值情况为实践经验 0.8,理论分析 0.6,对国内外同行了解 0.4,直觉 0.2;Cs 赋值情况为非常熟悉 1.0,很熟悉 0.8,熟悉 0.6,一般 0.4,不太熟悉 0.2,不熟悉 0。专家权威程度计算公式:$Cr=(Ca+Cs)/2$。计算结果:本研究的 10 位入选专家权威程度 Cr 均在 0.8 以上,其中,Cr 为 0.8 者 6 人,占 60%;Cr 为 0.9 者 3 人,占 30%;Cr 为 1.0 者 1 人,占 10%。这 10 位专家对问卷条目与所在维度的关联进行判断。采用李克特五点计分法[1,5]:1＝不相关,2＝弱相关,3＝不确定,4＝较强相关,5＝非常相关。结果:各条目的平均分为 3.81~4.32,各维度的平均分为 4.01~4.41,问卷所有条目的总均分为 4.11。从同行专家评价的视

角来看问卷具有较高的内容效度。

在确定内容效度的同时，还邀请 6 名在读临床医学研究生进行座谈，向与会人员就每个题项的提问方式、内容有无重复和遗漏、用词有无歧义或难以理解等征求意见，并根据意见作出修改。

（2）结构效度。为了考察构想题项与实际的拟合度以及项目与各因素之间的关系，对该问卷进行了验证性因素分析。结果发现，所有项目的因素载荷都在 0.50 以上，问卷的拟合指数：$\chi^2/df = 3.02$，$GFI = 0.87$，$TLI = 0.91$，$CFI = 0.92$，$RMSEA = 0.05$。根据修正指数依次设置项目 12 和 13、32 和 33、30 和 31、15 和 16、27 和 28 的误差项之间的相关路径，再次进行验证性因素分析，得到最终问卷（见表 5-5）。

表 5-5　正式问卷验证性分析的各项拟合指数

χ^2/df	GFI	TLI	CFI	RMSEA
2.17	0.91	0.94	0.95	0.04

由表 5-5 可以看出，正式问卷的各项拟合指数都达到了可接受的水平。这表明构想和实际拟合较好，具有较好的结构效度。正式问卷各项目的标准载荷为 0.54～0.87（见表 5-6），且大部分项目都在 0.6 以上，均达到统计学要求。

表 5-6　正式问卷的验证性因素分析的项目标准载荷

	培养目标	招生过程	学制体系	课程体系	科研体系	规培体系	导师指导	毕业体系	培养制度	培养评估
1	0.75									
2	0.79									
3	0.64									
4		0.54								
5		0.73								
6		0.67								
7			0.75							
8			0.81							
9			0.69							
10				0.77						

（续表）

	培养目标	招生过程	学制体系	课程体系	科研体系	规培体系	导师指导	毕业体系	培养制度	培养评估
11				0.81						
12				0.81						
13				0.59						
14				0.72						
15					0.79					
16					0.69					
17					0.79					
18					0.63					
19						0.87				
20						0.80				
21						0.85				
22							0.74			
23							0.79			
24							0.79			
25								0.73		
26								0.76		
27								0.80		
28									0.84	
29									0.86	
30									0.75	
31										0.80
32										0.83
33										0.79

在本问卷编制过程中，采用临床医学研究生培养模式改革开放式调查问卷进行调查，再对调查内容进行整理和分析，同时参考国内外关于测量学生培养模式评价体系的相关研究成果，结合专家意见，初步制订临床医学研究生培养模式改革调查问卷原始题项。这种理论与实际相结合的方式，使本量表有很好的内容效度。

探索性因素分析和验证性因素分析确定和验证了本问卷的结构。同时，通过对个别题项的调整，确定了最终量表。验证性因素分析结果表明，各题项在各自潜变量上的负荷值都达到了显著水平，各种指标也都达到了可以接受的统计学标准。这说明数据拟合较好，各个指标均有较好的结构效度，同时克朗巴哈系数显示各测量指标的信度水平都达到了可以接受的标准。这说明本问卷是一个信效度较好的测评工具。需要注意的是，本研究取样为临床医学研究生，因此问卷的适用对象是临床医学研究生群体。

二、临床医学研究生培养模式改革调查的分析

本调查主要围绕我国临床医学研究生培养模式的关键要素，即培养目标、培养过程、培养制度、培养评价 4 个维度，同时将培养过程分为招录体系、学制体系、课程体系、科研体系、规培体系、导师指导、毕业体系 7 个指标，构成包含 10 个指标的调查问卷，以通过对在读临床医学研究生的调查和调查结果的分析讨论，深入探究不同类型临床医学研究生对当前研究生培养模式及改革的感知和评价，为进一步深化临床医学研究生培养模式改革提供依据。

（一）研究方法

1. 调查对象

本研究对 1360 位临床医学研究生进行了调查，对象来自全国 10 所医学院校。在调查学校选择上，充分考虑学校层次、类型、分布区域，学科的差别。其中，综合性大学 3 所，浙江大学、复旦大学、厦门大学，发放调查问卷 159 份。独立设置医科院校 7 所，包括福建医科大学、安徽医科大学、重庆医科大学、温州医科大学、徐州医科大学，以及中医药类大学 2 所（浙江中医药大学、甘肃中医药大学），共发放调查问卷 1201 份。经数据整理，剔除无效问卷 28 份，有效问卷为 1332 份，问卷有效率 98.89%。

2. 研究工具

（1）基本信息。包括性别、年龄、就读学校、曾经工作单位性质及年限、攻读学位类型、已入学时间等。

（2）临床医学研究生培养模式改革调查问卷。该问卷调查项目共 33 个题项，分 10 个指标，分别为培养目标、招录体系、学制体系、课程体系、科研体系、规培体系、导师指导、毕业体系、培养制度、培养评估。探索性因素分析显示各项目

的因素负荷为 0.54～0.87，累积方差贡献率为 68.79%。验证性因素分析结果显示，模型的各拟合指标分别为 $\chi^2/df = 2.17$，$GFI = 0.91$，$TLI = 0.94$，$CFI = 0.95$，$RMSEA = 0.04$。全问卷的内部一致性克朗巴哈系数为 0.89。10 个指标的克朗巴哈系数均为 0.70～0.90，说明该问卷具有较好的内部一致性信度。间隔 3 周后，所得问卷总体的重测信度为 0.81，各维度的重测信度为 0.63～0.84。

问卷需要在两种情形下作答：您入学前的预期或期望、您就读后的真实感受或评价。本问卷题项的度量赋值采用李克特量表度量法，1 表示所描述程度最低，如完全不同意或非常低；5 为所描述程度最高，如完全同意或非常高。1～5 中间数字表示所描述程度依次升高。调查对象只要凭借所预期（期望）或感知的培养模式方面的情况及个人情况进行数字选择即可，无须给予描述性解释。

3. 施测程序

由笔者或委托合作学校的研究生院办公室、学工办负责人、研究生等组织集体施测。

施测主试全部由研究生担任，在施测前对所有主试进行培训，关于问卷中每一部分的研究目的、测量方法、每个题项的指导语都做了统一，关于个别问题的解释方法也做了一致性规定。测试前表达知情同意，施测以班级为单位，答题完毕后问卷当场回收并赠送小礼品予以感谢。

4. 统计方法

采用 SPSS18.0 软件进行数据分析，其中临床医学研究生培养模式改革调查项目分 4 个维度：培养目标、培养过程、培养制度和培养评价。每个维度下的项目从入学前的预期、就读后的真实感受两个角度评价，每个项目入学前后的评价数据（组内变量）分别与性别、就读学校类型（组间变量）构成 2×2 混合实验设计。

统计方法主要有描述性统计、方差分析、回归分析、相关分析。

（二）结果与分析

1. 临床医学研究生个人信息的描述统计

（1）学校类别与性别的交叉表。综合性大学共计 159 人，占样本的 11.94%；独立设置医科院校 1173 人，占样本的 88.06%。男生 589 人，占样本的 44.22%；女生 743 人，占 55.78%（见表 5-7）。

表 5-7　研究对象所属学校类别与性别的交叉

学校类别	性别	男	女	合计
综合性大学	人数	85	74	159
	百分比/%	53.46	46.54	100
独立设置医科院校	人数	504	669	1173
	百分比/%	42.97	57.03	100
合计		589	743	1332
		44.22	55.78	100

（2）研究生的年龄段分布。研究生大部分年龄为 23～25 岁，应届硕士生是样本主体。

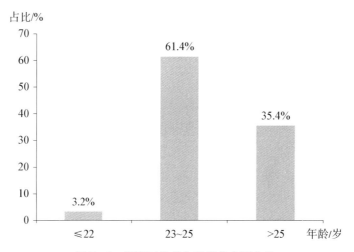

图 5-1　研究对象的年龄段分布百分比

（3）有工作经历研究生来自的行业。有工作经历的研究生有 313 人，占样本的 23.50%，说明应届临床医学研究生数量较大。从有工作经历研究生的工作行业来看，61.02% 来自医院，25.24% 来自学校，占绝对优势。入学前所在行业如表 5-8 所示。

表 5-8　有工作经历研究生来自的行业

行业	政府部门	企业	医院	学校	科研院所	自主创业	其他	合计
人数	4	23	191	79	8	6	2	313
百分比/%	1.28	7.34	61.02	25.24	2.56	1.92	0.64	100

（4）读研的主要目标。对临床医学研究生读研的主要目标进行次数统计，结果如表5-9所示。

表5-9　读研主要目标

主要目标	人数	百分比/%
找到更高的就业平台	598	44.89
提升学历层次	425	31.91
致力学术	133	9.98
寻找人生价值	103	7.73
听从父母或老师的建议	26	1.95
无明确目标	25	1.88
其他	22	1.65
合计	1332	100

表5-9表明，大部分研究生读研首要目标是为了找到更高的就业平台，占所有人数的44.89%；其次是提升学历层次，占31.91%。

（5）研究生培养模式的人数及入学时间统计。本次调查对象主要为三年制专业学位硕士和学术学位硕士，共计71.25%。具体人数分布如表5-10所示。

表5-10　培养模式的人数及入学时间统计

培养模式	人数	百分比/%	平均入学时间
七年制高等医学教育	71	5.33	4.06
八年制博士	25	1.88	2.48
"5+3"一体化	159	11.94	2.43
"5+3+X"	50	3.75	2.18
三年制专业学位硕士(全日制)	543	40.77	1.63
三年制学术学位硕士	406	30.48	1.63
三年制专业学位博士	33	2.48	1.76
三年制学术学位博士	45	3.38	1.56
合计	1332	100	

（6）是否跨专业的人数统计。本次调查对象中跨本科专业考研的人数有

100 人，占调查对象的 7.51%，比例较低，这与医学的专业技能性强有关（见表 5-11）。

表 5-11 是否跨专业人数统计

跨专业	人数	百分比/%
是	100	7.51
否	1232	92.49
合计	1332	100

（7）研究生的本科院校类别统计。本次调查，大部分研究生来自普通院校，有 1123 人，占 84.31%（见表 5-12）。

表 5-12 研究生的本科院校类别统计

本科学校类别	人数	百分比/%
985 院校	45	3.38
211 院校	116	8.71
普通院校	1123	84.31
其他	48	3.60
合计	1332	100

（8）研究生就业方向意向的人数统计。本次调查对象中，绝大部分研究生选择医院作为就业方向，占总人数的 81.60%，有 1087 人；其次是科研院所，有 75 人，占 5.63%（见表 5-13）。

表 5-13 就业方向人数统计

毕业后的就业方向	人数	百分比/%
政府部门	14	1.05
企业	28	2.10
医院	1087	81.60
科研院所	75	5.63
自主创业	50	3.75
还不清楚	10	0.75

（续表）

毕业后的就业方向	人数	百分比/%
其他	68	5.11
合计	1332	100

2. 临床医学研究生培养模式改革调查的结果

1）临床医学研究生对培养目标的评价分析

（1）基于时间、性别两个因素的方差分析，具体见表 5-14。

表 5-14　时间·性别的方差分析效应（培养目标）

主效应及交互效应		校级研究生的培养定位清晰	本专业的培养目标定位清晰	专业培养目标与现实需要契合
时间	均方	176.098	208.658	184.809
	F 值	326.015**	368.462**	292.351**
性别	均方	3.166	3.492	0.655
	F 值	2.907	3.908	0.639
时间·性别	均方	7.497	6.573	3.728
	F 值	13.88**	11.607**	5.897*

注：* 表示 $P<0.05$；** 表示 $P<0.01$。下同。

表 5-14 表明，临床医学研究生对培养目标 3 个题项的评价，在时间主效应上具有显著性，入学前预期要显著高于入学后的评价；在性别主效应上不具有显著性；时间与性别存在交互效应（见图 5-2）。

为进一步探查不同性别在时间上的变化情况，对交互效应进行简单效应检验。在题项"校级研究生培养定位清晰"的评价上，男女生入学前的期望差异不具有显著性（均值差为 -0.037，P 值为 0.428）；入学后，男生评价要显著高于女生（均值差为 0.176，P 值为 0.001）。在题项"本专业培养目标定位清晰"的评价上，男女生入学前的期望差异不具有显著性（均值差为 -0.023，P 值为 0.43）；入学后，男生评价要显著高于女生（均值差为 0.177，P 值为 0.001）。在题项"专业培养目标与现实需要契合"的评价上，男女生入学前的期望差异不具有显著性（均值差为 -0.044，P 值为 0.326）；入学后，男生评价要显著高于女生（均值差为 0.107，P 值为 0.04）。

（2）基于时间、学校类型两个因素的方差分析，具体见表 5-15。

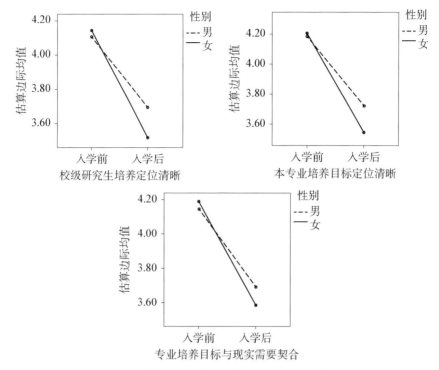

图5-2 培养目标指标上的时间·性别交互作用

表5-15 时间·学校类型的方差分析效应(培养目标)

主效应及交互效应		校级研究生培养定位清晰	本专业培养目标定位清晰	专业培养目标与现实需要契合
时间	均方	81.707	96.652	90.036
	F值	149.715**	169.212**	141.863**
学校类型	均方	37.273	13.342	8.061
	F值	35.051**	13.319**	7.908*
时间·学校类型	均方	0.05	0.074	0.378
	F值	0.091	0.13	0.596

表5-15表明，临床医学研究生对培养目标3个题项的评价，在时间主效应上具有显著性，入学前预期要显著高于入学后的评价（均值差分别为0.54**、0.587**、0.567**）；在学校类型主效应上具有显著性，综合性大学要显著高于独立设置医科院校（均值差分别为0.365**、0.218**、0.17**）；时间与学校类

型不存在交互效应。

（3）基于时间·学位层次的方差分析效应，具体如表5-16所示。

表5-16　时间·学位层次的方差分析效应（培养目标）

主效应及交互效应		校级研究生培养定位清晰	本专业培养目标定位清晰	专业培养目标与现实需要契合
时间	均方	30.755	26.311	22.566
	F值	56.448**	46.364**	35.737**
学位层次	均方	3.038	0.404	1.489
	F值	2.789	0.399	1.454
时间·学位层次	均方	1.276	5	4.672
	F值	2.342	8.811*	7.399*

表5-16表明，临床医学研究生对培养目标3个题项的评价，在时间主效应上具有显著性，入学前预期要显著高于入学后的评价；在学位层次主效应上不具有显著性；在"本专业培养目标定位清晰"和"专业培养目标与现实需要契合"两个题项上，时间与学位层次存在交互效应（见图5-3）。

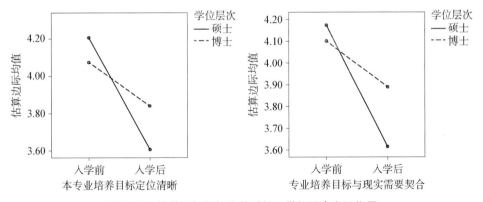

图5-3　培养目标指标上的时间·学位层次交互作用

为进一步探查不同学位层次在时间上的变化情况，对交互效应进行简单效应检验。在题项"本专业培养目标定位清晰"的评价上，硕士与博士在入学前的期望差异不具有显著性（均值差为0.130，P值为0.149）；入学后，硕士评价要显著低于博士（均值差为-0.233，P值为0.039）。在题项"专业培养目标与现实需要契合"的评价上，硕士与博士在入学前的期望差异不具有显著性（均值差为

0.076,P 值为 0.410)；入学后,硕士评价要显著高于博士(均值差为-0.274,P 值为 0.017)。

(4) 基于时间·学位类型的方差分析效应如表 5-17 所示。

表 5-17 时间·学位类型的方差分析效应(培养目标)

主效应及交互效应		校级研究生培养定位清晰	本专业培养目标定位清晰	专业培养目标与现实需要契合
时间	均方	183.045	217.366	191.914
	F 值	335.602**	380.532**	302.262*
学位类型	均方	3.863	7.832	2.923
	F 值	3.549	7.786**	2.856
时间·学位类型	均方	0.486	0.021	0.034
	F 值	0.892	0.037	0.054

表 5-17 表明,临床医学研究生对培养目标 3 个题项的评价,在时间主效应上具有显著性,入学前预期要显著高于入学后的评价(均值差分别为 0.527**、0.574**、0.54**);学位类型在题项"本专业培养目标定位清晰"的主效应上具有显著性,专业学位要显著高于学术学位;时间与学位类型不存在交互效应。

分析临床医学研究生对培养目标"校级研究生培养定位清晰""本专业培养目标定位清晰""专业培养目标与现实需要契合"等题项的评价,发现入学前预期显著高于入学后的评价,说明培养目标定位的清晰性尚待提高、培养目标定位与目标达成度还存在差异,培养目标的达成度没有达到研究生预期,但综合性大学临床医学研究生对培养目标的评价在入学前后的差别不大。在校级研究生培养目标定位方面,由于调查中的综合性大学均属于 985、211 高校,生源基础和质量相对较好,培养目标的制定均能紧跟国家层面的要求,并能落实、落地;而独立设置医学院校中,985、211 高校生源占比较低,生源质量整体相较 985、211 高校稍差,但地方院校、普通高校的培养目标一般又与国家层面的培养目标相同,导致研究生入学后的感受中,培养目标与现实的差距更趋强烈。在专业目标方面,硕士学位研究生专业培养目标与现实需要契合度较博士学位研究生高,专业学位研究生专业目标定位清晰度较学术学位研究生高。调查结果反映出,是否应该重新考量培养目标产生的方式、具体内涵、标准要求等,是否应该针对学校类型、研究生学位层次和类型的不同作进一步的区分。

2）临床医学研究生培养过程的调查分析

临床医学研究生培养过程分招录体系、学制体系、课程体系、科研体系、规培体系、导师指导和毕业体系 7 个指标。现对每个指标分别进行分析。

（1）临床医学研究生对招录体系的评价分析。

① 基于时间、性别两个因素的方差分析如表 5-18 所示。

表 5-18　时间·性别的方差分析效应（招录体系）

主效应及交互效应		入学考试能选拔优秀生源	学术与专业学位招生比例合理	招生体现公平与效率
时间	均方	131.577	151.484	102.314
	F 值	265.956**	303.524**	209.644**
性别	均方	7.114	13.093	0.234
	F 值	6.704*	10.533**	0.212
时间·性别	均方	5.431	3.634	4.259
	F 值	10.979**	7.282*	8.726**

表 5-18 表明，临床医学研究生对招录体系的评价，在时间主效应上具有显著性，入学前预期要显著高于入学后的评价；性别主效应在"入学考试能选拔优秀生源""学术与专业学位招生比例合理"两个题项上具有显著性，男性均要显著高于女性；时间与性别在 3 个题项上均存在交互效应（见图 5-4）。

为进一步查明不同性别在时间上的变化情况，对交互效应进行简单效应检验。对题项"入学考试能选拔优秀生源"的评价，男女生入学前的期望差异不具有显著性（均值差为 0.013，P 值为 0.767）；入学后，男生评价要显著高于女生（均值差为 0.195，P 值为 0.000）。对题项"学术与专业学位招生比例合理"的评价，男女生入学前的期望差异不具有显著性（均值差为 0.067，P 值为 0.254）；入学后，男生评价要显著高于女生（均值差为 0.216，P 值为 0.000）。在题项"招生体现公平与效率"的评价上，男女生入学前的期望差异不具有显著性（均值差为 -0.062，P 值为 0.161）；入学后，男女生评价也不具有显著性（均值差为 0.099，P 值为 0.066）。

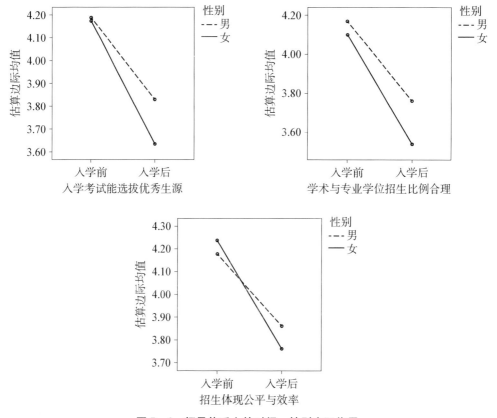

图5-4　招录体系上的时间·性别交互作用

② 基于时间、学校类型两个因素的方差分析如表5-19所示。

表5-19　时间·学校类型的方差分析效应（招录体系）

主效应及交互效应		入学考试能选拔优秀生源	学术与专业学位招生比例合理	招生体现公平与效率
时间	均方	54.757	56.394	37.917
	F值	109.791**	112.511**	77.260**
学校类型	均方	21.038	12.704	14.688
	F值	20.023**	10.238**	13.463**
时间·学校类型	均方	0.121	0.773	0.624
	F值	0.242	1.541	1.272

表5-19表明，临床医学研究生对招录体系的评价，在时间主效应上具有显著

性,入学前预期要显著高于入学后的评价(均值差分别为 0.442**、0.368**)。在学校类型主效应上具有显著性,综合性大学要显著高于独立设置医科院校(均值差分别为 0.274**、0.213**、0.229**)。时间与性别在 3 个题项上均不存在交互效应。

③ 基于时间、学位层次两个因素的方差分析如表 5‑20 所示。

表 5‑20 时间·学位层次的方差分析效应(招录体系)

主效应及交互效应		入学考试能选拔优秀生源	学术与专业学位招生比例合理	招生体现公平与效率
时间	均方	39.476	76.396	50.046
	F 值	79.214**	74.13**	50.939**
学位层次	均方	0.951	0.001	0.041
	F 值	0.892	0.002	0.075
时间·学位层次	均方	0.521	0.002	0.001
	F 值	1.046	0.002	0.001

表 5‑20 表明,临床医学研究生对招录体系的评价,在时间主效应上具有显著性,入学前预期要显著高于入学后的评价(均值差分别为 0.51**、0.491**、0.406**)。学位层次主效应不具有显著性。

④ 基于时间、学位类型两个因素的方差分析如表 5‑21 所示。

表 5‑21 时间·学位类型的方差分析效应(招录体系)

主效应及交互效应		入学考试能选拔优秀生源	学术与专业学位招生比例合理	招生体现公平与效率
时间	均方	139.007	154.368	107.543
	F 值	278.77**	308.642**	219.127**
学位类型	均方	10.953	1.049	3.46
	F 值	10.35**	2.094	0.076
时间·学位类型	均方	0.125	7.791	0.008
	F 值	0.250	6.260*	0.016

表 5‑21 表明,临床医学研究生对招录体系的评价,在时间主效应上具有显著性,入学前预期要显著高于入学后的评价(均值差分别为 0.459**、0.491**、0.406**)。学位类型主效应在"入学考试能选拔优秀生源"上具有显著性,专业

学位高于学术学位(均值差为 0.129**)。时间与学位类型在项目"学术与专业学位招生比例合理"上有交互效应(见图 5-5)。

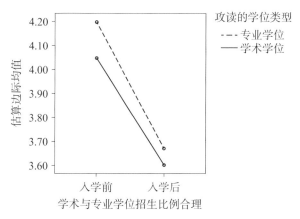

图 5-5 招录体系上的时间·学位类型交互作用

为进一步查明不同学位类型在时间上的变化情况,对交互效应进行简单效应检验。在题项"学术与专业学位招生比例合理"的入学前评价上,专业学位学生的期望高于学术学位学生(均值差为 0.149,P 值为 0.001);入学后,不同学位类型的评价没有显著差异(均值差为 0.059,P 值为 0.219)。

对临床医学研究生关于招录体系的调查发现,研究生入学前的预期值要显著高于入学后的评价,研究生对招录体系感受的落差较大,也就是说研究生对入学考试的选拔精准度和效率并不是非常认可。同时,综合性大学研究生的落差要高于独立设置医科院校。另外,在生源质量、学术和专业学位招生比例安排等方面,专业学位研究生比学术学位研究生的落差更大。这种落差的产生,笔者认为与综合性大学专业学位研究生的心理优越感相关。以专业学位研究生为例,因为临床医学硕士专业学位研究生与住院医师规范化培训并轨培养的改革、临床医学专业学位硕士研究生全日制培养改革和"5+3"一体化、"5+3+X"等举措的实施,让专业学位研究生的入学竞争日趋激烈,在地方院校存在如专业学位未录取可调剂到学术学位进行录取的政策,更多考生将专业学位类型作为报考的首选,而两种学位类型在招录体系方面的趋同性,更容易引起他们的落差。这一点说明招录体系应该更具有学校的特点和特色,不同学校类型应该有适应本校的招录模式,而不能全国一套模式;同时,对于不同学位类型,也应该有不同的招录要求,包括内容和形式上的区别。

（2）临床医学研究生对学制体系的评价分析。

① 基于时间、性别两个因素的方差分析如表5－22所示。

表5－22　时间·性别的方差分析效应表（学制体系）

主效应及交互效应		临床医学研究生学制体系清晰	学制安排合理	学制安排满足就业需要
时间	均方	135.124	154.23	170.570
	F值	260.072**	275.653**	292.984**
性别	均方	0.219	0.298	0.344
	F值	0.198	0.275	0.281
时间·性别	均方	7.070	1.070	4.944
	F值	13.655**	1.677	8.492**

表5－22表明，临床医学研究生对学制体系的评价，在时间主效应上具有显著性，入学前预期要显著高于入学后的评价；在性别主效应上不具有显著性，时间与性别在"临床医学研究生学制体系清晰"和"学制安排满足就业需要"两个项目上存在交互效应（见图5－6）。

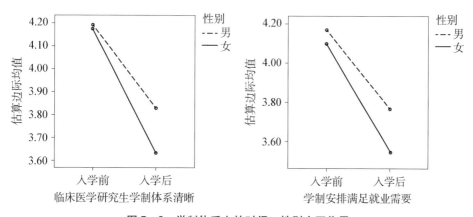

图5－6　学制体系上的时间·性别交互作用

为进一步查明不同性别在时间上的变化情况，对交互效应进行简单效应检验。在题项"临床医学研究生学制体系清晰"的评价上，男女生入学前的期望差异不具有显著性（均值差为－0.085，P值为0.055）；入学后，男生评价要显著高于女生（均值差为0.122，P值为0.025）。在题项"学制安排满足就业需要"的评价上，男女生入学前的期望差异不具有显著性(均值差为-0.064，P 值为 0.181)；入学后，男女生评价差异也不具有显著性(均值差为 0.110，P 值为 0.057)。

② 基于时间、学校类型两个因素的方差分析如表 5-23 所示。

表 5-23　时间·学校类型的方差分析效应(学制体系)

主效应及交互效应		临床医学研究生学制体系清晰	学制安排合理	学制安排满足就业需要
时间	均方	56.489	60.553	65.206
	F 值	108.012**	109.975**	111.386**
学校类型	均方	6.424	4.879	5.142
	F 值	5.838*	4.569*	4.202*
时间·学校类型	均方	0.129	0.321	0.661
	F 值	0.247	0.753	1.129

表 5-23 表明，临床医学研究生对学制体系 3 个题项的评价，在时间主效应上均具有显著性，入学前预期要显著高于入学后的评价。在学校类型主效应上具有显著性，综合性大学要显著高于独立设置医科院校；时间与学校类型在 3 个项目上均不存在交互效应。

③ 基于时间、学位层次两个因素的方差分析如表 5-24 所示。

表 5-24　时间·学位层次的方差分析效应(学制体系)

主效应及交互效应		临床医学研究生学制体系清晰	学制安排合理	学制安排满足就业需要
时间	均方	45.423	34.865	25.221
	F 值	43.495**	40.875**	44.877**
学位层次	均方	0.131	1.425	2.319
	F 值	0.238	1.094	1.892
时间·学位层次	均方	2.468	2.542	2.149
	F 值	2.363	2.975	3.678

表 5-24 表明，临床医学研究生对学制体系 3 个题项的评价，在时间主效应上具有显著性，入学前预期要显著高于入学后的评价。在学位层次主效应上不具有显著性。

④ 基于时间、学位类型两个因素的方差分析如表5-25所示。

表5-25　时间·学位类型的方差分析效应(学制体系)

主效应及交互效应		临床医学研究生学制体系清晰	学制安排合理	学制安排满足就业需要
时间	均方	140.127	165.124	175.956
	F 值	268.294**	287.542**	308.642**
学位类型	均方	0.047	1.543	2.369
	F 值	0.042	0.543	1.933
时间·学位类型	均方	1.06	1.865	0.42
	F 值	2.029	2.235	0.717

表5-25表明,临床医学研究生对学制体系3个题项的评价,在时间主效应上具有显著性,入学前预期要显著高于入学后的评价(均值差分别为0.461**、0.517**)。学位类型在3个项目的评价上主效应不显著。

通过对临床医学研究生关于学制体系的评价调查,可发现除存在入学前后的差异,以及学校类别导致的研究生对学制安排的不同要求外,研究生的学位层次、学位类型以及性别等都不影响他们对"临床医学研究生学制体系清晰""学制安排合理""学制安排满足就业需要"的评价。这说明,目前在读研究生对临床医学研究生学制体系有一定的认同,同时与学制密切相关的表现是研究生培养模式的不同。研究生对学制体系的一定认同,某种程度上也说明目前实施的培养模式有一定的认可度。但是也要考虑,对于综合性大学与独立设置医科院校的学制安排是否应该有所区别,而不是全国"一刀切"。

(3) 临床医学研究生对课程体系的评价分析。

① 基于时间、性别两个因素的方差分析如表5-26所示。

表5-26　时间·性别的方差分析效应(课程体系)

主效应及交互效应		课程结构合理	课程完善研究生的知识结构	课程展示医学科学的新进展	课程满足临床技能培养需要	课程考核形式多样、管理严格
时间	均方	217.240	223.749	231.105	225.317	167.898
	F 值	183.418**	393.510**	385.044**	376.961**	297.908**
性别	均方	0.448	2.937	2.625	3.776	0.375
	F 值	0.273	2.696	2.543	3.503	0.352

（续表）

主效应及 交互效应		课程结构 合理	课程完善研究 生的知识结构	课程展示医学 科学的新进展	课程满足临床 技能培养需要	课程考核形式 多样、管理严格
时间· 性别	均方	7.202	4.492	3.390	8.992	3.79
	F 值	6.081*	7.901*	5.648*	15.045**	6.724*

表 5-26 表明，临床医学研究生对课程体系的评价，在时间主效应上具有显著性，入学前预期要显著高于入学后的评价；在性别主效应上不具有显著性，时间与性别存在交互效应（见图 5-7）。

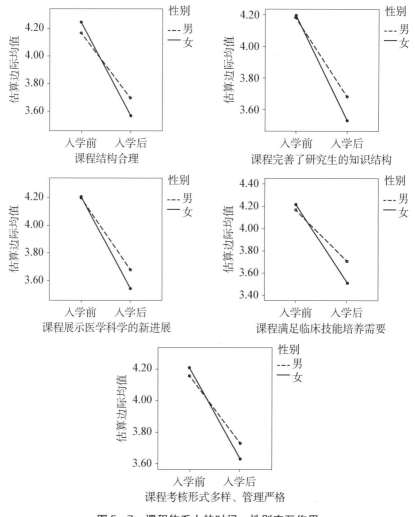

图 5-7 课程体系上的时间·性别交互作用

　　为进一步查明不同性别在时间上的变化情况，对交互效应进行简单效应检验。在题项"课程结构合理"的评价上，男女生入学前的期望差异不具有显著性（均值差为—0.079，P 值为 0.288）；入学后，男生评价要显著高于女生（均值差为 0.131，P 值为 0.019）。在题项"课程完善了研究生的知识结构"的评价上，男女生入学前的期望差异不具有显著性（均值差为—0.016，P 值为 0.728）；入学后，男生评价要显著高于女生（均值差为 0.150，P 值为 0.006）。在题项"课程展示医学科学的新进展"的评价上，男女生入学前的期望差异不具有显著性（均值差为—0.009，P 值为 0.847）；入学后，男生评价要显著高于女生（均值差为 0.135，P 值为 0.013）。在题项"课程满足临床技能培养需要"的评价上，男女生入学前的期望差异不具有显著性（均值差为—0.041，P 值为 0.361）；入学后，男生评价要显著高于女生（均值差为 0.193，P 值为 0.001）。在题项"课程考核形式多样、管理严格"的评价上，男女生入学前的期望差异不具有显著性（均值差为—0.052，P 值为 0.243）；入学后，男生评价要显著高于女生（均值差为 0.1，P 值为 0.067）。

　　② 基于时间、学校类型两个因素的方差分析如表 5-27 所示。

表 5-27　时间·学校类型的方差分析效应（课程体系）

主效应及交互效应		课程结构合理	课程完善了研究生的知识结构	课程展示医学科学的新进展	课程满足临床技能培养需要	课程考核形式多样、管理严格
时间	均方	81.639	104.648	104.392	106.757	73.462
	F 值	68.662**	182.998**	173.202**	176.545**	129.69**
学校类型	均方	8.4	4.173	5.690	8.031	7.997
	F 值	5.136*	3.839	5.525*	7.472*	7.552*
时间·学校类型	均方	1.075	0.16	0.041	0.162	0.002
	F 值	0.904	0.28	0.068	0.269	0.004

　　表 5-27 表明，临床医学研究生对课程体系 5 个题项的评价，在时间主效应上均具有显著性，入学前预期要显著高于入学后的评价（均值差分别为 0.54**、0.611**、0.61**、0.617**、0.512**）；除题项"课程完善了研究生的知识结构"外，学校类型主效应均具有显著性，综合性大学要显著高于独立设置医科院校（均值差分别为 0.173*、0.122*、0.143*、0.169**、0.168**）。时间与学校类型在所有题项上均不存在交互效应。

③ 基于时间、学位层次两个因素的方差分析如表 5-28 所示。

表 5-28 时间·学位层次的方差分析效应(课程体系)

主效应及 交互效应		课程结 构合理	课程完善了研究 生的知识结构	课程展示医学 科学的新进展	课程满足临床 技能培养需要	课程考核形式 多样、管理严格
时间	均方	30.962	37.237	33.645	34.303	27.338
	F 值	26.082**	65.267**	56.056**	56.963**	48.366**
学位 层次	均方	3.63	3.154	1.630	1.688	0.357
	F 值	2.215	2.899	1.579	1.564	0.335
时间·学 位层次	均方	3.646	1.909	3.390	3.046	1.611
	F 值	3.072	3.345	5.647*	5.058*	2.850

表 5-28 表明，临床医学研究生对课程体系的评价，在时间主效应上具有显著性，入学前预期要显著高于入学后的评价(均值差分别为 0.451**、0.495**、0.47**、0.475**、0.424**)；在学位层次主效应上不具有显著性，时间与学位层次在题项"课程展示医学科学的新进展"和"课程满足临床技能培养需要"上具有交互效应(见图 5-8)。

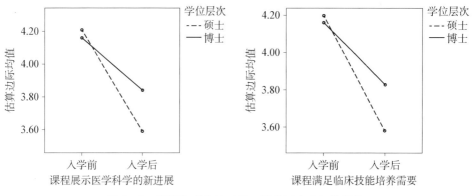

图 5-8 课程体现上的时间·学位层次交互作用图

为进一步查明不同性别在时间上的变化情况，对交互效应进行简单效应检验。在题项"课程展示医学科学的新进展"的评价上，硕士生与博士生入学前的期望差异不具有显著性(均值差为 0.046，P 值为 0.093)；入学后，博士生评价要显著高于硕士生(均值差为 -0.253，P 值为 0.026)。在题项"课程满足临床技能培养需要"的评价上，博士生与硕士生入学前的期望差异不具有显著性(均值差为－0.036，P 值为 0.094）；入学后，博士生评价要显著高于硕士生（均值差为 0.247，P 值为 0.033）。

④ 基于时间、学位类型两个因素的方差分析如表 5-29 所示。

表 5-29 时间·学位类型的方差分析效应（课程体系）

主效应及 交互效应		课程结 构合理	课程完善了研究 生的知识结构	课程展示医学 科学的新进展	课程满足临床 技能培养需要	课程考核形式 多样、管理严格
时间	均方	223.585	230.13	235.608	235.14	172.733
	F 值	188.056**	402.467**	391.197**	390.653**	305.058**
学位 类型	均方	4.875	0.171	1.874	4.713	0.033
	F 值	2.215	0.157	0	4.375*	0.031
时间·学 位类型	均方	2.976	0.237	0.632	0.006	0.277
	F 值	0.994	0.414	1.05	0.011	0.489

表 5-29 表明，临床医学研究生对课程体系的评价，在时间主效应上具有显著性，入学前预期要显著高于入学后的评价（均值差分别为 0.583**、0.591**、0.598**、0.599**、0.512**）。学位类型在题项"课程满足临床技能培养需要"主效应上具有显著性，专业学位显著高于学术学位的学生（均值差为 0.085*）。

对临床医学研究生关于课程体系的调查发现，研究生入学前对课程抱有较高期望，而入学后对学校提供的课程各学校研究生存在一定的心理落差。除"课程完善了研究生的知识结构"题项外，所列的其他 4 个题项在不同类型学校中均存在差异，综合性大学研究生的落差要显著高于独立设置医科院校。从综合性大学来看，入学后马上进入临床轮转的研究生，由于进入的是相对更高层次的大学附属医院，根据国家对高层次大学附属医院的要求，相当于研究生一进入临床就面对的是疑难杂症，鉴于知识储备的不足，课程设置与安排自然成为研究生关注的重点。在科研类课程、临床技能培养课程的内容评价上，博士生入学后的评价要高于硕士生，显示博士课程的内容安排满足了博士生对前沿知识、临床技能培养的一定期待。同时，专业学位研究生对临床技能培养课程入学后的满意度较学术学位研究生更高，显示当前课程安排与专业学位培养具有一定的契合度。这说明在当前课程设置和安排上，已部分考虑到学位层次和学位类型的差别，而且已在课程设置和安排上满足了部分学位层次、类型的专门要求。从调查中可以看出，鉴于课程对研究生科研能力和临床技能培养的重要性日益突出，虽然医学院校的课程设置总体上尚未满足研究生的期待，包括综合性大学，但在个别方面已照顾到学位层次和类型的个性化需求。

（4）临床医学研究生对科研体系的评价分析。

① 基于时间、性别两个因素的方差分析如表 5-30 所示。

表 5-30　时间·性别的方差分析效应（科研体系）

主效应及交互效应		科研能力培养系统化	有机会参与前沿课题	重视科研方法和科学思维训练	科研资源获取方便
时间	均方	256.557	238.171	234.393	213.392
	F 值	390.306**	369.649**	365.063**	335.31**
性别	均方	0.047	0.324	0.711	0.546
	F 值	0.043	0.288	0.644	0.467
时间·性别	均方	6.827	12.306	8.447	3.947
	F 值	10.386*	19.1**	13.156**	6.203*

表 5-30 表明，临床医学研究生对科研体系的评价，在时间主效应上具有显著性，入学前预期均显著高于入学后的评价。在性别主效应上均不具有显著性，时间与性别存在交互效应（见图 5-9）。

为进一步查明不同性别在时间上的变化情况，对交互效应进行简单效应检验。在题项"科研能力培养系统化"的评价上，男生入学前的期望显著低于女生（均值差为 -0.11，P 值为 0.014）；入学后，男女生评价无显著差异（均值差为 0.093，P 值为 0.107）。在题项"有机会参与前沿课题"的评价上，男生入学前的期望显著低于女生（均值差为 -0.159，P 值 <0.001）；入学后，男女生评价无显著差异（均值差为 0.115，P 值为 0.05）。在题项"重视科研方法和科学思维训练"的评价上，男女生入学前无显著差异（均值差为 -0.08，P 值为 0.072）；入学后，男生评价显著高于女生（均值差为 0.146，P 值为 0.01）。在题项"科研资源获取方便"的评价上，男女生入学前无显著差异（均值差为 -0.049，P 值为 0.281）；入学后，男女生评价也无显著差异（均值差为 0.106，P 值为 0.071）。

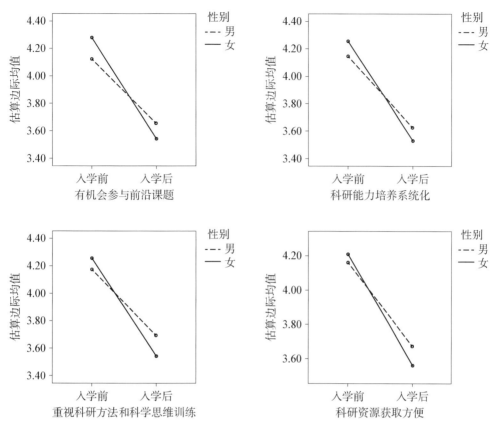

图 5 - 9　科研体系上的时间·性别交互作用

② 基于时间、学校类型两个因素的方差分析如表 5 - 31 所示。

表 5 - 31　时间·学校类型的方差分析效应(科研体系)

主效应及 交互效应		科研能力培养 系统化	有机会参与 前沿课题	重视科研方法 和科学思维训练	科研资源 获取方便
时间	均方	149.712	145.379	136.132	129.231
	F 值	227.108**	223.75**	210.838**	203.289**
学校 类型	均方	2.107	0.82	0.009	3.456
	F 值	1.906	0.73	0.008	2.956
时间·学 校类型	均方	4.318	5.091	3.646	4.88
	F 值	6.551*	7.835*	5.647*	7.676*

表5-31表明，临床医学研究生对科研体系的评价，在时间主效应上均具有显著性，入学前预期显著高于入学后的评价。在学校类型主效应上不具有显著性。时间与学校类型在所有题项上均存在交互效应（见图5-10）。

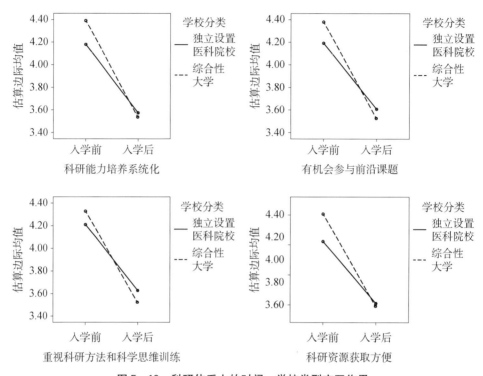

图5-10 科研体系上的时间·学校类型交互作用

为进一步查明不同学校在时间上的变化情况，对交互效应进行简单效应检验。在题项"科研能力培养系统化"的评价上，入学前，综合性大学研究生的期望要显著高于独立设置医科院校（均值差为0.211，P值为0.002）；入学后，综合性大学与独立设置医科院校无显著差异（均值差为−0.037，P值为0.673）。在题项"有机会参与前沿课题"的评价上，综合性大学入学前的期望显著高于独立设置医科院校（均值差为0.189，P值为0.006）；入学后，综合性大学与独立设置医科院校无显著差异（均值差为−0.081，P值为0.363）。在题项"重视科研方法和科学思维训练"的评价上，综合性大学与独立设置医科院校无显著差异（均值差为0.12，P值为0.081）；入学后，综合性大学与独立设置医科院校无显著差异（均值差为−0.108，P值为0.22）。在题项"科研资源获取方便"的评价上，综合性大学入学前的期望要显著高于独立设置医科院校(均值差为 0.243,P 值为 0.000);入学后,综合性大学与独立设置医科院校无显著差异(均值差为 -0.021,P 值为 0.817)。

　　③ 基于时间、学位层次两个因素的方差分析如表 5-32 所示。

表 5-32　时间·学位层次的方差分析效应(科研体系)

主效应及交互效应		科研能力培养系统化	有机会参与前沿课题	重视科研方法和科学思维训练	科研资源获取方便
时间	均方	27.251	36.618	36.024	37.835
	F 值	56.486**	56.235**	55.753**	59.263**
学位层次	均方	3.034	5.106	3.055	1.98
	F 值	2.747	4.555*	2.774	1.692
时间·学位层次	均方	3.967	3.195	3.021	1.267
	F 值	6.015*	4.906*	4.675*	1.985

　　表 5-32 表明,临床医学研究生对科研体系的评价,在时间主效应上具有显著性,入学前预期均显著高于入学后的评价(均值差分别为 0.494**、0.491**、0.478**、0.498**)。在学位层次主效应上仅在题项"有机会参与前沿课题"上具有显著性,博士生显著高于硕士生(均值差为 0.183*)。除题项"科研资源获取方便"外,时间与学位层次在其他题项的评价上存在交互效应(见图 5-11)。

　　为进一步查明不同学位层次在时间上的变化情况,对交互效应进行简单效应检验。在题项"科研能力培养系统化"的评价上,硕士生与博士生入学前的期望无显著差异(均值差为 0.02,P 值为 0.829);入学后,硕士生评价要显著低于博士生(均值差为 -3.03,P 值为 0.012)。在题项"有机会参与前沿课题"的评价上,硕士生与博士生入学前的期望无显著差异(均值差为 -0.038,P 值为 0.685);入学后,硕士生评价要显著低于博士生(均值差为 -0.328,P 值为 0.005)。在题项"重视科研方法和科学思维训练"的评价上,硕士生与博士生入学前的期望无显著差异(均值差为 -0.001,P 值为 0.993);入学后,硕士生评价要显著低于博士生(均值差为 -0.283,P 值为 0.018)。

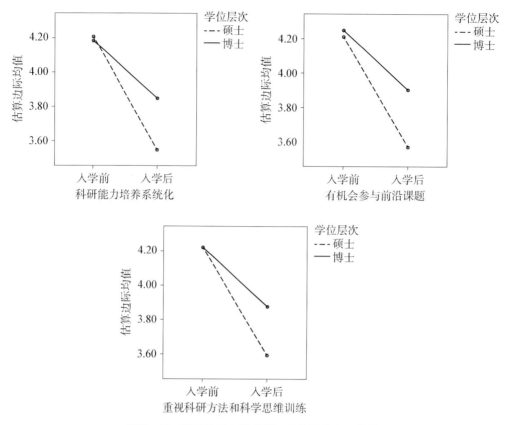

图 5-11　科研体系上的时间·学位层次交互作用

④ 基于时间、学位类型两个因素的方差分析如表 5-33 所示。

表 5-33　时间·学位类型的方差分析效应（科研体系）

主效应及交互效应		科研能力培养系统化	有机会参与前沿课题	重视科研方法和科学思维训练	科研资源获取方便
时间	均方	263.426	249.855	240.929	219.218
	F 值	398.13**	382.394**	372.36**	342.954**
学位类型	均方	0.002	0.788	2.054	1.309
	F 值	0.001	0.701	1.864	1.118
时间·学位类型	均方	1.061	0.228	1.836	0.218
	F 值	1.604	0.349	2.838	0.314

表 5-33 表明，临床医学研究生对科研体系的评价，在时间主效应上具有显

著性,入学前预期均显著高于入学后的评价(均值差分别为 0.631**、0.616**、0.605**、0.577**)。学位类型主效应在所有题项上不具有显著性。时间与学位类型不存在交互效应。

对临床医学研究生关于科研体系的评价调查发现,研究生入学前对科研能力、意识、思维的培养抱有较高期待,与入学后现状相比产生较大落差。性别对研究生关于科研培养环节的评价有一定影响,男生入学前对科研培养的期待不高,女生相对较高,但是入学后对于科研体系的评价则性别差异不大。在学校类型上,综合性大学研究生入学前的科研培养期待要高于独立设置医科院校的研究生,说明综合性大学因其本身较高的科研综合水平已经获得了社会的相当认可,因而对于入学后的科研期待自然也较高。但入学后可以看到,不同类型学校研究生对于科研培养的感受更趋一致化,而且评价较低,对于"有机会参与前沿课题""重视科研方法和科学思维训练"尤为不满意。这一点与当前研究生的学习和研究状态相关,大部分研究生一入学就进入临床,难以接触前沿课题,导师(带教老师)也难以给予系统的科研方法和思维的训练。学位层次对研究生关于科研的评价影响较大,在预期没有显著差别的情况下,入学后硕士研究生与博士研究生相比,在各题项上得分普通低于博士研究生。从调查情况来看,还存在一个值得关注的情况,即专业学位研究生与学术学位研究生在科研评价上无显著差异,可能的原因是不同学位类型研究生在科研能力培养的系统化、前沿课题、接受科研方法和思维训练、科研资源获取方面无明显区别,也就是说高校对不同学位类型研究生在科研上的训练和要求无差别。这一点可以从研究生的毕业科研要求上得到印证,无论哪类高校、哪类学位、哪个学位层次,都对论文发表篇数或影响因子有要求,学位层次的不同可能也仅是发表论文的篇数和影响因子高低的区别。这些说明,要高度重视对临床医学研究生科研能力、意识、思维的培养,尤其要关注硕士研究生、学术学位研究生这两个群体。

(5) 临床医学研究生对规培体系的评价分析。

① 基于时间、性别两个因素的方差分析如表 5-34 所示。

表 5-34　时间·性别的方差分析效应(规培体系)

主效应及交互效应		培养基地硬件条件 满足要求	规培具有临床 技能的针对性	临床技能训练 时间充裕
时间	均方	170.535	201.686	226.249
	F 值	309.068**	347.385**	372.487**

（续表）

主效应及交互效应		培养基地硬件条件满足要求	规培具有临床技能的针对性	临床技能训练时间充裕
性别	均方	0.038	0.066	0.375
	F 值	0.035	0.067	0.353
时间·性别	均方	2.463	0.707	3.603
	F 值	4.463*	1.252	5.932*

表 5-34 表明，临床医学研究生对规培体系的评价，在时间主效应上具有显著性，入学前预期要显著高于入学后的评价。在性别主效应上不具有显著性。在项目"培养基地硬件条件满足要求"和"临床技能训练时间充裕"的评价上，时间与性别存在交互效应（见图 5-12）。

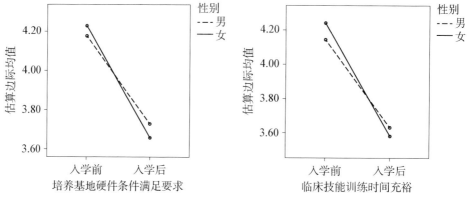

图 5-12 规培体系上的时间·性别交互作用图

为进一步查明不同性别在时间上的变化情况，对交互效应进行简单效应检验。在题项"培养基地硬件条件满足要求"的评价上，入学前，男女生无显著差异（均值差为 -0.054，P 值为 0.227）；入学后，男女生也无显著差异（均值差为 0.069，P 值为 0.211）。在题项"临床技能训练时间充裕"的评价上，入学前，男生期望显著低于女生（均值差为 -0.098，P 值为 0.031）；入学后，男女生无显著差异（均值差为 0.05，P 值为 0.362）。

② 基于时间、学校类型两个因素的方差分析如表 5-35 所示。

表5‑35 时间·学校类型的方差分析效应(规培体系)

主效应及交互效应		培养基地硬件 条件满足要求	规培具有临床 技能的针对性	临床技能 训练时间充裕
时间	均方	86.021	111.870	131.777
	F 值	155.523**	198.751**	217.051**
学校 类型	均方	3.316	2.175	1.343
	F 值	0.081	2.211	1.263
时间·学 校类型	均方	0.687	2.663	3.969
	F 值	1.243	4.731*	6.538

表5‑35表明,临床医学研究生对规培体系的评价,在时间主效应上均具有显著性,入学前预期显著高于入学后的评价。在学校类型主效应上不具有显著性。时间与学校类型在题项"规培具有临床技能的针对性"上存在交互效应(见图5‑13)。

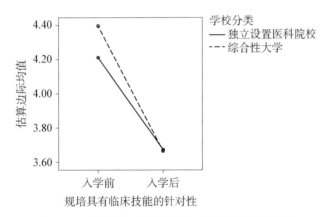

图5‑13 规培体系上的时间·学校类型交互作用

为进一步查明不同学校类型在时间上的变化情况,对交互效应进行简单效应检验发现:入学前,综合性大学显著高于独立设置医科院校(均值差为−0.186,P值为0.005);入学后,综合性大学与独立设置医科院校无显著差异(均值差为−0.009,P值为0.908)。

③ 基于时间、学位层次两个因素的方差分析如表5‑36所示。

表 5-36 时间·学位层次的方差分析效应（规培体系）

主效应及交互效应		培养基地硬件条件满足要求	规培具有临床技能的针对性	临床技能训练时间充裕
时间	均方	23.194	33.632	36.552
	F 值	42.075**	59.66**	60.072**
学位层次	均方	1.766	5.712	3.179
	F 值	1.623	5.821	2.994
时间·学位层次	均方	3.134	1.515	2.183
	F 值	5.686*	2.667	3.587

表 5-36 表明，临床医学研究生对规培体系的评价，在时间主效应上均具有显著性，入学前预期显著高于入学后的评价。在学位层次主效应上不具有显著性。时间与学位层次在题项"培养基地硬件条件满足要求"上存在交互效应（见图 5-14）。

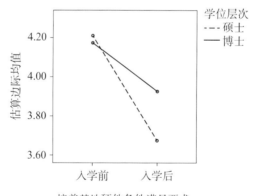

图 5-14 规培体系上的时间·学位层次交互作用

为进一步查明不同学位层次在时间上的变化情况，对交互效应进行简单效应检验，发现：入学前，硕士生与博士生之间无显著差异（均值差为 0.036，P 值为 0.698）；入学后，硕士生评价要显著低于博士生（均值差为 -0.251，P 值为 0.028）。

④ 基于时间、学位类型两个因素的方差分析如表 5-37 所示。

表 5-37　时间·学位类型的方差分析效应(规培体系)

主效应及 交互效应		培养基地硬件条件满足要求	规培具有临床 技能的针对性	临床技能训 练时间充裕
时间	均方	169.068	200.452	224.422
	F 值	307.813**	353.992*	371.525**
学位类型	均方	0.478	0.037	0.008
	F 值	0.439	0.038	0.008
时间·学 位类型	均方	5.087	2.254	8.052
	F 值	10.572**	3.986	13.330**

表 5-37 表明,临床医学研究生对规培体系的评价,在时间主效应上均具有显著性,入学前预期显著高于入学后的评价。在学位类型主效应上不具有显著性。时间与学位类型在题项"培养基地硬件条件满足要求""临床技能训练时间充裕"上存在交互效应(见图 5-15)。

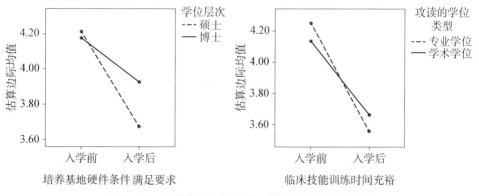

图 5-15　规培体系上的时间·学位类型交互作用图

为进一步查明不同学位类型在时间上的变化情况,对交互效应进行简单效应检验,发现在题项"培养基地硬件条件满足要求"的评价上,入学前,专业学位与学术学位研究生之间无显著差异(均值差为 0.067,P 值为 0.131);入学后,专业学位研究生评价显著低于学术学位研究生(均值差为 -0.121,P值为 0.028)。在题项"临床技能训练时间充裕"的评价上,入学前,专业学位研究生显著高于学术学位研究生(均值差为 0.114,P 值为 0.012);入学后,专业学位与学术学位研究生的评价无显著差异(均值差为 -0.107,P 值为

0.051）。

对临床医学研究生关于规培体系的评价调查发现，研究生入学前对规培的期待较高，但入学后产生了较大的落差。这种落差明显地体现在不同类型学校上，即综合性大学高于独立设置医科院校。在学位层次上，硕士生对住院医师规范化培训的期待更高，原因在于调查对象中大部分为专业硕士研究生，对他们来说，规范化培训是其最重要的培养方式，也是决定其未来能否达到毕业要求的关键指标；博士研究生对专科培训的期待不如硕士研究生那样强烈，因为目前还无须或只有极少数博士生被要求进入规培，同时由于专业博士的年龄和学位层次优势，相对而言更容易在规培基地获得工作和科研资源。在学位类型对 3 个题项的感知上，专业学位研究生更加关注培养基地硬件建设，这是由于 3 年的生活、学习或工作将全部在基地完成，因而更容易产生对培训基地建设的落差。在临床技能训练的时间上，两种学位类型中依然以专业学位落差更大。但这里有意思的是，专业学位研究生的落差来源是期望的达成度不够，这也说明临床技能训练时间在专业学位研究生看来，并没有在临床技能训练中发挥决定性的作用。通过调查可见，研究生从规培中获得的技能、资源和基地建设水平并没有达到他们的预期。

（6）临床医学研究生对导师指导的评价分析。

① 基于时间、性别两个因素的方差分析如表 5 - 38 所示。

表 5 - 38　时间·性别的方差分析效应（导师指导）

主效应及交互效应		导师能提供各种学习机会	导师重视临床技能传授	导师重视科研指导
时间	均方	122.708	162.205	123.32
	F 值	211.643**	286.787**	222.971**
性别	均方	0.065	1.484	0.071
	F 值	0.061	1.389	0.064
时间·性别	均方	8.383	9.186	12.172
	F 值	14.459**	16.241**	22.007**

表 5 - 38 表明，临床医学研究生对导师指导的评价，在时间主效应上具有显著性，入学前预期要显著高于入学后的评价。在性别主效应上不具显著性。时

间与性别存在交互效应(见图5-16)。

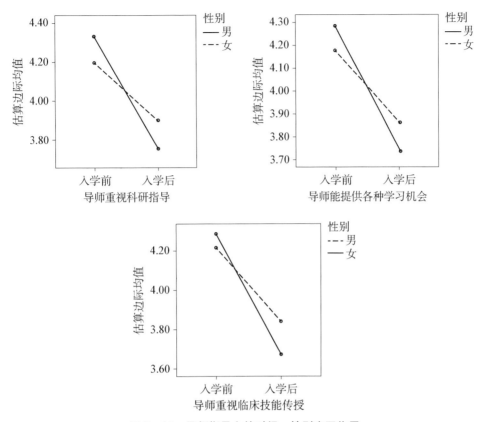

图5-16　导师指导上的时间·性别交互作用

为进一步查明不同性别在时间上的变化情况,对交互效应进行简单效应检验。在题项"导师能提供各种学习机会"的评价上,入学前,男生显著低于女生(均值差为-0.103,P 值为 0.023);入学后,男生显著高于女生(均值差为0.123,P 值为 0.024)。在题项"导师重视临床技能传授"的评价上,入学前,男女生期望无显著差异(均值差为-0.071,P 值为 0.111);入学后,男生显著高于女生(均值差为 0.166,P 值为 0.003)。在题项"导师重视科研指导"的评价上,入学前,男生期望显著低于女生(均值差为-0.126,P 值为 0.004);入学后,男生显著高于女生(均值差为 0.146,P 值为 0.009)。

② 基于时间、学校类型两个因素的方差分析如表5-39所示。

表5‐39　时间·学校类型的方差分析效应(导师指导)

主效应及交互效应		导师能提供 各种学习机会	导师重视临 床技能传授	导师重视 科研指导
时间	均方	62.291	87.5	70.649
	F 值	118.427**	153.066**	125.89**
学校 类型	均方	2.381	0.975	1.562
	F 值	2.232	0.912	1.414
时间·学 校类型	均方	1.318	1.135	1.374
	F 值	2.253	1.986	2.449

表5‐39表明,临床医学研究生对导师指导的评价,在时间主效应上均具有显著性,入学前预期要显著高于入学后的评价(均值差分别为 0.497**、0.559**、0.502**)。在学校类型主效应上不具有显著性。时间与学校类型不存在交互效应。

③ 基于时间、学位层次两个因素的方差分析如表5‐40所示。

表5‐40　时间·学位层次的方差分析效应(导师指导)

主效应及交互效应		导师能提供 各种学习机会	导师重视临 床技能传授	导师重视 科研指导
时间	均方	22.808	30.126	21.69
	F 值	0.665**	52.681**	38.63**
学位层次	均方	0.023	0.033	1.081
	F 值	0.022	0.031	0.978
时间· 学位层次	均方	0.665	0.847	1.005
	F 值	1.136	1.481	1.79

表5‐40表明,临床医学研究生对导师指导的评价,在时间主效应上均具有显著性,入学前预期显著高于入学后的评价(均值差分别为 0.387**、0.445**、0.378**)。在学位层次主效应上不具有显著性。时间与学位层次不存在交互效应。

④ 基于时间、学位类型两个因素的方差分析如表5‐41所示。

表 5 - 41 时间·学位类型的方差分析效应(导师指导)

主效应及交互效应		导师能提供各种学习机会	导师重视临床技能传授	导师重视科研指导
时间	均方	128.182	170.556	129.231
	F 值	218.991**	297.977**	230.515**
学位类型	均方	0	1.347	2.101
	F 值	0	1.261	1.903
时间·学位类型	均方	0.975	0.16	2.143
	F 值	1.665	0.279	3.823

表 5 - 41 表明,临床医学研究生对导师指导的评价,在时间主效应上均具有显著性,入学前预期显著高于入学后的评价(均值差分别为 0.441*、0.509*、0.443**)。在学位类型主效应上不具有显著性。时间与学位类型不存在交互效应。

对临床医学研究生关于导师指导的评价调查发现,临床医学研究生在入学前后具有较为显著的落差,即无论对导师或者带教老师,研究生入学前都抱有较高期望,但入学后的评价差强人意。在传统意义上,研究生学业上的老师都称之为导师,而自实施硕士专业学位研究生与住院医师规范化培训并轨培养和"5+3"一体化培养以来,由于专业学位硕士研究生需要 33 个月的临床轮转,很多导师的传统职能都由带教老师来完成,致使男生在临床轮转和科研活动中,明显呈现低期望值和高获得感的状况,无论在导师提供学习机会还是临床技能传授、科研指导方面都具有较高满意度。这可能也和男生总体上较为开朗、活泼的性格特征有关,对于导师的指导不会过于纠结具体的过程。学校的类型没有对研究生入学前后的感知产生影响,最大的可能在于综合性大学和独立设置医科院校的研究生期望值、获得感在导师指导下呈正比例发展。综合起来看,更应引起大家注意的是博士研究生对导师提供学习机会和科研指导,以及专业学位研究生对导师(带教老师)在临床技能传授方面前后的心理落差。

(7)临床医学研究生对毕业体系的评价分析。

① 基于时间、性别两个因素的方差分析如表 5 - 42 所示。

表 5-42 时间·性别的方差分析效应（毕业体系）

主效应及交互效应		毕业论文选题基于临床或实践问题	毕业论文工作环节严谨	学位授予与发表论文挂钩
时间	均方	109.191	111.069	102.223
	F 值	206.797**	220.016**	211.464**
性别	均方	0.080	1.197	0.554
	F 值	0.077	1.18	0.489
时间·性别	均方	8.027	4.957	4.421
	F 值	15.203**	9.819**	9.146**

表 5-42 表明，临床医学研究生对毕业体系的评价，在时间主效应上具有显著性，入学前预期显著高于入学后的评价。在性别主效应上不具有显著性。时间与性别存在交互效应（见图 5-17）。

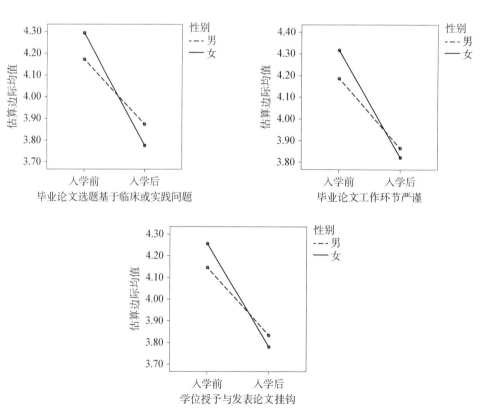

图 5-17 毕业体系的时间·性别交互作用

为进一步查明不同性别在时间上的变化情况，对交互效应进行简单效应检验。在题项"毕业论文选题基于临床或实践问题"的评价上，入学前，男生显著低于女生（均值差为 -0.122，P 值为 0.006）；入学后，男女生无显著差异（均值差为 0.099，P 值为 0.06）。在题项"毕业论文工作环节严谨"的评价上，入学前，男生显著低于女生（均值差为 -0.13，P 值为 0.003）；入学后，男女生无显著差异（均值差为 0.044，P 值为 0.4）。在题项"学位授予与发表论文挂钩"的评价上，入学前，男生期望显著低于女生（均值差为 -0.111，P 值为 0.014）；入学后，男女生无差异（均值差为 0.053，P 值为 0.325）。

② 基于时间、学校类型两个因素的方差分析如表 5-43 所示。

表 5-43　时间·学校类型的方差分析效应（毕业体系）

主效应及交互效应		毕业论文选题基于临床或实践问题	毕业论文工作环节严谨	学位授予与发表论文挂钩
时间	均方	43.977	51.639	55.255
	F 值	82.417**	101.549**	113.6**
学校类型	均方	9.003	6.481	2.248
	F 值	8.737**	6.414*	1.988
时间·学校类型	均方	0.279	0.033	0.78
	F 值	0.524	0.065	1.614

表 5-43 表明，临床医学研究生对毕业体系的评价，在时间主效应上均具有显著性，入学前预期显著高于入学后的评价（均值差分别为 0.396^{**}、0.429^{**}、0.444^{**}）。在题项"毕业论文工作环节严谨"和"毕业论文选题基于临床或实践问题"的评价上，学校类型主效应具有显著性，综合性大学高于独立设置医科院校（均值差分别为 0.179^{**}、0.152^{*}）。其余 1 个题项的主效应不显著。时间与学校类型不存在交互效应。

③ 基于时间、学位层次两个因素的方差分析如表 5-44 所示。

表 5-44　时间·学位层次的方差分析效应（毕业体系）

主效应及交互效应		毕业论文选题基于临床或实践问题	毕业论文工作环节严谨	学位授予与发表论文挂钩
时间	均方	25.397	19.392	17.8
	F 值	47.558**	38.177**	36.313**

（续表）

主效应及交互效应		毕业论文选题基于临床或实践问题	毕业论文工作环节严谨	学位授予与发表论文挂钩
学位层次	均方	0.165	0.818	2.906
	F 值	0.159	0.906	2.571
时间·学位层次	均方	0.028	0.812	0.755
	F 值	0.052	1.599	1.553

表 5-44 表明，临床医学研究生对毕业体系的评价，在时间主效应上均具有显著性，入学前预期显著高于入学后的评价（均值差分别为 0.409**、0.357**、0.342**）。在学位层次主效应上不具有显著性。时间与学位层次不存在交互效应。

④ 基于时间、学位类型两个因素的方差分析如表 5-45 所示。

表 5-45　时间·学位类型的方差分析效应（毕业体系）

主效应及交互效应		毕业论文选题基于临床或实践问题	毕业论文工作环节严谨	学位授予与发表论文挂钩
时间	均方	117.341	114.804	103.436
	F 值	219.771*	226.021**	213.654**
学位类型	均方	0.09	0.507	3.19
	F 值	0.087	0.5	2.824
时间·学位类型	均方	0.165	0.804	3.458
	F 值	0.309	1.584	7.144**

表 5-45 表明，临床医学研究生对毕业体系的评价，在时间主效应上均具有显著性，入学前预期显著高于入学后的评价（均值差分别为 0.422**、0.417**、0.396**）。在学位类型主效应上不具有显著性。时间与学位类型在"学位授予与发表论文挂钩"题项上存在交互效应（见图 5-18）。

为进一步查明不同性别在时间上的变化情况，对交互效应进行简单效应检验发现：在题项"学位授予与发表论文挂钩"的评价上，入学前，专业学位研究生与学术学位研究生之间无显著差异（均值差为 0.003，P 值为 0.949）；入学后，专业学位研究生评价要显著低于学术学位研究生（均值差为 -0.142，P 值为 0.008）。

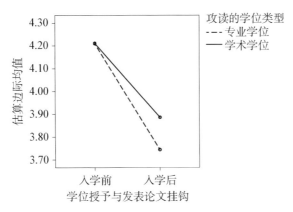

图 5‑18　毕业体系上的时间·学位类型交互作用图

对临床医学研究生关于毕业体系的评价调查发现,临床医学研究生在入学前后产生了较大的落差。在题项"毕业论文工作环节严谨"和"毕业论文选题基于临床或实践问题"的评价上,综合性大学高于独立设置医科院校,这有力地说明综合性大学在毕业环节上更趋规范,而且论题的确立也更趋规范性和实践性。对于在"学位授予与发表论文挂钩"的题项中,专业学位研究生从中感受到的获得感比学术学位研究生要低,这说明在繁重的学习、工作中,发表论文对于专业学位研究生来说已经产生较大的负担。因此,应特别注意独立设置医科院校毕业体系的规范化管理,以及不同学位类型对毕业生的不同要求。

3) 临床医学研究生对培养制度的评价分析

(1) 基于时间、性别两个因素的方差分析如表 5‑46 所示。

表 5‑46　时间·性别的方差分析效应(培养制度)

主效应及交互效应		培养制度体系完备	研究生管理严格	奖助学金制度落实到位
时间	均方	164.812	137.827	150.097
	F 值	313.949**	266.126**	273.438**
性别	均方	0.018	0.014	0.212
	F 值	0.017	0.014	0.194
时间·性别	均方	12.116	3.965	8.377
	F 值	23.081**	7.656*	15.261**

表 5‑46 表明,临床医学研究生对培养制度的评价,在时间主效应上具有显

著性，入学前预期显著高于入学后的评价。在性别主效应上不具有显著性。时间与性别在 3 个题项上都存在交互效应（见图 5-19）。

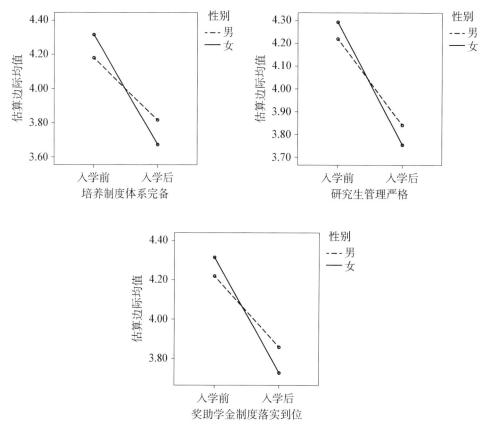

图 5-19　培养制度上的时间·性别交互作用图

为进一步查明不同性别在时间上的变化情况，对交互效应进行简单效应检验。在题项"培养制度体系完备"的评价上，入学前，男生显著低于女生（均值差为 -0.131，P 值为 0.002）；入学后，男生显著高于女生（均值差为 0.141，P 值为 0.01）。在题项"研究生管理严格"的评价上，入学前，男女生无显著差异（均值差为 -0.073，P 值为 0.091）；入学后，男女生无显著差异（均值差为 0.082，P 值为 0.12）。在题项"奖助学金制度落实到位"的评价上，入学前，男生期望显著低于女生（均值差为 -0.095，P 值为 0.029）；入学后，男生评价要显著高于女生（均值差为 0.131，P 值为 0.019）。

（2）基于时间、学校类型两个因素的方差分析如表 5-47 所示。

表 5-47　时间·学校类型的方差分析效应(培养制度)

主效应及交互效应		培养制度体系完备	研究生管理严格	奖助学金制度落实到位
时间	均方	73.829	65.223	65.973
	F 值	138.238**	125.238**	118.825**
学校类型	均方	5.769	4.537	12.064
	F 值	5.472*	4.478*	11.085**
时间·学校类型	均方	0.005	0.118	0.015
	F 值	0.008	0.227	0.27

表 5-47 表明,临床医学研究生对培养制度的评价,在时间主效应上均具有显著性,入学前预期显著高于入学后的评价(均值差分别为 0.513**、0.483**、0.485**)。在学校类型主效应上具有显著性,综合性大学高于独立设置医科院校(均值差分别为 0.144**、0.127*、0.208**)。时间与学校类型不存在交互效应。

(3)基于时间、学位层次两个因素的方差分析如表 5-48 所示。

表 5-48　时间·学位层次的方差分析效应(培养制度)

主效应及交互效应		培养制度体系完备	研究生管理严格	奖助学金制度落实到位
时间	均方	39.835	27.069	28.763
	F 值	74.587**	51.998**	51.799**
学位层次	均方	1.217	0.624	1.68
	F 值	1.151	0.614	1.533
时间·学位层次	均方	0.005	0.402	0.627
	F 值	0.009	0.773	1.131

表 5-48 表明,临床医学研究生对培养制度的评价,在时间主效应上均具有显著性,入学前预期显著高于入学后的评价(均值差分别为 0.512**、0.422**、0.435**)。在学位层次主效应上不具有显著性。时间与学位层次不存在交互效应。

(4)基于时间、学位类型两个因素的方差分析如表 5-49 所示。

表 5-49 时间·学位类型的方差分析效应（培养制度）

主效应及交互效应		培养制度体系完备	研究生管理严格	奖助学金制度落实到位
时间	均方	173.895	142.026	157.171
	F 值	325.798**	272.823**	283.22**
学位类型	均方	0.276	0.53	0
	F 值	0.260	0.521	0
时间·学位类型	均方	0.431	0.404	0.371
	F 值	0.807	0.776	0.668

表 5-49 表明，临床医学研究生对培养制度的评价，在时间主效应上均具有显著性，入学前预期显著高于入学后的评价（均值差分别为 0.514**、0.464**、0.435**）。在学位类型主效应上不具有显著性。时间与学位类型不存在交互效应。

对临床医学研究生关于培养制度的调查分析发现，同样存在入学前后的落差问题；同时，综合性大学比独立设置医科院校的评价明显要高。这说明就培养制度建设而言，独立设置医科院校要改变搭 985、211 高校"便车"的现状，转而结合自身实际开展制度建设；而对于两类学校来说，无论在综合性的培养制度体系建设上，还是在研究生管理或奖助学金制度上，都应结合自身的实际加以区别。

4）临床医学研究生对培养评价的评价分析

（1）基于时间、性别两个因素的方差分析如表 5-50 所示。

表 5-50 时间·性别的方差分析效应（培养评价）

主效应及交互效应		研究生学习让人更向往未来职业	研究生培养质量的评价指标多样	研究生培养质量评价与专业目标契合
时间	均方	198.422	171.348	184.313
	F 值	316.964**	309.978*	322.673**
性别	均方	0.87	3.975	2.194
	F 值	0.796	3.896	2.094
时间·性别	均方	11.132	10.875	9.533
	F 值	17.783**	19.674**	16.69**

表 5-50 表明，临床医学研究生对培养评价的评价，在时间主效应上具有显

著性,入学前预期显著高于入学后的评价。在性别主效应上不具有显著性。时间与性别在 3 个题项上都存在交互效应(见图 5 - 20)。

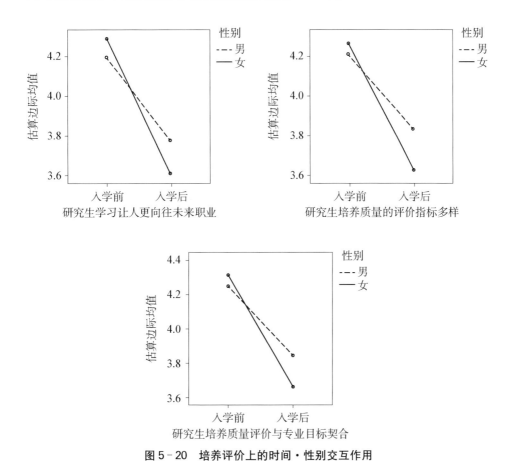

图 5 - 20 培养评价上的时间·性别交互作用

为进一步查明不同性别在时间上的变化情况,对交互效应进行简单效应检验。在题项"研究生学习让人更向往未来职业"的评价上,入学前,男生显著低于女生(均值差为 -0.094,P 值为 0.032);入学后,男生显著高于女生(均值差为 0.167,P 值为 0.004)。在题项"研究生培养质量的评价指标多样"的评价上,入学前,男女生无显著差异(均值差为 -0.051,P 值为 0.234);入学后,男生评价显著高于女生(均值差为 0.206,P 值<0.001)。在题项"研究生培养质量评价与专业目标契合"的评价上,入学前,男女生无显著差异(均值差为 -0.063,P 值为 0.142);入学后,男生评价显著高于女生(均值差为 0.178,P 值为 0.001)。

(2)基于时间、学校类型两个因素的方差分析如表 5 - 51 所示。

表5-51 时间·学校类型的方差分析效应(培养评价)

主效应及交互效应		研究生学习让人更向往未来职业	研究生培养质量的评价指标多样	研究生培养质量评价与专业目标契合
时间	均方	93.814	85.921	84.891
	F值	147.9**	153.25*	146.763**
学校类型	均方	6.151	6.903	12.406
	F值	5.646*	6.78*	11.929**
时间·学校类型	均方	0.098	0.389	0.024
	F值	0.154	0.694	0.041

表5-51表明，临床医学研究生对培养评价的评价，在时间主效应上均具有显著性，入学前预期显著高于入学后的评价(均值差分别为0.579**、0.554**、0.551**)。在学校类型主效应上具有显著性，综合性大学高于独立设置医科院校(均值差分别为0.148**、0.177**、0.21**)。时间与学校类型不存在交互效应。

(3) 基于时间、学位层次两个因素的方差分析如表5-52所示。

表5-52 时间·学位层次的方差分析效应(培养评价)

主效应及交互效应		研究生学习让人更向往未来职业	研究生培养质量的评价指标多样	研究生培养质量评价与专业目标契合
时间	均方	34.149	33.651	31.747
	F值	53.934**	60.038**	54.996**
学位层次	均方	0.188	0.107	0.524
	F值	0.172	0.105	0.5
时间·学位层次	均方	1.626	0.602	1.484
	F值	2.568	1.073	2.571

表5-52表明，临床医学研究生对培养评价的评价，在时间主效应上均具有显著性，入学前预期显著高于入学后的评价(均值差分别为0.474**、0.47*、0.457*)。在学位层次主效应上不具有显著性。时间与学位层次不存在交互效应。

(4) 基于时间、学位类型两个因素的方差分析如表5-53所示。

表 5‑53　时间·学位类型的方差分析效应(培养评价)

主效应及交互效应		研究生学习让人更向往未来职业	研究生培养质量的评价指标多样	研究生培养质量评价与专业目标契合
时间	均方	210.706	179.566	193.91
	F 值	332.17**	320.403**	335.29**
学位类型	均方	0.009	0.585	2.579
	F 值	0.008	0.572	2.462
时间·学位类型	均方	0.065	0.683	0.054
	F 值	0.102	1.219	0.093

　　表 5‑53 表明,临床医学研究生对培养评价的评价,在时间主效应上均具有显著性,入学前预期显著高于入学后的评价(均值差分别为 0.566**、0.522*、0.543*)。在学位类型主效应上不具有显著性。时间与学位类型不存在交互效应。

　　对临床医学研究生关于培养评价的调查分析发现,同样存在入学前后的落差问题;同时,综合性大学比独立设置医科院校的评价明显要高。这说明综合性大学因为历史悠久,并且有多个学科的同时实践,在培养评价方面比独立设置医科院校开展效度更高。这要求独立设置医科院校要加强培养评价的规范性,尤其在评价指标的设置、评价如何促进培养目标的实现上多下功夫,要通过科学、合理的评价来指导理论教学、科研能力和临床技能的培养。

　　3. 研究生培养模式改革评价指标的影响因素分析

　　围绕临床医学研究生培养模式改革评价指标,以研究生就读后的评价分为因变量,研究生的个人信息为自变量,对各评价指标进行多元回归分析。自变量中仅入学时间为等距变量,其余为分类变量,均转化为哑变量。

　　(1)培养目标评价的影响因素分析如表 5‑54 所示。

表 5‑54　影响培养目标评价的回归结果

自　变　量	题项 1	题项 2	题项 3
常量	3.828**	3.274**	3.461**
性别(以"女性"为参照)	0.137**	0.142**	0.070
年龄(以"≤22 岁"为参照)			
23~25 岁	−0.134	−0.070	0.086
>25 岁	−0.036	−0.069	0.140

（续表）

自 变 量	题项 1	题项 2	题项 3
综合性大学就读（以"独立设置医科院校"为参照）	0.204*	0.058	−0.008
有工作经历（以"无工作经历"为参照）	−0.033	0.029	0.056
读研主要目标（以"无明确目标"为参照）			
找到更高的就业平台	0.065	0.249	0.080
提升学历层次	0.102	0.307	0.122
致力学术	0.300	0.528*	0.375
寻找人生价值	0.236	0.303	0.207
听从父母或老师的建议	0.130	0.385	0.057
其他	−0.191	−0.002	−0.242
攻读的学位类型（以"专业硕士"为参照）			
学术硕士	−0.106	−0.179*	−0.163
专业博士	−0.220	−0.243	−0.046
学术博士	0.052	0.049	0.113
培养模式（以"三年制专业学位硕士"为参照）			
七年制高等医学教育	−0.570**	−0.727**	−0.603**
八年制博士	−0.114	−0.013	−0.310
"5+3"一体化	−0.116	−0.060	−0.130
"5+3+X"	0.005	−0.252	−0.292
三年制学术学位硕士	−0.014	−0.009	0.009
三年制专业学位博士	0.232	0.308	0.230
三年制学术学位博士	0.223	0.204	0.145
跨专业（以"未跨专业"为参照）	−0.014	−0.054	0.067
已入学时间	−0.007	0.022	0.016
奖助学金（以"满足基本需要"为参照）	−0.396**	−0.370**	−0.384**
本科院校类别（以"其他"为参照）			
985 院校	0.126	0.188	0.048
211 院校	0.372*	0.420*	0.280
普通院校	0.040	0.115	−0.027
毕业后的就业方向（以"还不清楚"为参照）			

（续表）

自　变　量	题项 1	题项 2	题项 3
政府部门	−0.403	−0.072	−0.078
企业	−0.080	0.335	0.388
医院	0.014	0.281*	0.292*
高校	0.112	0.416*	0.280
科研院所	0.078	0.318	0.314
自主创业	−0.638*	0.097	−0.153
R 方	0.114	0.111	0.094
F 值	5.078	4.923	4.099
P	0.000	0.000	0.000

注：题项1——校级研究生培养定位清晰；题项2——本专业培养目标定位清晰；题项3——专业培养目标与现实需要契合。

表5-54表明，个人信息变量分别能解释培养目标3个题项变异的11.4%、11.1%、9.4%。在题项1，男性、综合性大学、本科来自211院校的学生比对应参照类别学生的评价更高，而七年制高等医学教育、以"自主创业"为就业方向、奖助学金不能满足基本需要的学生比对应参照类别学生的评价更低。在题项2，男性、读研目标为"致力学术"、就业方向为"医院"和"高校"、本科来自211院校的学生比对应参照类别学生的评价更高，而学术型硕士、七年制高等医学教育、奖助学金不能满足基本需要的学生比对应参照类别学生的评价更低。在题项3，就业方向为"医院"的学生比对应参照类别学生的评价更高，而七年制高等医学教育、奖助学金不能满足基本需要的学生比对应参照类别的学生评价更低。

（2）招录体系评价的影响因素分析如表5-55所示。

表5-55　影响招录体系评价的回归结果

自　变　量	题项 1	题项 2	题项 3
常量	3.776**	3.434**	3.771**
性别（以"女性"为参照）	0.155**	0.175**	0.066
年龄（以"≤22 岁"为参照）			
23～25 岁	−0.145	0.062	−0.266
>25 岁	−0.093	0.117	−0.189
综合性大学就读（以"独立设置医科院校"为参照）	0.163	0.104	0.161

（续表）

自 变 量	题项 1	题项 2	题项 3
有工作经历（以"无工作经历"为参照）	−0.005	0.057	−0.067
读研主要目标（以"无明确目标"为参照）			
找到更高的就业平台	0.146	0.106	0.250
提升学历层次	0.121	0.055	0.305
致力学术	0.347	0.197	0.434*
寻找人生价值	0.271	0.262	0.373
听从父母或老师的建议	0.174	−0.041	0.458
其他	−0.131	−0.524	−0.038
攻读的学位类型（以"专业硕士"为参照）			
学术硕士	−0.230**	−0.063	−0.028
专业博士	−0.249	−0.230	−0.265
学术博士	−0.244	−0.292	−0.122
培养模式（以"三年制专业学位硕士"为参照）			
七年制高等医学教育	−0.507**	−0.703**	−0.600**
八年制博士	−0.247	−0.152	−0.131
"5＋3"一体化	−0.189*	−0.185	−0.283**
"5＋3＋X"	−0.309*	−0.458**	−0.370*
三年制学术学位硕士	0.083	−0.073	−0.134
三年制专业学位博士	0.281	0.329	0.250
三年制学术学位博士	0.166	0.293	0.211
跨专业（以"未跨专业"为参照）	−0.088	−0.118	−0.065
已入学时间	0.042*	0.014	0.040*
奖助学金（以"满足基本需要"为参照）	−0.344**	−0.301**	−0.315**
本科院校类别（以"其他"为参照）			
985 院校	0.183	0.176	0.065
211 院校	0.314	0.236	0.161
普通院校	0.020	−0.013	−0.006
毕业后的就业方向（以"还不清楚"为参照）			
政府部门	−0.156	−0.201	0.242
企业	0.161	0.330	0.139
医院	0.096	0.273*	0.251*
高校	0.258	0.342	0.300

（续表）

自　变　量	题项1	题项2	题项3
科研院所	0.095	0.175	0.261
自主创业	−0.371	−0.312	−0.299
R方	0.096	0.100	0.084
F值	4.158	4.364	3.619
P	0.000	0.000	0.000

注：题项1——入学考试能选拔优秀生源；题项2——学术与专业学位招生比例合理；题项3——招生体现公平与效率。

表 5-55 表明，个人信息变量分别能解释招录体系 3 个题项变异的 9.6%、10.0%、8.4%。在题项 1，男性比女性评价更高，入学时间越长的学生评价越高，而学术型硕士、奖助学金不能满足基本需要的学生比对应参照类别学生的评价要低，七年制高等医学教育、"5+3"一体化、"5+3+X"的学生比对应参照类别学生的评价更低。在题项 2，男性、就业方向为"医院"的学生比对应参照类别学生的评价更高，而奖助学金不能满足基本需要、七年制高等医学教育、"5+3+X"的学生比对应参照类别学生的评价更低。在题项 3，读研目标为"致力学术"、就业方向为"医院"的学生比对应参照类别的学生评价更高，七年制高等医学教育、"5+3"一体化、"5+3+X"的学生比对应参照类别学生的评价更低。

（3）学制体系评价的影响因素分析如表 5-56 所示。

表 5-56　影响学制体系评价的回归结果

自　变　量	题项1	题项2	题项3
常量	3.598**	3.567**	3.409**
性别（以"女性"为参照）	0.097	0.124	0.069
年龄（以"≤22 岁"为参照）			
23～25 岁	0.093	0.125	0.238
>25 岁	0.143	0.176	0.228
综合性大学就读（以"独立设置医科院校"为参照）	0.082	0.067	0.030
有工作经历（以"无工作经历"为参照）	−0.017	−0.009	0.003
读研主要目标（以"无明确目标"为参照）			
找到更高的就业平台	0.100	0.121	0.136

（续表）

自　变　量	题项 1	题项 2	题项 3
提升学历层次	0.092	0.112	0.152
致力学术	0.309	0.321	0.437*
寻找人生价值	0.164	0.132	0.218
听从父母或老师的建议	0.126	0.145	0.345
其他	−0.330	−0.232	−0.218
攻读的学位类型（以"专业硕士"为参照）			
学术硕士	0.012	0.045	0.059
专业博士	−0.097	−0.085	0.013
学术博士	0.036	0.134	0.308
培养模式（以"三年制专业学位硕士"为参照）			
七年制高等医学教育	−0.605**	−0.765**	−0.916**
八年制博士	−0.139	−0.123	−0.182
"5+3"一体化	−0.168	−0.153	−0.230*
"5+3+X"	−0.508**	−0.585**	−0.463**
三年制学术学位硕士	−0.015	−0.067	−0.250*
三年制专业学位博士	0.376*	0.129	0.130
三年制学术学位博士	0.166	0.103	−0.104
跨专业（以"未跨专业"为参照）	0.048	0.021	−0.050
已入学时间	0.009	0.019	0.040
奖助学金（以"满足基本需要"为参照）	−0.401**	−0.412**	−0.396**
本科院校类别（以"其他"为参照）			
985 院校	−0.083	−0.031	−0.088
211 院校	0.261	0.234	0.161
普通院校	−0.017	−0.014	−0.103
毕业后的就业方向（以"还不清楚"为参照）			
政府部门	0.090	0.123	0.154
企业	0.088	0.087	0.200
医院	0.218	0.205	0.254*

（续表）

自　变　量	题项1	题项2	题项3
高校	0.314	0.311	0.313
科研院所	0.156	0.121	0.269
自主创业	−0.451	−0.542	−0.424
R方	0.097	0.089	0.108
F值	4.240	4.432	4.741
P	0.000	0.000	0.000

注：题项1——临床医学研究生学制体系清晰；题项2——学制安排合理；题项3——学制安排满足就业需要。

　　表5-56表明，个人信息变量分别能解释学制体系3个题项变异的9.7%、8.9%、10.8%。在题项1，三年制专业学位博士比对应参照类别学生的评价更高，七年制高等医学教育、"5＋3＋X"、奖助学金不能满足基本需要的学生比对应参照类别学生的评价更低。在题项2，七年制高等医学教育、"5＋3＋X"、奖助学金不能满足基本需要的学生比对应参照类别学生的评价更低。在题项3，读研目标为"致力学术"、就业方向为"医院"的学生比对应参照类别学生的评价更高，而奖助学金不能满足基本需要、七年制高等医学教育、"5＋3"一体化、"5＋3＋X"、三年制学术学位硕士的学生比对应参照类别的学生评价更低。

　　（4）课程体系评价的影响因素分析如表5-57所示。

表5-57　影响课程体系评价的回归结果

自　变　量	题项1	题项2	题项3	题项4	题项5
常量	3.553**	3.373**	3.456**	3.098**	3.588**
性别（以"女性"为参照）	0.085	0.116	0.108*	0.159**	0.082
年龄（以"≤22岁"为参照）					
23～25岁	−0.148	−0.094	−0.001	0.193	−0.124
＞25岁	−0.071	−0.031	−0.013	0.150	−0.083
综合性大学就读（以"独立设置医科院校"为参照）	0.086	0.024	0.029	0.010	0.118
有工作经历（以"无工作经历"为参照）	0.029	−0.011	0.007	−0.072	−0.035

自　变　量	题项 1	题项 2	题项 3	题项 4	题项 5
读研主要目标（以"无明确目标"为参照）					
找到更高的就业平台	0.056	0.128	0.014	0.144	0.146
提升学历层次	0.026	0.144	−0.055	0.133	0.141
致力学术	0.185	0.282	0.245	0.358	0.308
寻找人生价值	0.159	0.222	0.131	0.197	0.203
听从父母或老师的建议	0.225	0.232	0.140	0.474	0.352
其他	−0.079	−0.034	−0.162	−0.125	−0.166
攻读的学位类型（以"专业硕士"为参照）					
学术硕士	0.007	−0.017	−0.100	−0.198*	−0.064
专业博士	0.117	0.006	−0.060	−0.198	−0.052
学术博士	0.126	0.162	0.112	0.268	0.043
培养模式（以"三年制专业学位硕士"为参照）					
七年制高等医学教育	−0.547**	−0.404**	−0.464**	−0.440**	−0.579**
八年制博士	−0.232	−0.057	0.139	0.165	−0.182
"5+3"一体化	−0.139	−0.176	−0.096	−0.109	−0.120
"5+3+X"	−0.406**	−0.297	−0.138	−0.417**	−0.365*
三年制学术学位硕士	−0.130	−0.029	0.135	0.095	0.084
三年制专业学位博士	0.241	0.305	0.197	0.271	0.249
三年制学术学位博士	0.150	0.018	0.215	−0.108	0.193
跨专业（以"未跨专业"为参照）	−0.097	0.000	0.034	0.046	0.082
已入学时间	0.029	0.039	0.029	0.038	0.053**
奖助学金（以"满足基本需要"为参照）	−0.386*	−0.369**	−0.346**	−0.363**	−0.276**
本科院校类别（以"其他"为参照）					
985 院校	0.162	0.016	0.100	0.301	−0.094
211 院校	0.286	0.318	0.185	0.334	0.131

（续表）

自　变　量	题项1	题项2	题项3	题项4	题项5
普通院校	−0.004	0.055	−0.048	0.068	−0.066
毕业后的就业方向（以"还不清楚"为参照）					
政府部门	−0.142	−0.081	0.165	0.288	0.133
企业	0.318	0.266	0.270	0.096	0.297
医院	0.399**	0.284*	0.352**	0.305*	0.195
高校	0.396*	0.507**	0.367*	0.604**	0.289
科研院所	0.508**	0.458*	0.381*	0.485**	0.152
自主创业	−0.439	−0.176	−0.163	−0.206	−0.215
R方	0.095	0.080	0.074	0.094	0.063
F值	4.144	3.412	3.133	3.879	2.646
P	0.000	0.000	0.000	0.000	0.000

注：题项1——课程结构合理；题项2——课程完善了研究生的知识结构；题项3——课程展示医学科学的新进展；题项4——课程满足临床技能培养需要；题项5——课程考核形式多样、管理严格。

　　表5-57表明，个人信息变量分别能解释课程5个题项变异的9.5%、8.0%、7.4%、9.4%、6.3%。在题项1、题项4，就业方向为"医院""高校""科研院所"的学生比对应参照类别学生的评价更高，七年制高等医学教育、"5+3+X"的学生比对应参照类别学生的评价更低。在题项2、题项3，就业方向为"医院""高校""科研院所"的学生比对应参照类别学生的评价更高，七年制高等医学教育的学生比对应参照类别学生的评价更低。在题项5，入学时间越长的学生评价越高，七年制高等医学教育、"5+3+X"的学生比对应参照类别学生的评价更低。

　　（5）科研体系评价的影响因素分析如表5-58所示。

表5-58　影响科研体系评价的回归结果

自　变　量	题项1	题项2	题项3	题项4
常量	3.469**	3.543**	3.607**	3.484**
性别（以"女性"为参照）	0.066	0.091	0.129*	0.096
年龄（以"≤22岁"为参照）				
23~25岁	−0.198	−0.003	−0.072	−0.162

（续表）

自　变　量	题项1	题项2	题项3	题项4
＞25 岁	−0.182	−0.067	−0.056	−0.129
综合性大学就读（以"独立设置医科院校"为参照）	−0.096	−0.198*	−0.171	−0.089
有工作经历（以"无工作经历"为参照）	0.000	−0.034	0.017	−0.038
读研主要目标（以"无明确目标"为参照）				
找到更高的就业平台	0.269	−0.014	0.023	0.059
提升学历层次	0.295	0.020	0.101	0.094
致力学术	0.445	0.201	0.337	0.281
寻找人生价值	0.326	0.038	0.249	0.215
听从父母或老师的建议	0.329	0.076	0.245	0.334
其他	0.018	−0.491	−0.208	−0.496
攻读的学位类型（以"专业硕士"为参照）				
学术硕士	−0.022	0.073	0.116	−0.066
专业博士	0.052	0.153	0.093	−0.160
学术博士	0.197	0.305	0.327	0.228
培养模式（以"三年制专业学位硕士"为参照）				
七年制高等医学教育	−0.630**	−0.567**	−0.471**	−0.461**
八年制博士	−0.133	−0.121	0.072	−0.286
"5＋3"一体化专业	−0.065	−0.127	−0.080	−0.083
"5＋3＋X"	−0.265	−0.224	−0.290	−0.301
三年制学术学位硕士	0.014	−0.106	−0.063	0.115
三年制专业学位博士	0.330	0.141	0.109	0.135
三年制学术学位博士	0.144	0.091	0.039	0.213
跨专业（以"未跨专业"为参照）	−0.007	0.084	−0.023	0.011
已入学时间	0.046*	0.044*	0.036	0.072**
奖助学金（以"满足基本需要"为参照）	−0.371**	−0.451**	−0.382**	−0.352**
本科院校类别（以"其他"为参照）				

（续表）

自 变 量	题项 1	题项 2	题项 3	题项 4
985 院校	−0.238	−0.129	−0.198	−0.108
211 院校	0.071	0.099	0.029	0.292
普通院校	−0.151	−0.127	−0.146	−0.037
毕业后的就业方向（以"还不清楚"为参照）				
政府部门	0.052	0.226	0.308	0.719*
企业	0.254	0.181	0.033	0.307
医院	0.346**	0.476**	0.298*	0.327*
高校	0.466*	0.482**	0.346	0.409*
科研院所	0.628**	0.670**	0.483*	0.464*
自主创业	0.127	−0.048	−0.274	−0.526
R 方	0.081	0.093	0.080	0.082
F 值	3.464	4.013	3.403	3.508
P	0.000	0.000	0.000	0.000

注：题项1——科研能力培养系统化；题项2——有机会参与前沿课题；题项3——重视科研方法和科学思维训练；题项4——科研资源获取方便。

表5-58表明，个人信息变量分别能解释科研体系4个题项变异的8.1%、9.3%、8.0%、8.2%。在题项1，入学时间越长的学生评价越高，就业方向为"医院""高校""科研院所"的学生比对应参照类别学生的评价更高，七年制高等医学教育、奖助学金不能满足基本需要的学生比对应参照类别学生的评价更低。在题项2，入学时间越长的学生评价越高，就业方向为"医院""高校"的学生比对应参照类别学生的评价更高，综合性大学就读、七年制高等医学教育、奖助学金不能满足基本需要的学生比对应参照类别学生的评价更低。在题项3，男生、就业方向为"医院""科研院所"的学生比对应参照类别学生的评价更高，七年制高等医学教育、奖助学金不能满足基本需要的学生比对应参照类别学生的评价更低。在题项4，入学时间越长的学生评价越高，就业方向为"医院""高校""科研院所""政府部门"的学生比对应参照类别学生的评价更高，七年制高等医学教育、奖助学金不能满足需要的学生比对应参照类别学生的评价更低。

（6）规培体系评价的影响因素分析如表5-59所示。

表 5 - 59 影响规培体系评价的回归结果

自 变 量	题项 1	题项 2	题项 3
常量	3.242**	3.445**	3.252**
性别(以"女性"为参照)	0.059	0.003	0.051
年龄(以"≤22 岁"为参照)			
23～25 岁	−0.085	−0.004	−0.089
>25 岁	−0.060	−0.011	−0.129
综合性大学就读(以"独立设置医科院校"为参照)	0.002	−0.122	−0.105
有工作经历(以"无工作经历"为参照)	−0.080	0.012	0.008
读研主要目标(以"无明确目标"为参照)			
找到更高的就业平台	0.360	0.126	0.329
提升学历层次	0.488*	0.239	0.377
致力学术	0.572**	0.389	0.513*
寻找人生价值	0.710**	0.374	0.469*
听从父母或老师的建议	0.374	0.102	0.218
其他	−0.138	−0.236	−0.066
攻读的学位类型(以"专业硕士"为参照)			
学术硕士	0.029	0.015	0.004
专业博士	0.081	0.061	0.068
学术博士	0.323	0.369*	0.287
培养模式(以"三年制专业学位硕士"为参照)			
七年制高等医学教育	−0.404**	−0.675**	−0.473**
八年制博士	−0.052	−0.272	−0.207
"5+3"一体化	−0.257**	−0.164	−0.176
"5+3+X"	−0.333*	−0.235	−0.242
三年制学术学位硕士	0.049	−0.069	0.037
三年制专业学位博士	−0.065	0.094	0.202
三年制学术学位博士	−0.031	−0.055	0.069
跨专业(以"未跨专业"为参照)	0.081	0.039	0.135
已入学时间	0.016	0.025	0.013

（续表）

自　变　量	题项 1	题项 2	题项 3
奖助学金(以"满足基本需要"为参照)	-0.280**	-0.328**	-0.244**
本科院校类别(以"其他"为参照)			
985 院校	-0.004	0.068	0.062
211 院校	0.214	0.160	0.294
普通院校	-0.008	0.007	0.112
毕业后的就业方向(以"还不清楚"为参照)			
政府部门	0.211	0.320	0.209
企业	0.089	0.294	0.245
医院	0.286*	0.310*	0.141
高校	0.403*	0.345*	0.120
科研院所	0.439*	0.405*	0.348
自主创业	-0.339	-0.232	-0.435
R 方	0.081	0.083	0.058
F 值	3.450	3.574	2.442
P	0.000	0.000	0.000

注：题项 1——培养基地硬件条件满足要求；题项 2——规培具有临床技能的针对性；题项 3——临床技能训练时间充裕。

表 5-59 表明，个人信息变量分别能解释规培体系 3 个题项变异的 8.1%、8.3%、5.8%。在题项 1，以"提升学历层次""致力学术"和"寻找人生价值"为读研目标、就业方向为"医院""高校""科研院所"的学生比对应参照类别学生的评价更高，七年制高等医学教育和"5+3"一体化、奖助学金不能满足基本需要的学生比对应参照类别学生的评价更低。在题项 2，攻读学术博士学位、就业方向为"医院""高校""科研院所"的学生比对应参照类别学生的评价更高，七年制高等医学教育、奖助学金不能满足基本需要的学生比对应参照类别学生的评价更低。在题项 3，以"致力学术"和"寻找人生价值"为读研目标的学生比无明确目标的学生评价更高，七年制高等医学教育、奖助学金不能满足需要的学生比对应参照类别学生的评价更低。

（7）导师指导评价的影响因素分析如表 5-60 所示。

表 5‑60　影响导师指导评价的回归结果

自 变 量	题项 1	题项 2	题项 3
常量	3.209*	2.997**	3.481**
性别（以"女性"为参照）	0.111*	0.142**	0.131*
年龄（以"≤22 岁"为参照）			
23～25 岁	0.137	0.284	0.101
＞25 岁	0.078	0.268	0.056
综合性大学就读（以"独立设置医科院校"为参照）	−0.081	−0.179*	−0.061
有工作经历（以"无工作经历"为参照）	0.038	0.073	0.012
读研主要目标（以"无明确目标"为参照）			
找到更高的就业平台	0.067	0.282	0.288
提升学历层次	0.127	0.298	0.261
致力学术	0.170	0.549*	0.488*
寻找人生价值	0.222	0.435*	0.364
听从父母或老师的建议	−0.008	0.210	0.351
其他	−0.471	−0.256	−0.039
攻读的学位类型（以"专业硕士"为参照）			
学术硕士	0.033	−0.040	0.075
专业博士	−0.302	−0.345	−0.163
学术博士	0.180	−0.041	0.238
培养模式（以"三年制专业学位硕士"为参照）			
七年制高等医学教育	−0.417**	−0.565**	−0.511**
八年制博士	−0.225	−0.023	−0.063
"5＋3"一体化	−0.257**	−0.181	−0.212*
"5＋3＋X"	−0.398**	−0.041	−0.083
三年制学术学位硕士	−0.067	−0.120	−0.018
三年制专业学位博士	0.282	−0.040	0.154
三年制学术学位博士	0.123	0.179	0.121
跨专业（以"未跨专业"为参照）	−0.021	−0.023	−0.020

（续表）

自　变　量	题项 1	题项 2	题项 3
已入学时间	0.043*	0.021	0.038
奖助学金（以"满足基本需要"为参照）	−0.303**	−0.274**	−0.345**
本科院校类别（以"其他"为参照）			
985 院校	0.172	0.411	−0.224
211 院校	0.273	0.368*	0.172
普通院校	0.175	0.172	−0.085
毕业后的就业方向（以"还不清楚"为参照）			
政府部门	0.345	−0.041	0.038
企业	0.124	−0.160	−0.136
医院	0.391**	0.219	0.198
高校	0.463**	0.300	0.286
科研院所	0.385*	0.298	0.277
自主创业	0.186	−0.021	−0.189
R 方	0.072	0.076	0.073
F 值	3.052	3.243	3.109
P	0.000	0.000	0.000

注：题项 1——导师能提供各种学习机会；题项 2——导师重视临床技能传授；题项 3——导师重视科研指导。

表 5-60 表明，个人信息变量分别能解释导师指导 3 个题项变异的 7.2%、7.6%、7.3%。在题项 1，男生、入学时间越长、就业方向为"医院""高校""科研院所"的学生比对应参照类别的学生评价更高，七年制高等医学教育、"5＋3"一体化、"5＋3＋X"、奖助学金不能满足基本需要的学生比对应参照类别学生的评价更低。在题项 2，男生、以"致力学术"和"寻找人生价值"为读研目标、本科来自 211 院校的学生比对应参照类别学生的评价更高，综合性大学、七年制高等医学教育、奖助学金不能满足基本需要的学生比对应参照类别学生的评价更低。在题项 3，男生、以"致力学术"为读研目标的学生比对应参照类别学生的评价更高，七年制高等医学教育、"5＋3"一体化、奖助学金不能满足基本需要的学生比对应参照类别学生的评价更低。

（8）毕业体系评价的影响因素分析如表 5-61 所示。

表 5-61　影响毕业体系评价的回归结果

自　变　量	题项 1	题项 2	题项 3
常量	3.279**	3.142**	3.394**
性别(以"女性"为参照)	0.066	0.029	0.042
年龄(以"≤22 岁"为参照)			
23～25 岁	0.132	0.155	0.115
>25 岁	0.142	0.116	0.135
综合性大学就读(以"独立设置医科院校"为参照)	0.095	0.075	−0.038
有工作经历(以"无工作经历"为参照)	0.077	0.062	−0.096
读研主要目标(以"无明确目标"为参照)			
找到更高的就业平台	0.450*	0.384*	0.235
提升学历层次	0.465*	0.384*	0.271
致力学术	0.698**	0.566**	0.394
寻找人生价值	0.578**	0.459*	0.467*
听从父母或老师的建议	0.430	0.223	0.149
其他	0.141	−0.002	0.002
攻读的学位类型(以"专业硕士"为参照)			
学术硕士	−0.073	−0.056	−0.001
专业博士	−0.380*	−0.189	−0.248
学术博士	−0.007	0.178	0.271
培养模式(以"三年制专业学位硕士"为参照)			
七年制高等医学教育	−0.463**	−0.514**	−0.521**
八年制博士	−0.349	−0.359	−0.087
"5+3"一体化	−0.283**	−0.235**	−0.287**
"5+3+X"	−0.298*	−0.289*	−0.089
三年制学术学位硕士	−0.050	0.054	0.088
三年制专业学位博士	0.190	0.112	0.160
三年制学术学位博士	0.182	0.154	0.191
跨专业(以"未跨专业"为参照)	−0.017	−0.002	0.093

（续表）

自　变　量	题项 1	题项 2	题项 3
已入学时间	0.016	0.039*	0.048*
奖助学金（以"满足基本需要"为参照）	−0.353**	−0.344**	−0.266**
本科院校类别（以"其他"为参照）			
985 院校	0.025	−0.030	−0.018
211 院校	0.359*	0.392	0.227
普通院校	0.046	0.141	−0.041
毕业后的就业方向（以"还不清楚"为参照）			
政府部门	0.240	0.416	0.248
企业	0.002	0.512*	0.034
医院	0.169	0.236	0.185
高校	0.414*	0.401*	0.296
科研院所	0.198	0.248	0.212
自主创业	−0.692*	−0.231	−0.208
R 方	0.103	0.090	0.075
F 值	4.528	3.888	3.185
P	0.000	0.000	0.000

注：题项 1——毕业论文选题基于临床或实践问题；题项 2——毕业论文工作环节严谨；题项 3——学位授予与发表论文挂钩。

表 5-61 表明，个人信息变量分别能解释毕业体系 3 个题项变异的 10.3%、9.0%、7.5%。在题项 1，以"找到更高的就业平台""提升学历层次""致力学术""寻找人生价值"为读研目标、以"高校"为就业方向的学生比对应参照类别学生的评价更高；专业博士、七年制高等医学教育、"5+3"一体化专业、"5+3+X"、奖助学金不能满足基本需要、自主创业为就业方向的学生比对应参照类别学生的评价更低。在题项 2，以"找到更高的就业平台""提升学历层次""致力学术""寻找人生价值"为读研目标、入学时间越长、以"企业""医院"和"高校"为就业方向的学生比对应参照类别学生的评价更高，七年制高等医学教育、"5+3"一体化、"5+3+X"、奖助学金不能满足基本需要的学生比对应参照类别学生的评价更低。在题项 3，以"寻找人生价值"为读研目标、入学时间较长的学生比对应参照类别学生的评价更高，七年制高等医学教育、"5+3"一体化、"5+3+X"的学

生比对应参照类别学生的评价更低。

（9）培养制度评价的影响因素分析如表 5 - 62 所示。

表 5 - 62　影响培养制度评价的回归结果

自　变　量	题项 1	题项 2	题项 3
常量	3.845**	4.055**	3.685
性别（以"女性"为参照）	0.120*	0.054	0.098
年龄（以"≤22 岁"为参照）			
23～25 岁	−0.107	−0.224	−0.206
＞25 岁	−0.117	−0.253	−0.122
综合性大学就读（以"独立设置医科院校"为参照）	0.037	−0.044	0.081
有工作经历（以"无工作经历"为参照）	0.020	0.039	−0.055
读研主要目标（以"无明确目标"为参照）			
找到更高的就业平台	0.147	0.131	0.156
提升学历层次	0.113	0.063	0.158
致力学术	0.379	0.337	0.481*
寻找人生价值	0.203	0.260	0.204
听从父母或老师的建议	0.143	−0.009	0.043
其他	−0.182	−0.276	−0.055
攻读的学位类型（以"专业硕士"为参照）			
学术硕士	0.002	−0.002	−0.006
专业博士	−0.394*	−0.237	−0.167
学术博士	0.206	0.111	0.101
培养模式（以"三年制专业学位硕士"为参照）			
七年制高等医学教育	−0.747**	−0.792**	−0.563**
八年制博士	−0.106	−0.098	−0.216
"5+3"一体化	−0.296**	−0.244**	−0.253**
"5+3+X"	−0.308*	−0.208	−0.012
三年制学术学位硕士	−0.054	−0.044	−0.048
三年制专业学位博士	0.292	0.090	0.165
三年制学术学位博士	0.081	0.056	0.086

（续表）

自　变　量	题项 1	题项 2	题项 3
跨专业（以"未跨专业"为参照）	−0.041	0.037	0.102
已入学时间	0.019	0.011	0.025
奖助学金（以"满足基本需要"为参照）	−0.373**	−0.383**	−0.393**
本科院校类别（以"其他"为参照）			
985 院校	−0.100	0.049	0.216
211 院校	0.136	0.173	0.145
普通院校	−0.047	−0.091	0.026
毕业后的就业方向（以"还不清楚"为参照）			
政府部门	0.210	0.065	0.104
企业	0.057	0.101	0.202
医院	0.172	0.251*	0.342**
高校	0.353*	0.414*	0.490**
科研院所	0.056	0.137	0.244
自主创业	−0.377	−0.494	−0.415
R 方	0.098	0.107	0.090
F 值	4.264	4.716	3.875
P	0.000	0.000	0.000

注：题项 1——培养制度体系完备；题项 2——研究生管理严格；题项 3——奖助学金制度落实到位。

表 5-62 表明，个人信息变量分别能解释培养制度 3 个题项变异的 9.8%、10.7%、9.0%。在题项 1，男生、以"高校"为就业方向的学生比对应参照类别学生的评价更高，专业学位博士、七年制高等医学教育、"5+3"一体化、"5+3+X"、奖助学金不能满足基本需要的学生比对应参照类别学生的评价更低。在题项 2，以"医院"和"高校"为就业方向的学生比不清楚方向的学生评价更高，七年制高等医学教育、"5+3+X"、奖助学金不能满足基本需要的学生比对应参照类别学生的评价更低。在题项 3，以"致力学术"为读研目标、以"医院""高校"为就业方向的学生比对应参照类别学生的评价更高，七年制高等医学教育、"5+3"一体化、奖助学金不能满足基本需要的学生比对应参照类别学生的评价更低。

（10）培养评价的评价影响因素分析如表 5-63 所示。

表 5 - 63　影响培养评价的评价回归结果

自　变　量	题项 1	题项 2	题项 3
常量	3.317**	3.265**	3.447**
性别（以"女性"为参照）	0.136*	0.187**	0.148**
年龄（以"≤22 岁"为参照）			
23～25 岁	0.095	−0.047	0.075
>25 岁	0.070	−0.068	0.139
综合性大学就读（以"独立设置医科院校"为参照）	0.003	0.011	0.070
有工作经历（以"无工作经历"为参照）	0.026	0.031	−0.045
读研主要目标（以"无明确目标"为参照）			
找到更高的就业平台	0.221	0.203	0.214
提升学历层次	0.204	0.235	0.230
致力学术	0.604**	0.510*	0.495*
寻找人生价值	0.438	0.379	0.372
听从父母或老师的建议	0.412	0.537*	0.351
其他	−0.305	−0.163	−0.208
攻读的学位类型（以"专业硕士"为参照）			
学术硕士	−0.011	−0.061	−0.108
专业博士	−0.188	−0.262	−0.188
学术博士	0.081	0.064	−0.042
培养模式（以"三年制专业学位硕士"为参照）			
七年制高等医学教育	−0.694**	−0.719**	−0.559**
八年制博士	−0.285	−0.191	−0.146
"5+3"一体化专业	−0.205*	−0.202*	−0.159
"5+3+X"	−0.275	−0.174	−0.321*
三年制学术学位硕士	−0.099	−0.019	−0.036
三年制专业学位博士	0.159	0.037	0.266
三年制学术学位博士	0.126	0.090	0.208
跨专业（以"未跨专业"为参照）	0.099	0.068	0.033
已入学时间	0.015	0.030	−0.004

（续表）

自　变　量	题项 1	题项 2	题项 3
奖助学金（以"满足基本需要"为参照）	-0.382^{**}	-0.321^{**}	-0.395^{**}
本科院校类别（以"其他"为参照）			
985 院校	-0.024	0.114	0.183
211 院校	0.207	0.371^{*}	0.378^{*}
普通院校	-0.026	0.147	0.098
毕业后的就业方向（以"还不清楚"为参照）			
政府部门	0.490	0.270	0.025
企业	0.259	0.292	0.444
医院	0.336^{*}	0.288^{*}	0.181
高校	0.500^{**}	0.519^{**}	0.282
科研院所	0.311	0.411^{*}	0.295
自主创业	-0.007	-0.174	-0.218
R 方	0.101	0.099	0.096
F 值	4.428	4.336	4.168
P	0.000	0.000	0.000

注：题项 1——研究生学习让人更向往未来职业；题项 2——研究生培养质量的评价指标多样；题项 3——研究生培养质量评价与专业目标契合。

表 5 - 63 表明，个人信息变量分别能解释培养评价 3 个题项变异的 10.1%、9.9%、9.6%。在题项 1，男生、以"致力学术"为读研目标、以"医院""高校"为就业方向的学生比对应参照类别学生的评价更高，而七年制高等医学教育、"5＋3"一体化、奖助学金不能满足基本需要的学生比对应参照类别学生的评价更低。在题项 2，男生、以"致力学术"和"听从父母或老师的建议"为读研目标、以"医院""高校"为就业方向、本科来自 211 高校的学生比对应参照类别学生的评价更高，而七年制高等医学教育、"5＋3＋X"、奖助学金不能满足基本需要的学生比对应参照类别学生的评价更低。在题项 3，男生、以"致力学术"为读研目标、本科来自 211 院校的学生比对应参照类别学生的评价更高，而七年制高等医学教育、"5＋3＋X"、奖助学金不能满足基本需要的学生比对应参照类别学生的评价更低。

第二节　质　性　研　究

一、研究目的与方案设计

本节采取质性研究方法，将临床医学研究生培养中更多的利益相关者和专业研究人员的观点纳入研究考察范围，同时更加深刻地理解研究对象的主观评价和心理状态，以便形成对临床医学研究生培养模式改革现状更完整的认知。

研究遵循的思路：经验—介入设计—资料收集—整理解释—分析问题。

笔者采用质性研究中的现象学研究。基于前述研究的经验和文献研究基础，拟定访谈提纲。访谈提纲主要分为四部分：第一部分，对"医教协同"推进临床医学研究生培养模式创新的整体印象，希望获得被访者对当前临床医学研究生培养模式创新的整体评价；第二部分，立足培养目标、培养过程、培养制度、培养评价4个维度，分别考察被访者的观点，在培养过程的考察中，还希望查明被访者对7个指标的认知度和评价；第三部分，在自主治理理论基础下，将医学院校纳入自主组织的假设中，考察被访者对上级管理部门权力下放和医学院校内部建设工作重点的看法；第四部分，从负面评价的角度，考察被访者对临床医学研究生培养模式改革的评价。

拟定访谈提纲初稿后，经两次预访谈测试效果，及时进行访谈提纲修改，最终形成正式访谈提纲（见附录）。

二、访谈对象与方法

（一）对象

采用目的抽样法，于2019年6月—7月对39人进行一对一半结构式访谈。被访者均为临床医学研究生培养的利益相关者。纳入标准：医学研究生教育或研究生教育研究专家、省级研究生教育管理部门工作人员（含负责人）、医学院校校级和院级研究生教育管理部门工作人员（含负责人）、临床医学研究生导师、住院医师规范化培训基地带教老师、临床医学研究生。研究对象以A1～A39进行编号，其中，医学研究生教育管理研究专家5人（A1～A5）、省级临床医学研究生教育管理部门工作人员 4 人(A6～A9)、校院级研究生教育管理部门工作人员 6 人(A10～A15)、临床医学研究生导师 8 人(A16～A23)、住院医师规范化培训基地带教老师 6 人(A24～A29)、临床医学研究生 10 人(A30～A39)。

(二) 方法

本次访谈本着自愿原则,访谈前与被访者取得联系,简单说明研究主题、所需时间,根据被访者的需求约定访谈时间和地点。访谈地点根据被访者的意愿,一般选择在办公室、会议室、教室等进行。访谈前签署知情同意书并告知全程录音。访谈过程中注意总结被访者陈述的主题,适时予以核对或确定,必要时进行重复确定和补充提问,访谈过程全程采用录音笔进行录音。

三、结果与分析

(一) 关于医教协同推进临床医学人才培养改革的总体评价

总体上看,被访者对医教协同推进临床医学人才培养改革基本持赞成态度。从专家视角看,有的认为"医教协同是我国在临床医学人才培养改革领域的重要举措,可以说抓住了临床人才培养机制的关键"(A2—专家);"我比较赞同医教协同,它有利于真正让研究生聚焦临床技能的提升,从而促进诊疗水平的真正提升"(A5—专家)。但也有的专家对这一改革持观望的态度,甚至认为包括"5+3"一体化培养模式"是将研究生教育和学位及住培①制度的绑定,即使这种改革可以快速产出高层次人才,但是恐怕产生的多是'手术匠',难以出大师、大家"(A4—专家)。

从政府管理者视角看,评价普遍较高。认为"总体是好的,从培养模式的创新来看有意义,从领导和工作机制上看也很有意义,在解决近期我国突出的医疗卫生高层次人才紧缺的问题上起了作用,从医学人才培养接轨国际的角度来说也是有意义的"(A7—政府研究生教育管理部门负责人);"我赞同这种改革,可以解决我们这儿比较尴尬的处境,我们一直找不到在医学上和卫生部门结合的点"(A9—政府研究生教育管理部门工作人员)。

从医学院校研究生教育管理人员视角看,也基本持赞同态度,"医教协同的

---

① 住院医师规范化培训,简称住培,是我国医学生毕业后教育的重要组成部分。

临床医学硕士研究生专业学位培养模式得到大多数师生的赞成，认为该模式能更好地提高临床能力，培养'能看病，会看病'的医生"（A11—校级研究生教育管理者）；"医教协同改革体系实施以来，感觉带来了生源质量的整体提升"（A12—院级研究生教育管理者）；"医教协同推进临床医学改革是符合新时代要求的，符合目前我国医学人才短缺的现状，尤其是全科医学"（A15—校级研究生教育管理者）。但是也有校院级管理人员认为"并轨培养也好，'5＋3'也好，目前都处于起步阶段，毕业学生不多，'5＋3'还没有毕业学生。从就业情况看，在后续潜力及能力上还没有突显出来，但从七年制转过来的学生看，两极分化（笔者注：适应的同学学习成绩较好，不适应的同学学习成绩较差）严重"（A14—院级研究生教育管理者）；"医教协同在实施过程中仍然碰到问题，需要思考解决：从中央到省里贯彻不力，例如'5＋3'和专硕招生，同时牵涉研究生学籍（教育部门）和住培学籍（卫健委），其实国家对研究生招生数和住培招生数都有测算方法，但两个部门往往缺乏沟通，导致研究生面临无法参加住培的风险，甚至有些省份卫健委为了解决过多研究生的问题，批准某些基地突破招生数上限"（A10—校级研究生教育管理者）。这位被访者就并轨问题，和A4专家持相同态度，"将研究生教育（专硕）与住培绑定，这在初期确实对快速推进住培起到了积极作用，但对临床学科的长远发展是有损害的，如生源影响，为缩短就学时间，学生更倾向于报考专硕，而科学研究需要学术型研究生来支撑；专硕受到的科研训练非常有限"。

从导师视角看，认为这项改革影响较大，"感觉影响蛮大的，尤其对招生质量，因为我也招学术硕士，现在学硕的质量受到较大影响，质量有所下降，对考生的导向很明显"（A17—博导）；"影响挺大的，无论对导师还是学生，好像说七年制的同学反弹比较厉害"（A23—硕导）。

从带教老师视角看，对改革的知晓度不高，也对改革认可度较低，"感觉这两年的研究生，没有完整、系统的理论知识，因为理论基础不行，很多临床的东西连贯不起来，问了东不知道西"（A24—主任医师）；有的表示，"改革就是个形式，关键是研究生的基础好不好"（A27—副主任医师）。不过，还有个别带教老师完全不知道这个改革，对改革与否没有感觉。

从研究生的视角来看，对改革基本持肯定态度，有的认为："并轨培养，有助于医学生更早进入临床，缩短医学生跨度到医生所需的时间，对于医学生来说这是极有帮助的"（A30—专业硕士）；"医学还是以专业技术为主，科研来自临床，但最终还是要回归临床，所以我认为这种模式对医学生是有益的"（A31—专业硕士）；"我认为该改革具有一定的先进性，先进性体现在对临床医学人才的培养讲求理论、实践并重，及时将理论知识用于实践，融会贯通"（A36—学术硕士）。可喜的是，研究生看问题的辩证态度，如"个人认为有利有弊，首先医教协同可以更有效地建立医学人才培养和医学人才需求的平衡，培养更合格的临床医师，但是这样一方面更拉长了临床医学的培养时限，增加了时间投入，如果（专业硕士毕业后与本科毕业——笔者）待遇没有相应变化，可能导致医学生选择的动摇问题；同时，对于学术型研究生来说，以后接触临床的机会将更遥远，临床和科研会分得更开"（A37—专业博士）；"个人认为改革挺好的，但仍存在不足之处，培养周期是否过长要给予一定的考虑"（A38—学术博士）。

从医教协同推进临床医学人才培养改革的整体评价看，多数被访者给予了肯定评价，大家认为医教协同的意义深远而重大，尤其是改革对领导机制和工作机制的突破上，其中，政府管理者、研究生等对医教协同认可度最高，专家、校院级研究生教育管理者的认可度次高，而带教老师对改革的关注度不够。从肯定的视角看，大家认为，改革符合社会和人民群众的医疗服务需求；弥合了教育系统和卫健系统不协同的问题；建立了日趋完善的领导机制和工作机制。但从持负面意见的被访者看来，学术学位与专业学位研究生由于培养模式发生变化，产生了专业学位毕业生期待的"搭便车"行为，导致学术学位研究生生源质量不高；同时由于政策利好偏向于专业学位研究生，致使该类被访者都表现出对学术学位研究生生源质量和培养质量的担忧。在医教协同改革的参与中，参与度最低的是带教老师，这一点可能跟长期在诊疗一线、没有时间去关注非专业以外的政策、制度有关。

（二）关于培养目标定位问题

总体而言，被访者都认为临床医学研究生应该分层分类确定培养目标。专家认为："培养量大面广的基层医生，以专业型学位为主，着重培养临床技能。培养医学科学家、科研型医生、学科带头人，以学术型学位为主"（A1—专家）；"对不同专业应有不同对策。如全科医学，应以专业型为主；例如儿科、眼科、口腔，因其本身规模小、学科和临床资源相对集中、学科发展快，应以学术型为主。这样才能保障这类学科的发展，从长远保障临床服务水平和能力"（A3—专家）。在专家层面，还普遍关注到培养目标的内容构成，认为"培养目标中要将解决当前医患紧张关系的考虑纳入，如医患沟通技巧与能力，'同情心、同理心'测试"（A4—专家）等。

从政府管理者视角看，"学术学位应该回归本源，做好基础研究的技能掌握；

专业学位应该注重临床实践能力的培养，让学生三年毕业后，能够掌握一定的实践技能"（A8—政府研究生教育管理部门工作人员），同时他们还关注到医学院校办学层次和所在地域的区别，认为这些也会对临床医学研究生的培养目标产生影响。"分学位类型和学位层次定位是基本，同时还要考虑学校的办学水平和地域，这里应有具体要求，不能全国一把尺子。你说，我省（浙江省——笔者）与新疆、甘肃能一样吗？"（A7—政府研究生教育管理部门负责人）

从校院级研究生教育管理人员、导师和带教老师视角看，也要求分类培养，"临床医学专业研究生教育的培养目标应该是培养具有临床研究能力的合格医生"（A10—校级研究生教育管理者）；"当然要划分学位类型来确定培养目标。学术型的就要做研究，研究技能的掌握很重要，但是要出新的原创性成果是很难的；专业型，因为当前的制度设计就是为了提高他们的临床技能，所以就应该明确强调这个"（A18—博导）；"要分学位类型，因为这样会对应着未来的培养方式。现在来看，是专硕培养如何实现培养目标的问题，从这些年专硕培养看，即使拿到规培证，实际技能掌握并不好"（A19—硕导）；"要分类定位，学术型的要多关注科研能力培养，专业型的在临床轮转中，要真正加强专业技能培训"（A25—主任医师）。在带教老师的访谈中，也提到关于专业学位研究生的人文素养提升问题，认为要将其明确纳入培养目标中。

从临床医学研究生的视角看，大部分访谈对象也认为应该实施分类定位："要根据研究方向定位，比如学硕和专硕就有很大的差别，专硕大部分时间都花在临床上，很少能腾出时间来做科研，所以对他们的要求以临床为主。学硕科研方向不同，情况也不相同，比如基础研究需要长期持久的探究"（A30—专业硕士）；"我认为培养目标还是要分学位类型的，学术型的和专业型的不同培养模式，带来的往往是不一样的结果。但是如果综合起来可能也会有意想不到的效果"（A39—学术博士）；"培养目标需分学位类型……但不能忽略其他方面，即专业型研究生的科研思维能力也必须具备，为以后临床工作提供帮助，学术型的也必须掌握一定的临床技能，两者缺一不可"（A38—学术博士）。

从临床医学研究生培养目标定位的访谈中，可见在培养目标分类上被访者的意见高度统一，包括被访谈的研究生，也能充分认识到这一点，而且很多研究生还认识到，在专业学位与学术学位培养目标做区分的同时，还要注意两者的相关融合，因为两者"缺一不可"。从专家和政府管理人员的意见看，他们除强调学位类型的区别外，还将目标定位的考察维度拓展到学校的层次和办学水平、地域区别、研究生的培养面向，以及二级学科的区别。更为重要的是，除强调培养目标定位的区别外，在专家和带教老师的层面，还有被访者提出要将缓解医患关系能力和方法的要求纳入培养目标。

（三）关于培养过程中指标体系重要性的认识

笔者在培养过程的访谈中，将培养过程分为招录体系、学制体系、课程体系、科研体系、规培体系、导师指导、毕业体系 7 个指标。专家对 7 个指标的排序意见为：招录体系、毕业体系最为重要；其次是规培体系；最后是其他环节。"目前我国研究生培养体系相对比较完善，总体看，招录和毕业最重要。一个入口一个出口。生源质量是高等教育教学质量的最重要因素之一，且医师是关系人类生命的职业，必须设置高门槛。其次是住培，由于当初住培基地审批把关不严，导致基地水平鱼龙混杂。将医院变成'学校'绝非易事，建议开始新一轮的住培基地冠名或评级，真正将好的基地留下来，差的淘汰"（A2—专家）；"招录是关键环节，只有好的生源质量，才有好的培养质量，所以加强招生宣传，名校称不上就宣传名专业，名专业称不上就宣传名师，这一点地方院校尤其要重视"（A3—专家）。

政府管理者认为，"每个环节都重要。招录是入口，如果生源质量不高，很难有好的毕业生；学制是对学生学习能力、学习目标、学习要求的综合评判，我认为学术学位可缩短，专业学位要延长；课程是基础，感觉导师们上课不认真，太忙了；科研对学术学位很重要，但据说能真正管硕士生科研的导师不多，专业学位可以减少科研的要求；规培对专业学位研究生很重要，但现在来看，带教老师真正放手的不多；据我了解导师和带教老师间的联动实际是没有的，对于专业学位研究生，导师基本不怎么管；毕业时的学位论文质量是关键"（A7—政府研究生教育管理部门负责人）；"我感觉都重要，可能现在高校和导师层面要更加重视课程和课程改革才行，教育部对本科教学提出了'金课'的要求，我认为研究生教育也应该有'金课''水课'的评判机制"（A6—政府研究生教育管理部门工作人员）。

从校院级研究生教育管理人员视角看，"各培养单位对临床医学研究生培养方案的顶层设计最重要。目前专业型研究生的培养方式，导致导师对他们的管理存在一定的断层现象，规培的制度虽然得到了很好的执行，但是如何让学生有时间和精力投入临床研究工作中，值得管理层面思考"（A11—校级研究生教育管理者）；"将规培基地建在医院，医院作为一个独立的教学体系，承担了大量的教学任务，有些医院因为对教学的不重视，只单纯地将住培生作为劳动力使用；部分医院缺乏教学能力；对基地的遴选不严格等。可谓鱼龙混杂，水平参差不齐"（A14—院级研究生教育管理者）。

　　从导师视角看，也更倾向于重视招录和毕业环节，但带教老师更关注他们所在环节的重要性。"招录和毕业最重要。如果生源质量不佳，要想有好的结果是不可能的。毕业论文也很重要"（A18—博导）；"当然是招生和毕业环节。招生的导向作用明显，毕业的门槛一定要高，如果专业英语水平不够，如何完成专业研究、读懂外文文献？论文的发表也很有必要，否则三年下来，除了一篇学位论文，怎么评价你的平时学习和阶段性成果？但是作为学位申请条件，评判可以灵活些，如有录用证明或毕业半年内发表出来，也应允许申请学位"（A23—硕导）；"规培环节最重要，如果带教老师比较随意的话，学生是学不到什么东西的；导师也很重要，有些学生会被老师折腾得很辛苦"（A26—副主任医师）。

　　从临床医学研究生自身看，他们的看法与前述不尽相同，如有的研究生认为"对于专硕主要以规培为重，保证顺利毕业的基础上尽可能地做出其他成果，三年毕业四证合一，可以正式上岗。学硕主要以科研为重，毕业以后不管是考博还是找工作，所发的文章都是很重要的参考指标，而且学硕即使在临床待了足够时间，毕业后还是要进行规培，所以做好科研是最重要的"（A30—学术硕士）；"导师最重要，本科、硕士最大区别即硕士有老师、同学团队（科研型——笔者），如导师科研能力不行，一切的一切都是白搭"（A35—学术硕士）；"导师即资源，掌握着你就业的风向标"（A34—专业硕士）；"我认为毕业环节最重要。建议合理设置毕业要求，不应过高或过低。过低，不利于学生尤其是硕士研究生科研投入度的提高；过高，不利于学生尤其是博士研究生的产出效率及身心健康。应分学科讨论，不应以某一 SCI 分值作为不同专科的共同毕业标准，一些非大临床的科目如眼科论文在 SCI 分值上存在明显的劣势，这样做缺乏公正性"（A39—学术博士）。

　　从培养过程各指标重要性的表述中可以清晰地看出，专家、导师、带教老师都比较重视研究生的入口和出口质量管理以及规培的质量管理，认为招录时的生源质量决定着研究生的培养质量，而当前的招录方式影响了学术学位研究生的质量，导师在招生上失去自主权；毕业时毕业论文的质量能够反映研究生的培养质量；对规培质量备加关注，认为评价专业学位研究生的主要手段就是规培。政府层面的管理者更能从宏观上对研究生培养过程的质量提出要求，认为所有的环节都重要；对导师与课程的关系特别关注，认为导师对课程教学和研究生培养质量具有重要影响，但导师没有在研究生培养过程中发挥应有的作用，然而如何发挥作用没有提出明确的意见。临床医学研究生关于培养环节的重要性认知统一性不强，对于诸如规培、科研、导师、毕业等都给予了较多关注。对规培和科研的关注主要源于学位类型的不同。研究生们认为专业学位应该重视规培,学术学位应该重视科研;都认同导师在培养过程中的重要性,认为导师起着决定性的作用,同时也表达了导师在指导、教育等方面的不足。对于毕业是否设置门槛或者是否应将学术论文、外语水平与学位授予相挂钩的认识,大部分被访者都持认可态度,但认为也要把握好"度",如认为学术论文发表时间的认定不能太过死板。

(四) 关于临床医学研究生培养制度建设的认识

从专家视角看,临床医学研究生培养制度的建设应该立足具体的培养模式,如"5＋3"一体化培养模式要有实质性的举措,要有明确的培养标准和规范,而不应办成 5 年本科＋3 年专硕和住院医师规范化培训的并轨。"'5＋3'一体化是标杆,是我国目前最优秀的一批医学生的集中地。目前仍是 5 年本科＋3 年专科轮训形式,要以八年一贯制为形式,以全面培养医教研能力为目标,深化改革"(A1—专家);"针对专硕的培养制度较健全,包括在'5＋3'中的那个'3',因为能类比到专业学位硕士的培养,但是对于学术研究生、专业博士,包括'5＋3＋X'培养模式,到底怎么做? 标准是什么? 目前还比较欠缺,这会造成问题的"(A3—专家)。一些专家也认为,制度建设的梯次还存在问题,"我认为,当前我国临床医学研究生培养貌似建立了很多制度,包括形成了一整套国家层面的制度体系,但在省级和校级层面的制度建设上,既没有规范的制度依据、制度框架,也没有成体系的具体制度,这两个层面(省级和校级——笔者)感觉制度建设意识还不强"(A4—专家)。

从政府管理者视角看,认为"省级层面制度建设的空间不大。建议学校应加强制度建设,尤其是执行层面的"(A7—政府研究生教育管理部门负责人);"我们省级层面的制度建设权力越来越小,因为从上而下的方式,中央部委已经规定好了很多东西"(A6—政府研究生教育管理部门工作人员)。

从校院级研究生教育管理部门人员视角看,更加关注制度执行层面的操作性和可执行性,认为首先应该关注"专业学位研究生评价体系建设"(A10—校级研究生教育管理者),另外还建议"出台符合医学研究生培养规律的住院医师规范化培训的政策和说明,目前的执业医师法和住院医师规培的政策有相互干扰的问题,有些影响研究生培养的实效"(A14—院级研究生教育管理者)。

从导师和带教老师视角看,各层面的制度建设应该契合实际,能够具有更强的操作性,发挥学校和医院在制度建设上的作用,认为"国家层面是不可能制定太细的文件，也不应该制定太细致的文件。这项工作应该由学校和医院来联合完成，其中可以减少一些对导师的限制性要求"（A17—博导）；"学硕的质量管理应该更加细化，现在学校和学院都不太管了。从制度规定上，学硕的临床实习是否可以取消？因为按当前的要求，他们要想当医生还要经过规培的，这一点点时间的临床还与毕业论文相冲突，效果也差，不如取消"（A23—硕导）；"学生考核的量化指标体系建设现在还没有，我们老师都是凭感觉给分，有很多人情分在，看学生顺眼就高些，但不会不给过关"（A29—主任医师）。

从临床医学研究生视角看，更加集中地放在具体制度建设问题上，如认为应对学术学位硕士生的培养方案作出调整，"对专硕已经有比较合适的培养方案，四证合一，毕业即可正式入职，但是对于学硕来说还是缺乏比较妥当的方案，只能考博或者按部就班地进行规培，是否可以在培养时间和程序上进行一定的调整，让有志于临床的学硕在时间成本上更加合理"（A35—学术硕士）。而对于专业学位，关注的是学位标准、规培等制度建设，"需加强专业学位研究生学位标准方面的建设。重点加强毕业生考核的思想道德及科研方面的能力"（A39—学术博士）；"还需要加强住院医师规范化培训的制度建设，着重思考在培养过程中如何确保每个住院医师切实掌握基本临床技能，具备独立诊疗能力，为之后的正式上岗做足准备"（A34—专业硕士）。

从被访者对制度建设的建议看，专家们更倾向于对新近实施的培养模式制度建设的系统化，如认为包括"5＋3"一体化及"5＋3＋X"培养模式在内的制度建设并不完善，还停留在国家部委层面，在医学院校还没有校级层面的制度出台，这也印证了长久以来我国临床医学研究生培养模式改革制度变迁中的"上热下冷"现象。政府管理部门的人员认为制度建设在省级管理部门的空间有限，提示医学院校要加强校院级关于培养模式改革的操作性制度建设。从校院级研究生管理者、导师、带教老师和临床医学研究生的意见来看，一方面要强调制度建设中医学院校和培训基地的作用；另一方面要关注具体需要强化的制度建设内容，关键是临床医学专业学位硕士研究生的评价体系建设或学位标准体系建设，与之相关联的是住院医师规范化培训的制度建设和学术学位硕士研究生培养制度改革。在住院医师规范化培训方面，被访者认为临床技能考核量化标准建设不足，无法实施有效考核。

（五）关于临床医学研究生质量监控体系建设

从专家视角看，临床医学研究生质量监控体系建设的方向比较明确。重点

"要建立完整的内、外部质量评价体系。第一,政府管理部门要尽快从具体评价工作中脱离出来;第二,要加强第三方评价机构的建设。现在所谓第三方评价机构要么具有强烈的政府背景,要么以逐利为重,缺乏公信力"(A1—专家);"将过程评价与终末评价相结合,建立一套完整的培养方案,明确各个培养节点"(A2—专家);"要加强质量建设的理论研究,把质量意识、质量文化的概念引入临床医学研究生质量监控体系,用当前国际流行的质量评价标准来衡量我国临床医学研究生培养质量,必要的时候可以进行一定的改造,使之本土化"(A5—专家);"我们的质量标准建设还太落后,要建立适合我国临床医学研究生培养要求的质量标准,近期要有区域的差别,但一定时期后应该建立统一的标准要求"(A4—专家)。

从政府管理部门看,他们和专家认识相类似,但语气中多了些无奈,"要加强外部和内部质量保障体系的结合,重要的是内部质量评价体系建设,这是国际评价的趋向,建立自我评价标准,外部的评价作为参考"(A7—政府管理部门负责人);"我们也很无奈,虽然第三方评价机构有许多,但是都不成熟,有什么办法呢?实在没有合适的标准可用,我们在做项目评估时自己弄一套标准或指标体系,也只能是考查几个关键指标,大家对评估的诟病或指标的不公正也可能是源于这些,这也是没办法的"(A8—政府管理部门工作人员)。

从校院级研究生教育管理部门来看,他们的建议比较具体,更加关注具体质量制度建设,如"重点是内部控制制度建设,目前学校相关的质量制度不具体,做质量管理工作'上有政策,下有对策',有时在质量管理上显得不系统、不规范"(A11—校级研究生教育管理者);"我还觉得可以实施长学制改革,扩大硕博连读规模,减少学术型硕士数量,提升学术研究型人才的培养质量"(A13—院级研究生教育管理者)。如对导师、带教老师的质量管理,"重点应加强导师与临床带教老师的遴选、考核与激励"(A10—校级研究生教育管理者);如对研究生思政管理质量和学生职业指导质量的关注,"建议加强教学和学工的联动,建立大教学体系,加强对研究生的支持,对学习有困难的研究生要及时介入、给予支持;还建议建立专门的研究生职业发展中心,对研究生未来就业和职业发展进行指导和规划"(A14—院级研究生教育管理者)。

从导师和带教老师的视角看,导师对自身的建设和要求更重要,"导师本身的职责意识,有的导师不像导师;还有的导师就是'放羊',基本不管学生,只管自己发展,丢一个题目给学生就不管了,也没有对研究的系统指导,这样是不行的,是要误人子弟的"(A16—博导);"导师的质量管理,导师要用心用情对学生,现在有些导师对待研究生太过冷漠，学校和学院要规范导师如何当一个合格的导师"（A17—博导）。在导师们看来，学校的硬件配套也会影响研究生培养质量，"学校提供的资源支持也非常重要。实验空间，包括动物实验的条件空间，我的学生想做实验，公共平台要排很久的队，有时还要我去跟人打招呼"（A22—硕导）。带教老师更关注研究生规范化培训方面的质量标准建设，"学生规培期间的培训量化标准太单一，光有数量的标准，没有质的标准，我个人认为，未来对质的规定比数量的规定应该更重要"（A29—主任医师）。

从临床医学研究生的视角看，更多关注质量管理的细节，如学位论文质量问题，"对于学硕来说，主要还是学位论文评价，论文格式是否规范，论文的质量是否过关，是否能体现学生的科研水平"（A35—学术硕士）。也有认为导师占重要地位，如"导师素质很重要"（A34—专业硕士）。在质量评价体系建设上，提出"综合评定一个学生，不是通过最终的毕业答辩。比如开题时，也能有一些专家来评审，看看这个课题是否能继续做下去。另外也希望导师能多给学生提供一些锻炼演讲能力的机会，比如多参与国内或者国际大会，这些经费是否可以由学院来承担等"（A36—学术硕士）；"评价体系的健全：除学位论文评价外，可增加导师、科室／实验室对学生的评价，及学生对导师的评价等"（A37—专业博士）。

综合被访者的意见，比较集中地认可质量管理的重要性，而且具有一定的质量管理体系建设意识，认为内部和外部质量监控体系相结合的机制不健全，还没有形成质量文化意识；质量标准的公信力不足，量化的标准不足以评价培养质量；第三方评价力量太弱；等等。在这些意见中，还表现了对具体质量管理制度建设的重视，如被访者还认为导师、带教老师的指导在临床医学研究生培养质量上具有重要的作用，但也有导师、带教老师素养不高，教书育人的意识不强；再如，认为校院层面要加强研究生培养硬件配套和经费支持，提高对研究生学业进步和高水平就业的支撑能力。还有的认识到学位论文在质量监控中的作用，认为其为重要手段，但重要性还没有被完全挖掘。

（六）关于政府权力下放问题的认识

从专家的视角看，认为应该从意识和理念的角度去改变对临床医学研究生培养、管理的认识。"我认为政府首先要改变'一放就乱'的想法，高校的治理无论从国际经验还是医学教育的规律看，政府管理部门就不应该管太多太细，只要管住'标准'就行，要充分信任医学院校和社会对培养质量的评价能力"（A2—专家）；"我们讲'大学治理''放权'这么多年，感觉是雷声大雨点小，从管理部门层面看,实则并没有真正去思考和完善这些问题,还总是放心不下,管理部门的定位亟须改变"(A4—专家)。管理部门的认识与专家意见还不完全一致,"在当前院校间资源竞争激烈、医疗行业自律不足的情况下,我个人认为不能急于放,而应该逐步放、有序放"(A7—政府研究生教育管理部门负责人)。

在上级管理部门权力下放的具体项目上,几乎大部分受访者都认为首先须下放"招生指标"。将招生指标确定权下放到医学院校的观点,在专家、校院级研究生教育管理者、导师等群体中取得了高度一致,"要在全面实施学科评估和学位点滚动评估的基础上,下放招生指标"(A1—专家);"招生指标亟须下放,我们的博导数量已经是每年招生指标数的 3 倍多"(A10—校级研究生教育管理者);"招生指标一定要下放,我的课题多,但是科研助手总是招不满,进来的我也不十分满意"(A19—硕导)。与招生指标下放相类似,规培基地的带教老师对规培学员的招录名额也提出要从省卫健系统下放,如"有些科室想招招不到,尤其在并轨培养后,感觉很多指标都被专业硕士给占用了"(A26—副主任医师)。研究生教育管理部门却不这样认为,"招生指标不能一下子放到学校,会导致盲目扩张,造成无序竞争,无法做全省的平衡。我们倒不是要把这个当资源,其实每年定指标的时候我们很痛苦,要搞平衡。其他权力基本还在中央部委,省级层面的权力其实较小"(A7—政府研究生教育管理部门负责人)。在这个问题上,临床医学研究生由于对此没有切身感受,没有收集到有价值的意见和建议。

综上,从宏观上看,教育管理部门在真正放权的意识上还有待提高;在具体放权项目上,比较集中在招生指标的限制上。现实情况也确实如此,尤其在地方医学院校中,导师的招生需求是每年省教育厅(教委)划拨招生名额的几倍,有的学校博导数量甚至超过每年博士生招生指标的几倍。规培基地的指标数由省卫健系统审批,原根据基地实力划定的指标数,并没有因为专业学位研究生招生的增加而相应增加。被访者认为招生数应根据医学院校的实际予以确定,而教育管理部门将招生指标作为控制规模的手段,是否合理科学也值得讨论。

(七) 关于医学院校自主管理行为的认识

这一问题的访谈,关涉的是医学院校内部的自主管理和创新管理要求。根据专家意见,医学院校可以主动开展学生学术评价,具体举措包括对研究生毕业要求的规定,如"对学生的学术评价应逐步打破唯 SCI 论、唯 SCI 分数论、唯 SCI 数量论"(A2—专家);"对于英语我也抱有同样的态度,但是否一定以六级或四级作为标准,还是可以讨论的。自己学校、专业为什么不可以建立自己的英语考试题库、标准？只要达到了内部标准就应该给予发放 4 个证"（A3—专家）。

从教育部门管理者视角来看，认为"课程建设和改革的权力已经下放，但是很多高校没有静下心来做课程建设和改革"（A6—政府研究生教育管理部门工作人员）；"招生改革可以做，但是不能一步迈得太快太大，在申请-审核制改革中，有的学校非常极端，就一个面试，这样是不行的"（A7—政府研究生教育管理部门负责人）。

从校院级管理部门视角，也关注较为具体的管理举措，如对奖助学金的管理、导师管理等，"要增加奖助学金的额度，不必跟国家对奖助学金的额度规定完全一致。因为经济问题，有一些研究生不得不在外兼职，影响学业"（A15—校级研究生教育管理者）；"要加强导师和临床带教老师的管理，学校是一评了之，我们学院管理的时候其实是有难度的，不知道哪些该管，哪些不该管"（A14—院级研究生教育管理者）。

从导师视角也提出很多关于加强内部管理方面的改革举措，"要加强导师管理，如今有些导师把学生当成廉价'打工仔'，当成会赚钱的工具，但是在学生的学业上不闻不问"（A16—博导）；"要加强学院和学校管理人员的素养，不要老是填这个表那个表，要加强信息化管理，让老师从各种填表中解放出来。他们还没有真正做到为导师和学生服务"（A18—博导）。

临床医学研究生也提出了一些改革诉求，"增加奖助学金会是一个很好的方式，现在物价不低，增加奖助学金的数量或者获取方式，是有助于提升学生学习热情的一种方式"（A35—学术硕士）。在研究生们眼中，导师的管理是第二关注的主题，"加强对导师的管理，有些导师从来不给学生开组会，学术型硕士 3 年科研没有特别的锻炼，也没有主动性去学习，所以加强导师管理很重要"（A34—学术硕士）。对课程建设也提出要求，"可设置个性化课程，在课程开设方面，应拓展宽度和深度，除部分必修课外，增加选修课的占比和可选科目选项，让学生选择自己兴趣所在及以后可能与发展方向相关的课程"（A33—专业硕士）。

综上，大家对医学院校内部管理改革的期望很高。比较集中的要求是毕业和招生流程的改革，几个层面都认为应该在招生选拔时给予导师一定的招生自主权，在流程设计时把导师的自主权纳入；关注医学院校内部管理能力和水平的提升，尤其是在办学定力上，不要盲目跟风社会热点（如 SCI 指标等）。但教育管理部门工作人员认为招生流程改造要慎重，改革的步子不能太大，要有步骤地开展。医学院校内部，如管理人员、导师、临床医学研究生对校内自主管理比较集中地关注了两个方面：奖助学金制度，导师管理制度。

（八）关于我国临床医学研究生培养亟须解决问题的认识

在临床医学研究生培养亟须解决问题的认识方面，大部分被访者都认为是培养质量，或与培养质量相关的问题。有专家直接回答为"培养质量问题"（A2、A3—专家）；也有专家对临床医学研究生培养模式提出意见，要"将研究生教育与规培脱钩。研究生教育代表研究能力，规培表示临床能力，两者不是一回事"（A1—专家）。政府管理部门工作人员对临床医学研究生培养方面的一致性感受也是培养质量问题，还有认为影响培养质量的主因是"有些医学院校在出口把关不严"（A8—政府研究生教育管理部门工作人员）。在校院级研究生教育管理工作人员中，认为"临床医学研究生的培养是精英教育，应按精英化人才进行培养"（A13—院级研究生教育管理者）。导师和带教老师也一致关注培养质量问题，"即使导师认为研究生毕业还存在一定问题，但是如没有特别理由，是无法让学生多留一年的，学生不理解，校院也不理解"（A17—博导）；也有的导师认为研究生培养过程的问题都应该关注，包括"生源质量的问题、培养质量的问题、研究生培养的过程管理、教师能力的提升问题等"（A21—硕导）。临床医学研究生除对培养质量关注外，还关注培养质量管理机制，"根据当前的社会资源及社会状况扩大招生指标，但相应地也要加强培养过程中的质量审查制度，绝对不能流于表面"（A33—专业硕士）。临床医学研究生关注教育成本问题，认为研究生"培养周期长、相对成本大（其他专业同龄人已毕业有收入，而医学研究生仍需缴费上学）"（A30—专业硕士）；"门槛高、学习压力大、学习期间投入过多、过程艰苦、后期的回报并没有那么理想，付出和回报并没有合理地对等"（A38—学术博士）。

从被访者的整体意见看，都认为临床医学研究生培养质量问题是关键，并对如何解决质量问题提出了建议和意见。首先，质量管理的个性化要求，如是否可以突破研究生的基础学制问题、学术学位硕士的资源分配问题等。其次，临床医学研究生教育属于精英教育，应该有精英教育的方式，将院校教育与毕业后教育混淆在一起不可取，但不考虑这种教育的特殊性和当前社会偏见的影响也是不可取的。再次，加强研究生培养的过程管理，加强教师的能力提升等。最后，临床医学研究生培养还应关注教育成本的问题，这是取消公费读研后必然带来的问题，在问卷调查中也有所反映，特别是奖助学金不能满足基本生活需要的情况。这是教育管理部门和医学院校必须重视的问题。

第三节　实证调查的结论及分析

一、定量研究的结论及分析

（一）关于培养目标的评价

从临床医学研究生对培养目标的整体评价看，现行培养目标总体上不能满足研究生的要求，培养目标定位及目标达成度都存在问题，但综合性大学的评价高于独立设置医科院校研究生，这一点也在质性访谈中得到了验证。从专业目标的评价看，硕士学位研究生入学后对专业培养目标与现实需要契合的评价，比博士学位研究生高，这说明需要进一步深化博士学位研究生的专业目标建设；专业学位研究生在专业目标定位的清晰度上比学术学位研究生高，说明学术学位研究生培养经过较长时间的发展，其目标定位、当前实际需要和研究生的期待已不完全契合，需要提升。

在影响因素分析中，对培养目标认可度较高的研究生类型，主要是男性、本科毕业于 211 院校的学生，同时读研目标为"致力学术"、就业方向为"医院""高校"等单位的研究生。但值得注意的是，七年制高等医学教育、奖助学金不能满足基本需要的学生与对应参照类别学生的评价相比都较低。感受和评价中的较高分值，说明当前临床医学研究生培养目标对就读于综合性大学、本科毕业于 211 院校的学生更加容易达成；对于读研目标明确为"致力学术"、就业方向明确为"医院""高校"的研究生，培养目标与其目的契合度较高。七年制高等医学教育和奖助学金不能满足基本需要的学生对培养目标评价较低，这一点值得注意。七年制高等医学教育培养模式已全面停招，在读学生已转为"5＋3"一体化培养，培养模式的改变需要学生适应的东西很多，而且由于学制拉长和突然转变专业学位培养方式，对研究生造成困惑在所难免。奖助学金不能满足基本需要的学生虽为小群体，但这部分研究生一般都是学业困难和经济困难相重合，对培养目标评价不高在所难免。同时，从本次调查看，七年制高等医学教育和奖助学金不能满足基本需要学生的评价始终不高，再次说明制度变迁往往带来系列后果，需要综合评估、审慎推进。

对培养目标维度的调查结果反映出，已需要对临床医学研究生培养目标的具体内涵、标准要求进行新的定位和界定,这种新的定位或界定,要关注学校类型、研究生学位层次和类型的不同,还需要特别关注如七年制高等医学教育和奖助学金不能满足基本需要的学生等一些特殊群体的诉求。

(二) 关于培养过程的评价

培养过程维度被分成招录体系、学制体系、课程体系、科研体系、规培体系、导师指导和毕业体系7个指标项进行调查。总体来看,除学制体系外,临床医学研究生对培养过程的其他6个评价指标都存在入学前后感受的强烈落差,在变量分析中,除性别影响不大外,学校类型、学位层次、学位类型都对评价产生不同程度的影响。其中,临床医学研究生对招录体系选拔优秀人才的能力和效率并不认可,综合性大学落差要高于独立设置医科院校,在生源质量、学位类型的招生比例安排方面,专业学位研究生比学术学位研究生的落差更大;临床医学研究生对课程体系在课程的结构、前沿性、临床技能培养能力、考核管理等存在入学前后的评价落差,而且综合性大学的落差高于独立设置医科院校,博士学位研究生入学后对课程的前沿性、临床技能培养能力评价高于硕士学位研究生,专业学位研究生对临床技能培养能力评价高于学术学位研究生;临床医学研究生入学前对科研体系抱有较高期待,但入学后有较大落差,同时综合性大学研究生入学前的科研培养期待要高于独立设置医科院校,入学后两类学校研究生都对参与前沿课题、科研方法和科学思维训练不满意,但不同学位类型对科研评价无显著差异;临床医学研究生对规培体系中的技能培养、资源和基地建设水平落差较大,其中以专业学位硕士研究生对培训基地硬件建设、临床技能训练时间的关注度最高,但评价较低;临床医学研究生对导师指导有感受落差,突出表现在博士研究生对导师提供的学习机会和科研指导满意度不高,专业学位研究生在导师(带教老师)传授临床技能方面满意度不高;临床医学研究生对当前毕业体系入学前后的评价具有一定的落差,独立设置医科院校研究生对毕业环节的规范性较综合性大学评价低,专业学位研究生在学位授予与发表论文挂钩方面比学术学位研究生感受到的压力更大。

在影响因素分析中,对培养过程产生高评价的学生类型主要是男性、入学时间较长、本科毕业于211院校的学生,同时读研目标为"提升学历层次""致力学术"等、就业方向为"医院""高校""科研院所"等单位的学生也能产生对培养过程的较高评价。同样,七年制高等医学教育、奖助学金不能满足基本需要的学生与对应参照类别学生的评价相比都较低。但是在这一维度的评价中,"5+3"一体化、"5＋3＋X"培养模式学生与对应参照类别比，评价也较低。

对于培养过程，除学制外，6个指标评价都存在入学前后的差异，说明医学院校要进一步加强对培养过程各环节的管理，在设计构建中要充分考虑各培养模式的需求。"5＋3"一体化、"5＋3＋X"培养模式研究生对培养过程整体评价偏低，对招录、科研、导师、毕业等多个指标评价较低，可能与这两种培养模式为新设置有关。设置前虽有硕士专业学位研究生教育与住院医师规范化培训并轨培养试点的基础，但其试点经验仅为"3"的阶段，而大部分这类学生还处于"5"的阶段，医学院校包括各临床专业均无成功经验、现成方案可循。综合性大学临床医学研究生对参与前沿课题、导师传授临床技能的评价较低，对于拥有较多课题资源和临床资源的综合性大学而言貌似难以理解，但实际情况是综合性大学的导师拥有较多资源，可是需要指导的学生也多，因此研究生接触前沿课题的机会被"稀释"，接触导师获得临床技能指导的时间、机会也被"稀释"。这里，就涉及教育管理部门对包括招生指标等在内的资源分配问题，说明当前资源配置并没有达到学校类别上的平衡。

（三）关于培养制度的评价

从临床医学研究生对培养制度维度的评价看，入学前后同样存在较大落差，综合性大学研究生比独立设置医科院校研究生对培养制度的评价高。在影响因素分析中，就业方向、读研目标明确的研究生对培养制度评价，比对应参照类别的学生评价更高，七年制高等医学教育、"5＋3"一体化、"5＋3＋X"、奖助学金不能满足需要的学生则比对应参照类别学生评价更低。

可以看到，独立设置医科院校在培养制度建设上存在着与培养目标相同的问题，即对综合性大学(985、211高校)制度建设的模仿和"借鉴""搭便车"行为。培养制度没有获得较好评价，说明独立设置医科院校要进一步加强个性化的制度建设。七年制高等医学教育、"5＋3"一体化、"5＋3＋X"培养模式研究生对培养制度评价不高，其原因也具有深层含义。七年制高等医学教育的消亡以强制方式推行，研究生对制度变迁方式及由此带来的后果存在不满和疑惑；"5＋3"一体化、"5＋3＋X"培养模式研究生对培养制度不完备的感受，要求各医学院校立足自身实际，进一步创新培养制度，完善制度体系。

（四）关于培养评价的评价

从临床医学研究生对培养评价维度的评价看，研究生对当前的质量评价体系建设存在较大落差,重点反映在对研究生质量评价标准的导向上,即培养评价没有与就业面向、专业要求相衔接,质量评价的指标体系建设也不完备。在影响因素分析中,男生、读研目标明确、就业方向为"医院""高校"、本科来自 211 院校的学生比对应参照类别学生的评价更高;而非常一致的,七年制高等医学教育、"5＋3"一体化、奖助学金不能满足基本需要的研究生,比对应参照类别研究生的评价更低。

可以看出,作为临床医学研究生质量评价成熟的标志,质量评价体系已经到了必须进行统筹设计和健全完善的时候。同时,对七年制高等医学教育、奖助学金不能满足基本需要的研究生,质量评价体系的设计和健全要予以关注,而且还要特别关注"5＋3"一体化学生对质量评价的感知,对于这种临床医学研究生培养的主流模式,它的质量评价将对"医教协同"改革成效产生较大影响。

二、质性研究的结论及分析

(一)临床医学研究生培养目标定位的分类意识有待强化

从访谈结果看,被访者普遍认为应该实施分类分层的目标定位,既要做好学位类型的分类,也要做到学位层次的区分。还有被访者要求根据医学院校的办学层次和办学水平,以及学校办学所在区域来综合确定办学目标和定位,这也不无道理。现实情况也确实如此,部委属医科大学或 985、211 大学医学院,根据国家有关规定确定培养目标和定位,而地方医学院校根据这些大学的目标定位"依葫芦画瓢",作出自己学校的相关规定,导致全国高校临床医学研究生培养"千校一面,千校一目标"的现状。目标是人才培养的定位和标准,这必然和学位类型、层次相关,也必然与毕业后的职业面向和服务领域、人群的特点、要求相关。从这一点看,我国临床医学研究生培养目标的定位精准不够,有针对性、有学校特点、有地域特殊要求的培养目标建设任重道远。

(二)临床医学研究生培养的过程管理需全面加强

从访谈结果看,对培养过程的 7 个考查指标,不同类型的被访者关注的重点也不相同,但是每个重点的关注都代表被访者希望加强这方面的要求。其中,访谈对象的重点关注点包括:优化招录流程,部分抵消专业学位强烈的优越感,保障学术学位研究生的数量和质量;做好招录形式改革,适度体现导师在招录研生上的自主权；合理安排不同学位类型的学制改革；在临床医学研究生教育中谋划和建设"金课"，并实施好课程建设和改革；培养临床医学研究生的科研能力、科研意识，体现学位类型的差别；加强培训基地的管理，充分发挥基地的资源效应；引导导师、带教老师注重素养锤炼，将全部精力放在研究生培养和培训上；抓好出口关，既要考虑毕业授位标准的学术论文或外语等级要求，也要考虑形成毕业质量管理体系等。

（三）医学院校层面的培养制度体系建设任务较重

从访谈结果看，被访者关注临床医学研究生培养制度体系建设的重点，是医学院校内部管理制度的建设。从培养过程这一环节看，包括招生指标下放管理制度、招录流程制度、带教课程制度、导师规范化管理制度、奖助学金改革制度，以及毕业管理制度等。从立足医学院校深化培养模式改革的制度体系建设看，医学院校的任务更加繁重，对于医教协同改革中新增的临床医学硕士专业学位研究生教育和住院医师规范化培训并轨、"5＋3"一体化、"5＋3＋X"等培养模式，从院校层面如何构建配套制度需要深入思考，更需要行动。

（四）临床医学研究生培养质量保障体系还不健全，质量文化建设意识不足

从访谈结果看，被访者在分项提出培养质量的标准或要求时，还关注临床医学研究生培养内部与外部质量监控体系建设的不足，如作为外部质量监控重要力量的第三方评价机构的规范问题、能力问题、公信力问题等；作为内部质量监控重要手段的个性化质量标准建设等。被访者还认为我国当前临床医学研究生培养质量管理的理论构建不够，建设一个具有完整体系的"质量文化"的意识不强。

第六章

---◆---

德国、美国临床医学研究生培养模式及借鉴

德国医学教育历史悠久，是现代医学教育的发源地；美国"4＋4"医学生培养模式日益成为国际临床医学人才培养的主流模式。这两个国家医学研究生培养模式的研究，对深化我国临床医学研究生培养模式改革具有借鉴意义。

第一节　德国临床医学研究生培养模式

德国高等医学教育体系建设已有 600 多年的历史，是德国传统 4 大科学（神学、哲学、法学和医学）之一。作为现代医学教育和现代医学研究生教育的发源地，德国引领世界医学高等教育之先，创造的"师带徒"导师制度、科研训练体系、住院医师制度等，对世界诸多国家（地区）的医学高等教育产生了深远的影响。

一、德国临床医学教育的发展历程

维也纳大学（现属奥地利）在 1384 年已完整设置文学院、法学院、医学院、神学院。1386 年，德国最古老的大学之一海德堡大学建立，建校第二年设置医学科系。30 年后，莱比锡大学医学院成立。从 14 世纪中期到现在，经过几百年发展，目前全德设医学专业的综合大学和独立设置医学院校已有 36 所（因柏林夏瑞蒂医学院由柏林洪堡大学医学院和柏林自由大学医学院合并而成，也称 35 所），其中独立设置医学院校 2 所（汉诺威医学院和吕贝克医科大学）。

（一）中世纪的德国医学教育

在中世纪，德国大学的主要权力还由罗马教廷赋予。大学的学院设置一般都为 4 个：文（哲）学院、法学院、医学院、神学院。到 14 世纪后期，所有想要进入法学院、医学院或神学院（均属专业学院）学习的学生，都须取得文学学士学位。法学院、神学院的地位非常明确，学生在专业学院中取得相应学位，就相应获得法官、教师等社会职业的资格。但对医学生的要求相对更加严格，医学生在医学院经过 2～3 年学习后，并不能获得独立行医资格，还需要再经过 2～3 年学习，考核合格，才能获得执业医师资格。

医学院定位中很重要的一点是对自然世界知识的教学研究。此时，希波克拉底、盖伦、阿维森纳的著作被奉为医学经典和教条，教师声望的高低也是由他们阅读这些经典著作的渊博程度和讲授时印证这些经典著作的技巧和熟练程度决定①，直到解剖学和生理学取得重大进展。这种教学体系的影响时间约为200 年。

到中世纪后期，由于宗教骚乱、教派对大学的控制企图和各种战争，学生纪律松弛，医学院因为经费缘故，师资大量外流，很多变成徒有其表的机构。改革首先发生在维也纳大学医学院。1749 年，入职刚 4 年的施维登（Swieten）制订学校章程、教学组织原则、每个教师的发展计划和对各类医务人员重新考试的计划，并得到皇后批准。施维登最重要的成果是在维也纳大学医学院开创临床教学，不过只能在医院教学病床和教学门诊中进行。他同时在教学中渗透观察、实验理念，压缩传统课程，增设反映医学科学发展前沿的课程和与医学密切相关的自然科学研究成果课程。施维登的改革得到德国少数医学院的认可和效仿。由此，德国医学教育出现新的局面，从而为 19 世纪德国医学走向世界作了组织准备②。

（二）19 世纪的德国医学教育

在 19 世纪前期，德国医学院校迎来大发展，一部分医学院校得到重新恢复，一批医学院建起来，包括柏林大学医学院。1810 年 10 月，由威廉·冯·洪堡负责筹建的柏林大学（建立之初名为柏林弗里特里希·威廉大学，第二次世界大战

---

① 朱潮.中外医学教育史［M］.上海：上海医科大学出版社，1988.
② 朱潮.中外医学教育史［M］.上海：上海医科大学出版社，1988.

后,分设为柏林自由大学、柏林洪堡大学)开学。柏林大学在院系设置上秉承德国大学专业设置传统,设立法律、医学、哲学、神学4个院系。柏林大学成立之初,就明确了办学宗旨,而其中著名的"洪堡精神"被称为现代大学精神之源头。"洪堡精神"有3条重要原则:重视科研与教学的统一;重视学术民主和学术自由;重视人文教育和博雅教育。

整个19世纪,在"洪堡精神"指引下,德国医学院校高标准地开展了临床前及临床医学教育,大学和医学院也开始高度重视医学科技创新。因为极力开展医学前沿知识研究,德国的医学科技迅速超越其他欧洲国家,在世界医学科技创新中的综合实力迅速提升。1880—1930年,德国医学院校吸引了一批批外国医学生前来留学或深造,包括美国、加拿大等地的医学生。仅1870—1914年,到德国学医的美国青年已逾15000人[①]。德国医学博士生教育在"洪堡原则"指导下,更是构建了一套带有明显"师带徒"色彩的培养模式,一直影响至今。

这一时期,另一个在医学教育界产生深远影响的事件,是外科大师、柏林大学兰根伯克(Lanqenbeck)教授提出住院医师培养的设想,他认为外科医师必须经过优良的临床训练,必须在大学教学医院当过手术助手,还需要受过动物实验的训练。这种模式是住院医师培养中"学院模式"的重要代表,表现为重视"床旁教学"和科研训练。这一设想首先在美国约翰·霍普金斯大学医学院得到推广。

第二次世界大战后,德国联邦虽然在政治结构上有了极大变化,但并未对医学教育形式或内容的变革造成太大的影响。对于大多数人而言,医学教育要摆脱纳粹意识的影响,最好方式之一就是强化"洪堡精神"中的人文主义。但过于强调人文主义的结果是,德国在经历近一个世纪医学教育的繁荣后,国际地位逐渐式微。20世纪后半叶,德国一批批学生或青年医生远赴美国、加拿大、英国或爱尔兰等地留学,并在当地获得医师资格。

(三)20世纪末以来的德国医学教育

1991年,明斯特大学医学教育研究所等对德国医学教育改革进行调研,揭开德国医学教育沉寂表象下的暗流涌动。从调查看,柏林大学、波鸿大学等医学院已开始实施课程改革,其中柏林大学医学院还制订了一体化医学课程改革的

① 崔京艳.清朝时期中国和西方医学教育概况及比较[J].世界中西医结合杂志,2011(11):132-135.

详细计划。杜塞尔多夫大学医学院开展了对初级医疗保健系的改革。10 所医学院校对临床前和临床期的教学标准进行改革。另外,还有一些组织或机构也积极参与医学教育改革①。

即使有医学院校的坚持和各种社会组织的运作,但由于长期自我封闭,德国医学人才培养呈现数量减少、质量下降的趋势。2002 年,德国颁布医学执照管理新规;2004 年,又废除了注册前 18 个月医学培训的规定。这两个举措给德国医学教育带来重大影响,尤其是对医学院校近年来课程改革以及教职员工职业化培训所遵循的基本准则②带来重要影响。

改革后首先发生改变的是医学生获得医师执照的考核形式、次数。改革前学生须参加 4 次联邦统考;改革后,考核直接减少至 2 次,取消了临床前考试和第二次联邦考试。大多数考核职权也由国家考试委员会下放到医学院校。

表 6-1 德国医师执照考核改革前后医学学习与考核的分段架构

	第一年	第二年	第三年	第四年	第五年	第六年	
改革前	基础科学	临床前考试	临床基本理论	第一次联邦考试	临床专科学习	第二次联邦考试	最后一年实习	第三次联邦考试
改革后	基础与临床基本理论			第一次联邦考试	临床专科学习	最后一年实习	第三次联邦考试

资料来源:Nikendei, C., 等. 德国医学教育[J]. 汪青,编译. 复旦教育论坛,2010(1):93-96.

1999 年,欧洲教育部长会议签署了欧洲高等教育改革计划,并由此形成"博洛尼亚进程"(Bologna Process)。根据该计划精神,目前德国部分大学的医学教育也在向欧洲统一学制和学位体系方向改革,但是各个州和大学对于改革内容和方式仍有诸多争议,因此各校进展差别很大③。其原因包括德国现行的医学教育学位未实施三级学位体系,仅设医学博士一级学位等。

---

① 高微. 德国医学教育形势与改革动向[J]. 医学教育,1993(10):42-45.
② Nikendei, C., 等. 德国医学教育[J]. 汪青,编译. 复旦教育论坛,2010(1):93-96.
③ 杨东亮,徐明生,黄万武,等. 德国医学学位教育的研究与启示[J]. 学位与研究生教育,2007(5):73-76.

二、德国临床医学研究生培养模式的要素

德国大学享有行政自治权和学术自主权,即根据章程选举产生的管理机构可就本校或本系事务做出决定,高校自主权体现在发展学术、争取资助、传播科研成果等方面①。因此,德国医学院校在办学中既有统一要求,又有各自特点。

(一) 院校教育阶段

1. 培养目标

德国医学人才培养总目标:富有造福于人类的人道主义精神的人,关心病人更关心人类健康的社会活动家,掌握坚实自然科学知识又勇于探索医学实践的学者。注重培养学生具有医师职业所要求的专业知识和 6 种能力,即掌握基础知识的学习能力、驾驭临床实际的实践能力、解决疑难问题的创造能力、参与社会活动的交往能力、具有鲜明个性的竞争能力和自我约束能力②。柏林洪堡大学医学生培养目标:承诺终身学习和知识共享;沟通、互动和团队合作能力;决策能力和责任感;积极参与公共和个人健康促进和预防工作③。从相关表述看,国家的总目标与大学的目标并不具有完全的对应性。

2. 入学招生和录取机制

(1) 学习位置分配制。在当前的德国,医学是 7 个限制专业之一,其专业学习名额由学习位置分配中心④(die Zentralstelle für die Vergabe von Studienplätzen, ZVS)负责统一配置。其中,ZVS 掌握 40% 的学习位置分配权,各大学有 60% 的学习位置分配权。相关工作流程:希望进入医学院校学习医学的学生先向 ZVS 提出学习申请,ZVS 每年将学习位置的 20% 分配给成绩最好的学生,20% 的名额分配给经过"等待时期"⑤的学生,即历届的优秀学生。申请

① 曲艺,赵晓东,丁会峰,等. 德、英、美医学精英教育的特点及启示[J]. 中国卫生事业管理,2011(12):943-945.
② 陈嬿. 德国高等医学教育现状和若干思考[J]. 中国高等医学教育,1995(6):41-43.
③ Ein Studium orientiert an neuen Lehr- und Lernkonzepten sowie an den Bedürfnissen der ärztlichen Praxis, https://www.charite.de/studium_lehre/studiengaenge/modellstudiengang_humanmedizin/.
④ 学习位置分配中心主要职能是根据统一的标准分配限制专业的学习位置。
⑤ 这是一类第一年未进入医学院校,但学医意愿非常强烈的学生,他们可以选择进入医学专业学习位置的"等待"系统,这个时间平均为 4 年。在此期间,学生可以学习与医学相关的课程或者从事与医学相关的工作,这种机制是对学生专业理想、忠诚度的极大考验。

学习医学的学生面临较大竞争，以 2017 年冬季学期为例，16 个联邦州中的 14 个要求学生 Abi(高中毕业成绩)分数为 1.0，医学院校一共提供约 11000 个学习位置，其中，公立学校 9176 个，而冬季学期申请公立学校的学生一共有 4.31 万名。16 个州均为医学院校拟定了各指导性选拔标准，这些标准包括平均绩点、在毕业学校的成绩、面试选拔结果、以往职业经历、课外活动成果奖励及证书，或者与学科相关的学术能力倾向测试[①]。

（2）医学生测试系统。为了补充选拔手段，德国 2007 年开始恢复医学生测试系统(testfur medizinische studiengange，TMS[②])，并作为选拔医学生的手段之一。TMS 包括空间和立体视觉、良好的短期记忆能力、自然科学的基本理解、迅速集中知觉、医学科学论文撰写等方面的能力[③]。与通过面试、单纯依赖 ZVS 分配学习位置或单一的高中成绩相比，TMS 在客观和准确评估学生医学学习、实践能力上具有一定的优势和科学性。但是无论通过 ZVS 选拔，还是通过医学院校自主招生录取，申请者中学成绩必须超过平均水平。

3. 培养过程

德国大学医学教育年限为 6 年 3 个月(12 个学期)，分临床前期(1—4 学期)和临床期(5—12 学期，包括实习)两个阶段。根据德国《医生从业条例》基本要求，医学教育阶段教学计划包括医学课程学习、急救工作训练、护理服务、4 个月见习、1 年临床实习。

（1）临床前期阶段。

① 课程内容。临床前期主要是课程学习，学习医学基础理论及相关自然科学知识，包括生物、物理、化学、心理和解剖的基础知识，从而深入了解器官系统的结构、功能，同时也会定期安排临床实践学习内容。第一学期一般安排生物、化学、物理、医学基础，第二至三学期安排解剖学、生化-分子生物学、生理学，第三至四学期安排与临床相关的具有整合、指导意义的讨论(seminar)[④]。在第一次联邦考试前，医学生须获得与上述课程相关的 19 张成绩单，以及急救技能培养和为期 2 个月的护理服务。

---

① Nikendei, C. ,等. 德国医学教育[J]. 汪青，编译. 复旦教育论坛，2010(1)：93 - 96.
② TMS 最初在 20 世纪 80 年代用于包括海德堡、慕尼黑和其他大学的 15 个医学院系，其设计初衷是为了证明技能操作对申请者在医学院和未来作为一流的医生或外科医生的重要性。
③ 吴春丽，冯萌，Daniel Tian Li. 德国医学教育体系运行概述[J]. 医学教育研究与实践，2017(1)：129 - 132.
④ 王健昌. 德国医学教育模式浅析[J]. 中外医疗，2008(11)：67 - 78.

② 课程特点。课程安排长学程化,如解剖、生理、生化等课程都长达 3 个学期。医学生入校伊始就接触临床内容,包括医学职业介绍、医学术语训练、临床护理服务要求、通过急救训练等。在各课程学习过程中非常强调理论联系实际,例如,在前期教学阶段的解剖、生理、生化课程,在第一临床教学阶段的药理、微生物等课程中都安排了一定数量的讨论课①。理论课教学没有统一教材,授课教师根据培养的基本要求和联邦考试相关内容来组织教学。

（2）临床期阶段。

① 专业课程学习。临床期学习共 8 个学期,主要完成理论课程学习与临床训练。理论学习主要是生理变化与疾病发生等知识的衔接,临床上主要进行常见病的临床诊断、实验室诊断及分科培训。同时传授必要的医生基本素养、法律知识、举止行为方面的知识,课程包括全科医学、外科学、内科学等 28 门医学专业课及一个学生自选学科,还包括与专业相关或跨学科领域的,如传染病学、医学形态学、医学信息学等 20 余门课程。

在临床期,医学生还需要利用假期或业余时间完成 4 个月的见习,见习是申报第二次联邦考试的必要条件。

② 临床实习。在临床期的第十一、十二学期,医学院校会安排 48 周的临床实习,医学生成为“初学者”(famulant),实习科室包括内科、外科和自主性科室,实习时长各占 1/3,即内科实习 16 周、外科实习 16 周,剩下 16 周由学生选择其他临床科室轮流实习,重点是开展床旁教学。德国医学生临床实习一般在具有高水平师资、先进设备和教学设施的大学附属医院进行。临床实习也是申报第二次联邦考试的必要条件。

4. 教学形式

德国医学教育教学形式中既有大班制,也有小班制,主要进行理论教学,同时为适应临床教学需要还设置了实验课、实习、见习等。在柏林洪堡大学教学方法介绍中,就明确指出其教学方法包括:讲座、实践训练、研讨会、考试课程(U-Course)、问题导向学习、交互模仿、跨学科模拟、混合式学习等②。

理论课课堂教学主要包括学科、科目的重点、难点和前沿知识;就医学生共性问题举办相关性专题讲座,以拓展知晓群体。研讨课也是德国医科院校强调

---

① 曾金华. 德国高等医学教育近况[J]. 国外医学(医学教育分册),1994(2)：55 - 59.
② Eric S, Holmboe L E, Hlamstra S. The milestones guidebook. 2016 [EB/OL]. (2017 - 04 - 12) [2019 - 09 - 01]. http://www. acgme. org/Portals/0/PDFs/Milestones/Milestones Annual Report 2016. Pdf.

的教学形式,由授课教师提出问题,学生经一定时间准备后解答,或师生间互问互答。绝大部分医学院校在 2008 年前就建立了技能实验室,采用标准化病人来培训沟通技能,应用 PBL 教学手段、基于计算机的学习方法等进行授课①。

5. 考核体系

(1) 医学院校组织的考试。德国医学院校设有各类阶段性考试,其成绩是学生学习质量检验的依据,也是参加两次联邦考试的必备条件。医学院校组织的各类考核主要集中在第七至十学期,共发放 39 张成绩单,这些成绩主要来自临床病例小测试和客观结构化临床考试(OSCE)系统。大部分德国医学院校都应用 OSCE 系统来测试学生临床能力。

(2) 联邦考试。第一次联邦考试,即"执业医师第一阶段资格考试"(Erster Abschnitt der Arztlichen Priifung),在临床前期学习结束时(入学第二年)进行,主要考核医学基础知识和临床理论知识。考试持续两天,考生需完成 320 道综合选择题,号称医学生生命中最难的考试。第二次联邦考试在完成所有教学基本要求(第六年)后进行,主要为床边临床技能考核和临床能力综合测试,时长也为两天,题量与第一次相同。第一次考试通过才有资格申请第二次考试,全部通过后方可获得国家医师考试合格证书。两次联邦考试仅有 3 次补考机会,如仍不能通过,则必须放弃学医。

6. 学位授予

学位体系的特点,是德国医学教育与其他国家医学教育最大的不同。首先,德国医学博士学位(DR. med)不与医师执业资格挂钩;其次,德国医学博士培养融入 6 年医学教育中,不是 6 年院校教育后再设置的学位类型。申请医学博士学位基本条件是通过两次联邦考试,完成博士学位论文。大多数医学生在临床后期会根据兴趣和自身条件申请进入一个医学中心,在导师指导下开展博士论文工作。医学博士生并没有专门的入学考试,接到申请材料的导师主要先面试,再对申请人科研能力、创新素养和专业能力等综合实力评价后决定是否录取。德国对博士学位论文要求较高,规定须是独立完成的成果,须有自己的独特见解甚至是某领域的创见,能够对某领域学术发展有一定贡献。总体来看,大约85%的学生可获授医学博士学位②。

---

① Nikendei, C. ,等. 德国医学教育[J]. 汪青,编译. 复旦教育论坛,2010(1)：93 - 96.
② 杨东亮,徐明生,黄万武,等. 德国医学学位教育的研究与启示[J]. 学位与研究生教育,2007(5)：73 - 76.

（二）毕业后医学教育

毕业后医学教育是德国医学教育全过程的重要组成部分，有比较完善的规章规范和管理制度，对参加毕业后教育的学生有严格的质量要求和明确的培养目标。

（1）实习医生。在德国要成为注册医师，必须先有 18 个月的实习医生经历，即注册前医师，这一过程可以在参加专科培训时进行。实习医师须在上级医师指导下从事至少 9 个月非手术科室或至少 6 个月手术科室的临床工作。

（2）全科医师培训。整个培训为期 5 年，有些州可以累加实习医生培训。须在具备培训资格的医院/诊所做住院/助理医生 60 个月，其中，36 个月接受内科住院医生基础规范化培训；24 个月在家庭医生诊所规培，可含不超过 6 个月的选修外科工作。一般是学生从医学院校毕业后，经过注册前培训，再经全科医师培训且通过口试，获颁全科医师证书，才能使用全科医师称谓。

（3）专科医师培训。德国有 40 多个经认可的专科和亚专科，依据专科的不同，培训时间 4～8 年不等。与其他国家不同，德国毕业后培训未附属于任何学术机构，从内容到培训时间都没有规范设计，似乎培训只是受训者个人的责任。培训结束，考试通过者被授予专科医师资格证书，并取得专科医师称号。专科培训由行业规划，计划由地区同一专业领域内医师组成的医师学会或职业团体制订，并同时负责期终考核和专科医师资格授予。

（三）继续医学教育

德国对继续医学教育非常重视，贯彻终生医学教育的理念和原则。德国职业教育法规定：各类医师均有义务接受继续医学教育。继续教育一般由联邦医师协会和州医师协会直接领导、组织实施和管理，德国国家卫生、教育行政部门负责提供部分资助和制订有关政策，具体的教育方案、计划、内容、方法、课程、考核等都由行业学会和科研机构管理。继续教育部分课程使用网络教育，要求医师 3 年学习 60 学时，而且 60％课程要在培训中心完成，40％可在各州举办的培训中完成或其他学习活动中心完成。但 5 年内，每个医师"继续教育学分"须达到 250 分。

三、德国临床医学研究生培养模式的特点

（一）学制单一，学位结构单一

德国医学院校教育通常为 6 年，医学学位仅博士学位一个层次，没有与别国

的对等关系。也正是这一点与当前国际通行的二级或三级学位体系不相容。医学博士学位不是获得"执业许可证书"的必备条件，大多数医学生毕业时可获医学博士学位。但如完成学校规定学业，通过两次联邦医师考试，完成18个月实习，即使没有医学博士学位，仍能申请执业资格证。

由于德国学制单一，医学博士学位设置与医师执业资格相关性不强，也呈现难以与国际接轨的弊端。与其他欧洲国家医学学制体系难以对接，使得德国医学教育与其他欧洲国家乃至美洲国家在模式上有较大区别。

（二）采取"师带徒"模式，实施精英化培养

德国联邦政府、州政府、大学均不参与博士生培养具体事务。博士生培养均由导师组织协调和管理监督，包括面试招录、培养计划制订、研究方向确定、博士课程监督、科研和各类论文的写作指导，及学位论文能否提交答辩等。因此，师生关系往往不仅是科研指导、论文指导，还常常存在师徒感情上的密切联系。

（三）培养过程把控严格，保证培养质量

德国医学博士研究生没有入学考试，在确定导师后，提交相关材料、科研设想，如获得导师同意，即进入培养过程。培养中，博士生既要围绕博士论文方向开展深入研究，还要以讲座形式承担一定博士课程。德国医学博士生教育没有固定课程，学习方向以研究方向为主，内容根据研究需要、个人兴趣和导师要求确定。科研和研究训练以"问题为中心"，重视学生批判思维、辩证思维和综合能力的培养。博士学位论文答辩环节要求严格，导师和导师委员会对博士生是否能参加答辩具有决定权，这些给博士生造成极大的学习压力。虽然医学生获得医学博士的比例较高，但是经过严格训练的医学生，其培养质量有较高保证。

第二节 美国临床医学研究生培养模式

从培养目标、培养方式、课程体系、教学内容、临床技能培训、学位授予标准等方面比较，美国临床医学教育"4＋4"模式类似于我国当前医学教育中的八年制模式，美国的住院医师培训（毕业后教育）则类似于我国当前临床医学专业学

位研究生教育，但又不能完全对等。

一、美国医学教育的发展历程

20 世纪，美国医学教育逐渐成为世界先进医学教育的重要代表。

根据俞方[①]、蔡锋雷等[②]的分期方法，本节将美国医学教育分为传统医学教育和现代医学教育阶段，分期依据主要在于是否将临床实践教学作为核心内容。不过，在对美国医学教育改革历程梳理中，发现其复杂程度远远超过这个"核心内容"。

1. 传统医学教育阶段

传统医学教育主要指美国 20 世纪前的医学教育。

（1）殖民时期的美国医学教育。16 世纪中后期—18 世纪中期，美国南北战争之前的这段时间通常被称为殖民时期，其时美国医学教育方式主要有两种，一种是先期移民到欧洲医学院校留学，归来后成为新大陆医生；一种是非正规的"师带徒"培训。所谓"师带徒"的培训开始于 17 世纪，学徒跟随开业医师学习，习医前签订师徒合同。习医年限一般为 4—7 年，以口头传授和自学形式为主，没有正规的课程教学。这是这一时期美国医生培训的主要途径[③]。

1752 年，宾夕法尼亚医院建立，标志着医疗服务从私人开业迈向集体行医，也标志着利用医院开展医学教育的发端。1765 年，美国费城医学院成立，这是美国第一所医学院。费城医学院的建立真正标志着美国医学教育的正规化，标志着医学教育走入大学课堂[④]。学校提供 2 年的医学教育课程计划，以宾夕法尼亚医院为教学医院，学生须在医院完成一年的临床训练。

（2）18 世纪后期—19 世纪中叶的美国医学教育。1783 年，独立战争结束，社会上表现出对医疗服务和医学教育的强烈需求。此后近一个世纪，美国成立了大量医学院校，包括：1782 年的哈佛大学医学院，1797 年的大特茅斯学院医学院，1807 年的马里兰大学医学院、纽约内科和外科医学院，1818 年的佛蒙特医学院，1819 年的俄亥俄医学院，1821 年的费城药学院，1836 年的拉什医学院，1838 年的弗吉尼亚医学院，1847 年的纽约医学院，等等。同时又表现

① 俞方. 美国医学课程改革历程探索[M]北京：人民卫生出版社，2010.
② 蔡锋雷，吴秀珍，鲍臻，等. 浅谈美国医学教育改革及其特点[J]. 西北医学教育，2012(1)：58 - 60.
③ 朱潮. 中外医学教育史[M]. 上海：上海医科大学出版社，1988.
④ 张艳荣，李志平. 北美第一所医学院费城医学院的创建[J]. 中华医史杂志，2007(4)：226 - 229.

为众多医学院整合入大学、大学创办医学院等。新医学院的不断涌现，加之行医执照法律的缺陷，出现了大量文凭工厂；劣等生进入医学院，摇身一变成为医师①。

（3）19 世纪后期—20 世纪中叶的美国医学教育。19 世纪后期开始，美国医学教育走上传统医学教育向现代医学教育过渡的历程，有两个重要标志。一是医学院校自觉的课程和教育理念改革。1871 年，哈佛大学医学院建立第一个科学实验室，启动课程改革，确立以实验教学为标志的课程体系。1893年，约翰·霍普金斯医学院一成立便致力医学教育改革，最主要的举措是实践临床教学及临床见习制（被称为美国医学教学历史上最重要的教改成果），实行医学院和医院的一体化管理，在学术上保持医学院同大学的联系②。至此，以现代医学教育课程体系探索为主要内容的美国现代医学教育开始萌芽。二是医学教育标准建设。1910 年，美国卡内基基金会（CCNY）与医学教育委员会（CME）联合出版《弗莱克斯纳报告》，将美国医学教育的问题概括为：缺乏标准、缺乏整合、缺乏探究、未专注于医学生职业身份的形成③。报告以对美国和加拿大各医学院校的评价为结尾，点名批评某些医学院校，包括哈佛大学和耶鲁大学，却对约翰·霍普金斯医学院教育模式赞赏有加，并将它推荐为美国医学教育的学习样板。报告发表后的 10 年里，美国有 80 多所医学院校被关闭或合并，约占医学院校总数的一半，还有一些学校不得不改建。1919 年，全国医学考试委员会拟定医师执照考试程序，即基础医学考试、临床科学考试、实践考试。至此，美国形成医师执照考试制度，至今除考试方法做了某些改革外，其余均未变④。

2. 现代医学教育阶段

（1）医学模式的变化与教学改革。1977 年，美国罗彻斯特大学医学院教授恩格尔在《科学》上发表题为《需要新的医学模式：对生物医学的挑战》一文，批评生物医学模式的局限，同时提出一个新的医学模式，即生物-心理-社会医学模式。

---

① 肯尼斯·卡尔曼. 卡尔曼医学教育史：昨日、今日和明日[M]. 管远志，潘慧，主译. 北京：中国协和医科大学出版社，2014.

② Bordley III J，Harvey A M. Two centuries of American medicine，1776 - 1976 [M]. W. B. Saunders Company，1976，132 - 133.

③ Irby D M，Cooke M，O'Brien，B C. Calls for reform of medical education by the carnegie foundation for the advancement of teaching：1910 and 2010 [J]. Academic Medicine，2010，85(2)：220 - 227.

④ 朱潮. 中外医学教育史[M]. 上海：上海医科大学出版社，1988.

基于这样的认识和转变,美国医学院协会先后发表《美国医学教育未来的方向》(1982)和《为21世纪培养医生:医生的普通专业教育》(1984)。前者明确提出要加强对医学生的人文、社会科学教育;后者是一个指导美国20世纪80年代以后医学教育改革的纲领性文件,重点探讨:重新确定医学教育的目标;明确提出人文科学在现代医学教育中的地位和作用;强调医学教育过程的连续性[①]。

这一时期出现了大范围教学改革。从1979年新墨西哥大学医学院对PBL教学方式的探索,到1982年摩斯大学医学院全面采用PBL教学,再到包括哈佛医学院等在内的100所医学院校采用PBL,体现"建构"(constructive)、"自主"(self-directed)、"协作"(collaborative)和"关联"(contextual)4个现代教育理念[②]。其中,哈佛医学院的"新途径"(New Pathways)项目引人注目,是美国现代医学课程体系建立以来最为重要的课程改革。虽然接下来的改革没有再像"新途径"项目一样产生大的影响,但是1992年加利福尼亚大学医学院进行的全科医师课程改革,1998年西余大学医学院实施的PCT(Primary Care Track)计划,20世纪90年代初在马萨诸塞大学医学院和宾夕法尼亚州立大学医学院开展的标准化病人训练改革等,都有探索价值。

(2)医师执照考试的变革。这一时期,一个重要变革是美国医师执照考试的统一化、规范化。20世纪90年代以前,美国国家医师考试委员会(NBME)、美国州医学委员会联盟(FSMB)和外国医学毕业生教育委员会(ECFMG)分别举行医师执业证书考试。1992年,美国医师执照考试(United States Medical Licensing Examination,USMLE)的第一步(step1)和第二步(step2)取代了以前NBME三部分考试的前两部分;1994年USMLE的第三步考试(step3)取代了以前NBME考试的第三部分,全新的USMLE真正成为唯一的医师资格考试[③]。

二、美国临床医学研究生培养模式的要素

美国医学教育可分成4个阶段:医学前期教育、院校教育、毕业后教育和继

---

① 张艳荣.20世纪后半叶美国高等医学教育改革历程[J].中华医史杂志,2006(1):33-37.

② Dolmans D,De Grave W,Wollhagen I,et al. Problem-baced learning:future challenges for educational practice and research[J]. Medical Education,2005,39(7):732-741.

③ 俞方.美国医学课程改革历程探索[M]北京:人民卫生出版社,2010.

续教育。医学前期教育是基础学习阶段，类似于我国当前部分八年制医学教育的综合大学普通本科，基本不接触医学和医学知识。院校教育虽然可获得医学博士学位，但类似于我国 5 年制临床医学本科教育，只是更加强化学生临床技能培养。毕业后教育类似于我国临床医学研究生教育，而且更偏向于专业学位培养模式，不过其住院医师规范化培训属于专科培训。而我国研究生第一阶段教育往往是硕士阶段教育，属于通科或全科培训，博士阶段才进入专科培训。因此，在美国，毕业后医学教育才是真正的研究生教育，但是因其连贯性强，本文不做专门介绍。

（一）医学前期教育

美国医学前期教育，指接受医学教育学生在进入医学院校学习前的本科教育阶段。著名的《弗莱克斯纳报告》强调，要加强医学前教育，即学生必须完成 4 年大学教育并取得文学士或理学士学位才有资格申报医学院校。当然，4 年医学前本科教育不是绝对的，资料显示：美国 125 所医学院中，19% 允许高中毕业以上报考；10% 允许大学二年级以上报考；57% 允许大学三年级以上报考；91% 接收大学四年级毕业生[①]。

当前美国对医学前期教育专业已没有特别限制，以理工科为优，必须修习过生物、生化等基础课程，大部分医学院校要求学生在本科期间完成一学年的生物学和物理学及两学年化学课程的学习。在常规本科教育中，有志于毕业后申请医学院校的学生，须在本科阶段做好一系列准备，为自己 4 年后加分。

一个最重要的加分项是成为医学院校"暑期学生"。暑期学生实践课一般是到医学院校参与课题研究。通常情况下，每个课题组会接受 1—2 名学生的申请，学生可以连续 2—3 年选择同一课题组。导师或导师课题组会指导学生开展研究。有些学生在暑期活动中有新发现，经导师同意，可向外投送论文摘要、论文，如被接受或录用，则可获会议资助或奖学金。暑期学习和表现非常重要，它既是入学申请的重要材料，更能较早接受科学思维、创新意识和实践能力的训练。

布朗大学是美国高校中的"自由国度"。它是美国唯一一家在综合性大学内、

---

① 孙宝志.中国与美国医学课程详细比较及国际标准问题［J］.中国高等医学教育，2002（2）：22 - 25＋50.

仅培养八年一贯制医学生的医学院,被称为开放式医学教育项目[①](the program in liberal medical education,PLME)。学校允许 PLME 学生完成本科阶段学习后,休学参加感兴趣的课题研究或社区工作,医学院无条件为其保留学籍[②]。

(二)院校教育

(1)招生。本科生申请进入医学院,必须认真准备入学考试(medical college admission test,MCAT),考试成绩是医学院校录取考生的重要指标之一。MCAT 是机考标准化考试,主要考查应试者解决问题能力,批判性思维和分析能力,研究设计和图形化分析、数据解析能力,考查应试者对学科原理和知识的掌握程度。2015 年改版后,现由 4 部分组成:化学和物理基础,生物和生物化学基础,批判性思维与推理技巧,行为心理、社会、生物学基础。MCAT 每年举办 25 次考试。

先通过考试,再经过医学院的面试,就能获得入学资格。当然,能够进入医学院校的学生一定是当年报考的佼佼者。据不完全统计,医学院校在面试阶段会淘汰很多学生,全美排名前 25 的医学院校平均录取率不足 6%[③]。

(2)学制。美国医学院校教育学制都是 4 年。前两年学习基础课;后两年进入教学医院学习临床课程,并进行见、实习和专科轮转。

(3)课程安排。前两年的基础课安排一般为生理、生化、解剖、微生物、组织胚胎、病理、药理、诊断等。第一年课程主要关注疾病发生发展过程,更侧重学习人体疾病状态下组织、生理、病理和免疫等的变化[④]。第二年课程作为临床医学体验课的一部分,学生有机会跟随老师开始接触临床,学习基础临床所涉及的临床技巧及伦理。学习方法上,医学院校教学除课堂授课外,还大量采用小组学习形式,开展 PBL、CBL 和基于团队的学习。

美国医学院校第三、四年的学习,是医学生最紧张的阶段。第三年,学生离开医学院进入教学医院。课堂教学时间越来越少,课后还需要利用晚上和休息时间阅读、查找资料。第四年医学院校安排学生参加专科轮转。

---

① 娄小娥.浅析美国布朗大学八年一贯制医学教育项目[J].中国高等医学教育,2008(9):26-29.
② 娄小娥.浅析美国布朗大学八年一贯制医学教育项目[J].中国高等医学教育,2008(9):26-29.
③ 李红波,赵青赞,沈兰,等.美国高等医学精英教育的形成及启示[J].基础医学与临床,2017(2):270-272.
④ 李红波,赵青赞,沈兰,等.美国高等医学精英教育的形成及启示[J].基础医学与临床,2017(2):270-272.

表 6-2　哈佛医学院课程安排

第一、二学年	第三、四学年
第一学年课程内容：①人体（解剖、组织、放射）8周；②细胞化学与生物学（生物化学、细胞生物学）6周；③人体综合生理（人体器官综合）6周；④药理4周；⑤遗传、胚胎、生殖（分子遗传学、形态发生、早期发育、生殖）6周；⑥免疫微生物与传染性疾病（免疫、微生物、传染病）7周半。此外，还同时开设"病人/医生"课程第一部分（社会医学、批评性阅读医学文献等课程）24周。第二学年课程内容：⑦人体神经系统与行为（神经病理生理、神经解剖、神经、精神、神经生理）8周；⑧病理3周；⑨人体系统（病理生理）由两部分组成，一是皮肤病、呼吸、循环、血液，11周，二是消化、肌肉骨骼、泌尿、内分泌、生殖，14周。另外，还有"病人/医生"课程第二部分（精神病理学、预防医学与营养学等课程）32周	后两学年以临床见习为主，具体内容包括初级卫生保健见习5个月；内科、外科、妇幼保健各3个月；放射科、神经科、精神科、高级内科、高级生物医学项目各1个月。高级生物医学项目向学生介绍生物医学研究基本常识并提供实践机会。此外，在第三学年还开设"病人/医生"课程第三部分24周，并在后两学年穿插约110门选修课

资料来源：冯逵、黄建始. 美国哈佛医学院、约翰·霍普金斯大学医学院课程计划对我国八年制医学教育课程改革的启示[J]. 复旦教育论坛，2008（3）：86-89.

（4）课程改革。美国医学教育界认为：医学院校应提供启发性及实践性的学习经验，以促进医学生职业精神的培养[①]。20世纪80年代，哈佛医学院开始实施以"整合课程"为主要特征的课程改革。1985年，开始实施"新途径"课程计划。与传统课程相比，"新途径"更重视医学的人文性，使学生更有信心成为全科医生和精神科医生[②]。到21世纪，哈佛医学院开展以临床教学改革为主的新综合课程改革。本次课程改革建立"职业入门模块"，进一步扩大课程整合范围，建立纵向整合的临床教学模式，将人文社会科学也纳入整合范围。2010年以来，哈佛医学院重新对课程内容进行整合，主要体现为对医学生能力培养的重视，开展跨器官系统的课程改革，建立分子、细胞和基因基础模块，人体的结构与功能模块，疾病与人体防御模块，疾病与防御的免疫力模块，职业基础模块等课程，还强调对医学生学术研究能力的培养[③]。

进行课程改革探索的医学院不仅哈佛医学院一家。布朗大学医学院还开设

① 许劲松. 美国医学院教育的特点及对我国八年制医学教育的启示[J]. 中国高等医学教育，2009（8）：19-20.

② Peters A S，Greenberger-Rosovsky R，Crowder C，et al. Lang-term outcomes of the new pathway program at Harvard Medical School：a randomized controlled trial[J]. Academic Medicine，2000，75（5）：470-479.

③ 任莉，刘卫东，王云贵. 哈佛大学医学院三次课程改革比较及其启示[J]. 中国高等医学教育，2017（12）：129-130.

了行医学(doctoring course),整合医学伦理、物理诊断、临床沟通技能、职业化训练等内容。1995年,邓迪大学(University of Dundee)推出新医学课程,提出整体大于部分之和的教育计划,其中要求学生集中学习113个临床问题或任务,以整合他们的经验。

(5)考核。两年的基础课学习结束后,学生要参加美国医生执照考试的第一部分(USMLE step1),考试合格才能进入医学院参加后两年的临床学习。UMSLE step1为期一天,对象为基础理论学习结束的医学生。step1包括不超过280道的多项选择题,考试内容强调医学的基本科学原理,特别是解剖学、行为科学、生物化学、微生物学、病理学、药理学和生理学等。考试通过率为85%左右。

第四年,医学生必须准备UMSLE step2考试,这次考试通过率约为90%。拥有这项考试资格的是医学院校应届毕业生或至少在12个月内可完成完整医学教育的准毕业生。UMSLE step2分成两部分:step2 Clinical Knowledge (CK),考查临床知识,偏向考查学科理论知识,给予患者诊疗所必需的医学知识和临床科学知识,考查的学科范围是内科学、妇产科、儿科学、预防医学、精神病学、外科学等;step2 Clinical Skills(CS),主要考查临床技能,专门考查用英语采集病史、医患沟通技巧和病历书写能力,考试覆盖各种常见病例。

医学生通过UMSLE step2考试,全部课程考核合格,由医学院校授予医学博士学位(Doctor of Medical,M. D.)。考虑到M. D. 学术出路问题,M. D. 可以再到基础学科攻读哲学博士学位(Doctor of Philosophr,Ph. D.),最终获得M. D. 和Ph. D. 的双学位。

（三）毕业后医学教育

1992年,美国逐步建立住院医师合格考试程序,主要以授予专科证书为目标,并获得全境推广。申请住院医师并获批进入医院开展学习,成为医学生毕业后教育的重要形式之一。医学生获得M. D. 学位后,要想成为合格的临床医生独立执业,还需进行3年左右毕业后医学教育(根据专科不同、医院不同,有不同的时间要求)。

(1)国家住院医师匹配项目(NRMP)。每年5月份左右,毕业后医学教育联合委员会会根据实际提出下一年度全美住院医师培养计划,由医学教育认可委员会认可,编订"住院医师培养计划指南"(Directory of Residency Training Programs),明确全国各医院下一年度能够提供的住院医师训练职位。住院医师申请是双向选择，医学生可同时申请多个医院和多个专业（首选专业和备选专业），每个医学生平均提交申请的医院可达 20 多家，获得面试机会的比例在60％以上。医院则根据报名申请者的条件择优录取。

第一步，医学生向培训单位提交申请书、医学院校成绩证明、不少于 3 份的专家推荐材料和 USMLE 前两个阶段考试成绩等。第二步，医院会根据申请者情况，适时开展面试，接到面试通知的人数大概是通过面试或实际招录的 5—10倍，培训基地会据面试结果加其他材料的总评分，对申请学生进行排序。第三步，医院拟录用的人员名单会被纳入国家住院医师匹配项目，通过电子化住院医师申请系统进行自动匹配。全国统一配对录取，确保申请者志愿与医院录取标准相符合。第四步，配对完成，通知申请者被某家医院录取，申请者正式成为住院医师。

（2）住院医师管理。ACGME 专门负责对住院医师培训进行管理，负责建立全国性标准，定期审查各专业培训项目/基地，认证是否具备培训住院医师项目的资格①。自 2012 年起，ACGME 整体认证结构和认证过程有了很大转变，采用基于质量改进的新认证体系（NAS），由最初程序化的条框式结构导向认证转变为结果导向认证。

美国毕业后医学教育培训机构一般是医学院、医院、医学中心等，每个培训机构需组建毕业后医学教育委员会，其主要职责是制定继续医学教育政策、准则与规范，领导培训基地项目主任工作，确保培训项目的培训课程与评价系统，指导培训项目内部评估。

美国住院医师培训目标是"使住院医师毕业后能够成为主治医师，工作独当一面，在激烈的市场竞争中求得生存"。住院医师培训主要以临床轮转为主，培训内容严格按照 ACGME 全国统一培训标准执行。美国住院医师培训目标：第一年是"work"，住院医师要接受高强度的各种技能训练；第二年是"teaching"和"leader"，在主治医师指导下，住院医师带教低年级住院医师和医学生进行临床实习；第三、四年目标是"consulting"，住院医师成为临床级别较高的医师，应对部分科室所要求的专科会诊，负责每日早、晚查房及手术安排等。当然，专科不同，住院医生学习年限也不同，具体见表 6 - 3。

---

① 徐秀，袁蕙芸. 美国住院医师培训制度对完善上海市住院医师培训制度的启示[J]. 医学与哲学（临床决策论坛版），2011(12)：71 - 73.

表 6-3　美国住院医师毕业后培训年限

学　　科	培训年限
内科、儿科、麻醉科、康复科、家庭医生	3 年
妇产科	4 年
普外科	5 年
神经外科、泌尿外科、骨科	5 年(含 1—2 年外科)
放射科	3—5 年各科轮转
神经内科、眼科、五官科、皮肤科、精神科	1 年内科,3 年专科
风湿科、肾内科、血液科、肿瘤科、心内科、消化科、呼吸科、内分泌科	3 年内科,2 年公共学科
心胸外科、结肠外科、整形外科	4—5 年外科,3 年专科

资料来源：转引自徐秀,袁蕙芸.美国住院医师培训制度对完善上海市住院医师培训制度的启示[J].医学与哲学(临床决策论坛版),2011(12)：71-73.

美国住院医师培训,一般由各培训基地根据住院医师培训大纲的要求来制订教学计划。住院医师理论知识培训主要包括：总查房、修课、病例讨论、论文研讨会、学术年会、专题报告会等[1]。住院医师具有学习和教学双重任务,日常管理中,以加州大学旧金山分校的附属医院为例,医院每天都有晨间报告(morning report)和午间会议(noon conference)。住院医师每周工作 6 天,平均每周工作 70 小时,一天工作不能超过 17 个小时。住院医师在培训期间所有的操作和诊治病人的资料都有详细的记录,作为考核和评价住院医师培训情况的重要依据。

(3) 住院医师考核。美国住院医师的考核与评估贯穿全过程,不仅针对住院医师,也针对带教老师和培训项目本身。

ACGME 推荐标准的评估方法,鼓励各培训项目使用,包括：每月一次的指导老师评估和临床轮转评估;每季度一次的指导老师回顾评价;一年两次的培训导师回顾评价;临床教学的考查和监督;项目主任对住院医师培训的终末评估报告。住院医师在完成全部培训要求和培训任务后向所在专业专科委员会提出申请并参加统一考试,考试合格者将获得医师资格证书与称号[2]。

---

① 徐秀,袁蕙芸.美国住院医师培训制度对完善上海市住院医师培训制度的启示[J].医学与哲学(临床决策论坛版),2011(12)：71-73.
② 孟群.建立我国专科医师培训和准入制度研究[M].北京：中国协和医科大学出版社,2008.

住院医师培训第一年结束后，须参加美国医师执照考试 USMLE step3，通过者获得执业医师执照(Licensure)，并继续完成住院医师培训。UMSLE step3 是一个为期 2 天的上机考试，每天 8 小时，大约有 500 个多项选择题。考试分段进行，包括临床接触框架、医生任务及病例模拟。UMSLE step3 主要集中在患者管理(占 45%～55%)。step3 与 step1、step2 考试相比要容易得多。

住院医师培训期满，如想做专科医生，则需要再申请专科实习，称为 Fellow。实习结束可申请参加由美国医学专科理事会(American Board of Medical Specialties，ABMS)下属 24 个专业委员会的考核，合格者将获得相应专科医师培训证书，专科医师培训共有 36 个专业。完成专业培训的住院医师可选择参加亚专业医师培训，获得亚专业医师证书(Sub-Specialty Certificate)[①]。全部培训结束，通过各项考试及获得专业证书后，即成为正式医生(Staff)。

(四) 继续医学教育

1979 年，美国继续医学教育认证委员会(Accreditation Council for Continuing Medical Education，ACCME)成立，由专科医师委员会等 7 个成员机构组成，作为具有法律效力的组织，专门负责继续医学教育(CME)的认证。

从发展趋势看，各方强制性要求医师参加继续医学教育的意识都在强化，继续教育培训目标也日益明确，保持、发展和增进医生知识、技能和职业态度，培训内容包括知识获取、技术发展、临床验证与决策的施行、卫生保健产品的开发[②]。到 2007 年，继续医学教育已包括远程教材培训、课程培训、定期性活动、其他教材培训、期刊培训、远程技能培训、学习性会议、面授式学习等，培训课程和定期性活动是主要方式，参与人数占到 70%～80%。

三、美国临床医学研究生培养模式的特点

(一) 积极强化课程改革

课程改革是推动美国医学教育发展的根本要素。这方面的做法如下。一是注重知识和课程整合。1952 年，美国西余大学医学院率先推出"以器官系统学习为基础"(organ system-based integrated curriculum)的课程改革计划，之后，

---

① 孟群. 建立我国专科医师培训和准入制度研究[M]. 北京：中国协和医科大学出版社，2008.
② 王魁英，杨波，谭艳，等. 国内外继续医学教育现状及发展趋势[J]. 西南军医，2009(5)：951-952.

跨学科组织教学的模式逐渐被全美医学院所接受。从内容看,该整合包括基础与临床的整合、医学科学与人文社会科学的整合;从形式看,包含多学科综合教学、医学综合实验、多专科临床见习、多站点临床综合知识和技能考核等。二是注重专业与人文的融合。随着新的医学模式逐渐被认可,美国众多医学院日益重视社会和人文科学教育,并将其贯穿医学教育全过程。被誉为全美医学课程榜样的加利福尼亚大学旧金山分校开设"社会和行为教育"课程模块,涵盖医学人类学、社会学、健康心理学、行为医学等学科,包括 5 个社会文化主题和 3 个行为主题。

（二）以"做中学"为主要教育手段

美国医学教育的目标是培养高度职业化的医生和医学专业技师[①]。在美国内科医学基金会、美国医学基金会学会、欧洲内科医学联盟委员会共同发表的《新千年的医学职业化:医学章程》中,提出支撑"职业化"的 3 个基本原则,即病人利益优先、尊重病人的主权、实现社会公平,而且还列举了当今医生应具备的 10 种职业责任。实现这一培养目标的主要方式,体现为美国医学教育中对"做中学"(Learning by Doing)理念的重视,这也是美国现代医学教育一直坚持的基本理念。"做中学"主要在于培养学生三方面能力,即批判能力、自学能力和处理未知事件的能力[②]。这一理念还在 PBL 教学、早期接触临床、初级保健教育、导师制和 SP 的应用等美国医学教育改革中得到充分体现。

（三）构建完整连贯的精英教育过程

美国医学教育精英化倾向体现于医学教育全过程。从医学前教育的起点开始,就通过暑期学校,既考查学生学习能力、科研思维,又培养其职业忠诚度。经过严格选拔进入院校教育后,医学生需经历两次国家考试(UMSLE step1 和 UMSLE step2)。美国毕业后教育是临床医学教育的重点,是医学生接受医学教育的关键部分,被看作真正的"研究生"教育,住院医师规范化培训因专科不同,时间长达 3—5 年,目标是使经过培训后的住院医生能"独当一面",学生这阶段学习压力最大。而医学生要想在毕业后的教育中获得医师称号,还需经过 3—5 年亚专科培训,通过后才能成为正式医生。美国医学继续教育贯穿终身,

---

① 郑加麟.美国职业化医学教育对中国医学教育改革的启示[J].中国高等医学教育,2012(6):1-3.
② 蔡锋雷,吴秀珍,鲍臻,等.浅谈美国医学教育改革及其特点[J].西北医学教育,2012(1):58-60.

执业培训与职业生涯相统一，重视一个学习周期的学分要求、年度学分要求，并对学分类别有严格规定。

第三节　德、美临床医学研究生培养模式的启示

通过对德国和美国临床医学研究生教育特征的描述，可以清晰看出这两个国家临床医学的特点，从中得到启示。

第一，在临床医学研究生的培养目标上，要更加关注"职业性"特征。德国临床医学人才培养的总目标是要求临床医学研究生成为：能够造福人类，并具有人道主义精神的医生；懂得关心病人、关心人类健康的医生和社会活动家；既掌握坚实自然科学知识又勇于探索医学实践的医生和学者。而且非常注重培养学生具有医师职业所要求的专业知识和能力，即掌握基础知识的学习能力、驾驭临床实际的实践能力、解决疑难问题的创造能力、参与社会活动的交往能力、具有鲜明个性的竞争能力和自我约束能力。德国入学考试的"学习位置分配"制度，也体现出对学生医师职业忠诚度的考查。美国住院医师培训目标非常明确，就是使住院医师毕业后在工作上能够独当一面。这个目标有非常具体的职业要求，如成为主治医师等。美国医学会和毕业后医学教育认证委员会都对住院医师提出了核心能力要求，且第一条都是病人照顾，在美国医学会的另5项能力要求中，也都要求医学生能充分体现"职业性"的能力要求，如医疗团队合作能力、专业执行能力、医疗品质促进能力、信息技术利用能力等。

第二，在临床医学研究生培养过程中，要高度重视课程建设和改革。在德国和美国，都将医学生培养分成院校教育、毕业后教育和继续医学教育三个阶段。院校教育阶段高度重视课程建设和改革。德国第一次联邦考试前，医学生需获得19张与课程相关的成绩单，大部分课程实施长学程化，解剖、生理、生化等课程甚至长达3个学期；课程安排上重视实践教学，教学计划里将接触临床内容作为医学生入校伊始的必修课。在大学层面，德国夏里特（Charité）医学院自主开展模块课程建设。在美国，除政府和社会层面积极通过各种报告、建议等强化课程建设重要性外，还特别鼓励医学院校课程创新。哈佛医学院从20世纪80年代开始，实施了以"整合课程"为主要特征的课程改革；1985年实施了"新途径"课程计划；进入21世纪，又开展了以临床教学改革为主的新综合课程改革；到2010年，哈佛医学院再次开展了跨器官系统的课程改革。

　　第三,在临床医学研究生的培养制度建设上,要充分发挥医学院校和社会专业机构的作用。在德国,20世纪以来医学教育最重大改革举措是2002年以政府名义颁布的改革医学执照颁发修正案,将4次联邦统考减至2次。这项变革是德国政府层面关于医学教育改革的不多举措之一。不过要看到,这项变革首先是基于德国医学院校课程改革的基础,同时将大多数考核职权由国家考试委员会直接下放到了医学院校。同时,德国医学生的选拔除了ZVS,还有医学院校自主招考体系;而且博士招生完全以导师意愿为主,导师拥有绝对的主动权。在美国,对医学教育产生推动作用,并形成制度性变革的往往也不是政府。20世纪初发生在美国医学教育系统的变革——《弗莱克斯纳报告》无疑发挥了巨大作用,而这个报告是卡内基基金会与弗莱克斯纳合作的成果。在美国现代医学教育阶段,恩格尔教授对生物-心理-社会医学模式的判断,及美国医学院协会发表的《美国医学教育未来的方向》《为21世纪培养医生:医生的普通专业教育》、国际医学教育专家委员会发表的《新世纪医学卫生人才培养:在相互依存的世界,为加强卫生系统而改革医学教育》、卡内基基金会发布的《弗莱克斯纳报告2号》等成为推进医学院校改革的关键力量。两个国家的医师执照考试、管理,政府也几乎不参与。德国专科医师培训计划由地区同一专业领域的医师学会或职业团体制订,期终考核和医师资格授予也由学会或职业团体实施;美国的考试则由国家医师考试委员会、美国州医学委员会联盟等专业机构来组织完成。从德国、美国医学教育发展历史和当前医学教育模式看,无论是否与西方办学机制相关,客观情况是管理部门对教育的具体介入或干预都比较少。

　　第四,在临床医学研究生的培养评价上,要充分利用认证等评价手段,充分认识质量评价对研究生质量监控的重要作用。德国除医学院校设置的各类阶段性考试外,学生同时还要经过两次联邦考试才具备毕业条件。第一次在临床前期学习结束时举行,被称为医学生生命中最难的考试。第二次在第6年开展。医学院校在第七至十学期,共发放39张成绩单,这些成绩主要来自临床病例小测试和客观结构化临床考试(OSCE)系统。美国非常重视医学教育认证,成立继续医学教育认证委员会(ACCME),专门负责继续医学教育的认证。美国对于医学生的国家考核分为两次,通过这两次考试、考核,是获准毕业申请博士学位的前提。在美国,住院医师培训第一年结束后,需参加美国医师执照考试USMLE step3,通过者方可获执业医师执照。如果医学生在住院医师规范化培训结束后还想做专科医生,还需要通过专业委员会组织的考核。

　　通过对德国、美国医学教育和培养模式的梳理,可以看出这两个国家临床医学研究生培养的鲜明特点。在培养目标上关注"职业性"，而且充分落实和体现在毕业后教育阶段的住院医师规范化培训部分。在培养过程中，作为实现教育目标的课程建设和改革，都获得了这两个国家医学院校的高度重视，尤其在美国，各医学院校都有自己开展课程建设和改革的做法、举措。在培养制度方面，两个国家从政府层面出台介入或干预医学院校教育活动的制度较少，医学教育改革的倡导、实施和推进，往往是社会机构和医学院校的行为。在培养评价方面，以认证、考核、国家阶段考试等形式存在的评价方式，既给予医学生更多压力，又给予医学生阶段性激励。从借鉴角度看，两个发达国家医学教育中实施的课程建设、毕业后教育模式、住院医师管理，及美国特色的住院医师匹配项目等，都值得学习和研究。

第七章

◆

结 论 与 建 议

深化改革首先须有精准的问题导向,其次须有系统的谋划和具体的制度设计、措施落实。本章将在我国临床医学研究生培养模式历史嬗变、实证调查、比较借鉴的基础上,形成相关结论,并对其进行理论特点的分析。同时以自主治理为理论框架,既把握改革的宏观策略,又紧扣微观的具体实践,提出在"医教协同"改革背景下,深化我国临床医学研究生培养模式改革的建议。

第一节　我国临床医学研究生培养模式改革研究的结论

一、我国临床医学研究生培养模式改革的总体趋向

（一）改革推进总体呈现"上热下冷"的趋势

德、美两国临床医学研究生培养模式的构建与改革,以受外部思想催化(如《弗莱克斯纳报告》对美国 20 世纪初医学教育的影响)或医学院校内生动力推进为主,两国政府管理部门基本不介入模式的构建与改革,医学院校是改革的主体,改革的设想、实施、推进全部由医学院校来完成。我国临床医学研究生培养进程中,始终以新模式的创建和旧模式的承续、发展并存为特征,使得临床医学研究生培养模式日益复杂,各模式间互相交错、交融。通过分析模式改革特征可见,我国临床医学研究生培养模式改革以教育管理部门为主导,模式创新和改革由管理部门强制推进,再加之教育管理部门在改革进程中对培养模式各指标都实施细致规定,实则给予医学院校创新的空间不大,激励创新的举措不多。长此

以往，必然导致医学院校在改革中被动接受部署、规定、要求，被动执行改革举措、方案的心理，形成医学院校和社会对改革的惰性，最终使我国临床医学研究生培养模式的改革推进总体呈现"上热下冷"的趋势，而教育管理部门在改革和推进中也一直保持"一刀切"的惯性思维。

（二）培养模式改革与研究生培养实践还不完全契合

（1）临床医学研究生培养目标的趋同，已经不能满足培养模式改革的需要。长期以来，由于教育管理部门是我国临床医学研究生培养模式创新、改革的当然主体，在进行培养模式创新时，往往根据学位类型和学位层次对培养目标作规定，主要是两个层面：一是思想政治教育要求；一是业务能力要求。但不得不说，当前这种宏观、趋同的规定并不能精准表达不同培养模式的定位，也不能精准满足所有医学院校的需要，而且这种趋向在实施"医教协同"改革以后并没有明显改变。

通过实证调查，本书还得到更加具体的信息，临床医学研究生培养目标的趋同不光表现在学位类型和学位层次上，还表现在不同层次、不同地域的医学院校间，其中突出表现为地方医学院校、综合水平较低的医学院校对部委属医学院校、高水平医学院校的复制或模仿；突出表现为不同地域医学院校，即使培养人才的面向，如服务领域、服务人群、服务病种都存在显著差异，但培养目标依然趋同。显然，长期以这种趋同的目标作为培养模式建设和人才培养的指导，可能存在严重问题。

（2）临床医学研究生培养过程各环节内涵建设不平衡，支撑培养目标实现的精准度不高。从临床医学研究生培养模式改革的历史梳理看，本书界定的各时期都有对培养过程相关环节内涵的规定，而且这些规定中还存在相应的侧重，如改革开放初期强调了临床医学研究生学位授予标准，多元发展时期强调了对专业学位研究生临床能力培养的要求等。对某些环节的侧重，其实也意味着对其他环节内涵建设的忽视，如招录环节就一直保持着以国家统考成绩为门槛，以医学院校组织的复试成绩为辅的招考形式，虽然这种招录形式基本保证了临床医学研究生招录的公平性和标准性，但由于培养模式的日益复杂，培养人才标准的日益多元，一成不变的方式已不能满足多样化人才选拔和人才选拔公平性的需要。又如，毕业环节也保持着以发表学术论文、获得外语等级为基准，以学位论文答辩通过为合格标准的毕业授位形式，而对于未来以专业学位为主体培养的规划而言，论文要求、外语等级要求是否需要改革已经不得不提上研究议程。

在"医教协同"改革时期,临床医学研究生入学后对各指标调查项的评价都低于入学前的期待,被访者也对培养过程提出了各种各样的建议。从具体环节看,问题比较集中在以下几方面。①招录环节,由于培养模式的日益复杂,出现不同学位类型、不同学校类别招录模式相同,招考、录取精准度和效率不高,招生专业性向不显著等问题;由于临床医学研究生成本分担方式变革,出现导师在研究生招生与培养中责权利不相称等问题。②课程环节,以学科为中心的课程体系已受到由医学模式改变带来的学习内容调整的挑战,如"5+3"一体化、"5+3+X"等培养模式改革,带来的学习方式、培养侧重的改变,导致临床医学研究生课程体系出现完整性、前沿性、实用性不足,及课程考核、管理不规范的问题,且课程教学普遍呈现不能满足研究生提升科研能力、临床能力、理论素养需求的倾向。③科研环节,由于不同培养模式的科研能力培养需求不同,分别存在研究方法、科研思维训练和科研实践机会不能满足需要的问题,其中以没有机会参与导师课题、不能参与前沿研究最为突出,成为临床医学研究生科研培养效能不足的主要体现。④规培环节,在住院医师规范化培训日益规范,培训标准、要求日益明确的情况下,由于临床医学硕士专业学位研究生教育与住院医师规范化培训并轨,"5+3"一体化、"5+3+X"培养模式的相继构建,以致出现培训基地建设准备不足,临床技能训练规范、规培制度安排不完全符合实际的问题,这也是部分临床医学研究生认为从规培获得的技能、资源以及基地硬件建设水平没有达到预期的原因。⑤导师指导环节,由于导师终身制、导师负责制等的实施,导致导师与研究生关系异化情况日趋严重,影响正常临床、科研指导行为的发生,学术学位研究生认为导师在学习计划和科研指导等方面给予的帮助不够,专业学位研究生则认为导师的临床技能传授不足;由于更多地关注导师的遴选,而忽视了对导师的管理和监督,也出现了导师、带教老师指导研究生素养不足、职能发挥不到位的问题。⑥毕业环节,一方面是毕业标准的科学性不足,不同培养模式毕业标准趋同,学位类型和层次的区别不够;另一方面,考查考核临床医学研究生毕业水平的指标体系构建不全,量化或精准评价的指标不多,以学术论文发表数量、外语水平等量化指标与毕业授位相挂钩的方式不再获得完全的认同。

(3)临床医学研究生培养制度体系建设总体不完备,管理部门制度建设协同不够,医学院校内部制度建设缺失的问题依然存在。从临床医学研究生培养模式改革的历史梳理看,由于受培养模式改革强制渐进式制度变迁的影响,医学院校对模式改革基本以被动应对(近期有所改观)为主,加之管理部门又将临床医学研究生培养模式中的部分制度规定得过细,医学院校的制度建设和创新动力都有缺失，地方医学院校在这方面表现得更加明显，使得医学院校内部制度有效供给严重不足。在实施"医教协同"改革后，通过实证调查可看出，这一根本性问题并没有改善。由于临床医学研究生培养的特殊性，尤其是教育系统与卫生系统的双重管理，在临床医学研究生培养的制度建设层面，往往出现由于组织协同不够而产生的制度建设协同困难问题，尤其是临床医学研究生身份协调障碍导致工学矛盾等问题。

（4）临床医学研究生培养评价体系建设不全，质量文化建设的意识不足，相关举措比较单一。国外发达国家质量评价标准相对完备，不光建立了包括各培养阶段的质量标准，还分别规定了不同层次的质量考查内容；而且，由于社会评价体系的日趋完备，国外临床医学研究生的评价主体呈现分工负责的趋势，内外部质量评价体系建设日趋成熟。但在我国，由于各种原因，临床医学研究生培养评价还存在主体行政化趋向、结构性缺位等问题；评价或评估依然以上级管理部门为主体，医学院校主体意识不足；专业化的第三方机构建设有待大力推进。实证调查发现，"医教协同"改革实施以来，临床医学研究生对当前培养评价没有与就业面向、专业要求相衔接以及评价指标体系不完备等比较关注；而部分院校由于对培养质量评价内涵挖掘不深，对质量文化建设意识不足，将质量评价等同于考试考核的做法也不被研究生及利益相关者所认可。

二、我国临床医学研究生培养模式改革的理论特点

我国临床医学研究生培养模式改革的理论分析，应从行动情境入手，考察行动者的策略选择、研究生培养模式的制度变迁特点。

（一）临床医学研究生培养的行动情境

1. 临床医学研究生培养的行动情境构成

笔者认为可采用行动者集合、行动者担任的具体职务、每个行动者对决策的控制层次、行动者可得到的关于行动情境结构的信息、行动结果的成本和收益5个变量来描述我国临床医学研究生培养的行动情境。

（1）行动者集合及具体职务。临床医学研究生培养模式相关制度实施、变迁中，存在由3个基本行动者群体构成的集合，也称作集体行动者。这3个集体行动者及其具体职务是：教育部及相关部委（这是一个比较复杂的群体，这里既包括涉及学位授予的国家学位委员会，也包括与卫生行业行政管理密切相关的

国家卫生健康委员会,还包括 2014 年启动"医教协同"改革中,除以上部委外的国家中医药管理局、国家发展改革委、财政部、人力资源社会保障部等)——临床医学研究生培养、改革制度的制定者和公众利益的维护者;省(市)级的教育厅、卫生健康委等——临床医学研究生培养、改革制度的完善者、推进者;医学院校、导师(带教老师)、临床医学研究生等——临床医学研究生培养、改革制度的执行者、受益者。

(2)行动者对决策的控制层次和信息获取。以下 3 个群体显示出对临床医学研究生培养和改革制度不同的控制层次。另外,控制层次还与信息掌握程度呈正相关。

第一个群体是教育部等部委,其是研究生培养和制度改革的直接决策者。这个群体对信息的掌握最全面、最精准,按我国临床医学研究生培养制度建设的模式,教育部等部委拥有对临床医学研究生培养和制度建设的最大掌控权。从掌握信息的程度来分析,这个群体是信息的创造者(包括借鉴和引用),因此政策解读和宣传的责任也在这个群体,当然,这种解读和宣传也是最具权威性的。

第二个群体是省(市)级教育厅等,其在临床医学研究生培养模式改革上基本属于执行和转达角色。这个群体对临床医学研究生培养和改革制度决策的参与有限,只拥有部分建议权和有限的"因地制宜"修正权。而从掌握信息的程度分析,这个群体可通过与教育部等部委直接联系,获得第一手信息和信息解读,但与第一群体比较,其信息掌握程度的真实性、完整性要打一定折扣。

第三个群体是临床医学研究生培养模式改革的执行者、受益者,但他们对决策的控制程度最小,只有信息反馈权和极为有限的建议权,完全处于对改革被动执行层面。从掌握信息的程度来分析,他们是三者中信息把握最差的群体,与第一、第二群体相比有着较大的信息不对称,而且由于群体的个体差异,如接受信息传播的质、量差异,主观上对信息的理解、接受度等原因,群体内部个体间的信息量也极不平衡。这种不平衡也是造成信息掌握程度不同的重要原因。

(3)行动结果的成本和收益。在临床医学研究生培养中,由于行动群体不同的职务、控制层次、掌握信息程度等,以及监督、评价、问责机制等的不完善等,各群体付出成本和获得收益的内涵并不相同,也极不均衡。教育部等部委需要付出的成本包括如何克服制度变迁中的阻力、压力,如何有效地实施执行制度的变革等;获得收益则包括制度实施后的社会效应、政治效应,及制度建设过程中产生的部委协同效益等。对于省级教育厅、卫健委群体,其付出的成本主要是实施国家级部委的行政指令,因在执行、推进改革中所付出的行政成本较低,因此在收益方面也相对较低。可见，工作效应、效益的获得是与其承担的责任相关联的。对于医学院校、导师（带教老师）、临床医学研究生群体，成本方面主要是人、财、物的付出。每个个体的成本付出又各有区别，医学院校需要付出师资队伍建设、临床和科研基地建设、教学和科研设备耗材等的成本；导师（带教老师）需要付出时间、智力、资源等的成本；研究生需要付出时间、学费、生活费、智力等成本。收益也因此各有不同，高校收获校友资源和社会对高校的认可；导师（带教老师）获得社会认可和声誉，从带教中获得互相促进的快乐及成就感等；研究生个人获得进一步深造的机会，以及专业理论知识、实操能力的提升。

成本付出作为对收益的预期，如果长期出现不平衡现象，必然造成制度实施问题和制度变迁的发生。在研究生教育全面收费制实施前，与其他非义务教育的本科、专科教育相比，研究生教育的福利性待遇，明显有违"谁受益谁付费"的成本分担原则和教育公平理念[①]，于是研究生收费制改革开始实施。在临床医学研究生教育领域，医学博士（临床医学）研究生培养模式的产生就是基于原培养模式对阶段性医学高层次人才培养的不适应，成本付出大于预期效益，不能满足社会对人才素养、服务质量的需要，不能实现制度设计群体（中央部委）对社会效益收益的预期。在这种情况下，人们对新制度的需求日益强烈，制度变迁由此产生。

2. 临床医学研究生培养的行动者描述

行动者描述的核心是建立理性人的假设模型，有时"理性人"还是贯彻理性人意志的各类机构的集合。

（1）政策制定部门。通常情况下，行动者群体中的政策制定部门代表的是公共利益。在我国临床医学研究生培养模式改革的实施和推进中，作为行动者的政府管理部门，无论是中央部委层面，还是省级厅局，在代表公共利益的意义上是一致的。他们在临床医学研究生培养模式创新和改革推进中的主动权较大，可以根据国家意志和个体理性人的意志思考，对国际国内各类信息进行删选、整合、重组、抉择。在"医教协同"推进临床医学人才培养模式改革中，医学教育"三阶段"的划分，"5＋3"一体化、"5＋3＋X"模式的创新和推行，都是管理部门综合国内外各类信息，形成新的决策平衡的结果。

（2）医学院校。作为理性组织的医学院校，在临床医学研究生培养模式改革中，会根据现实情况并基于行动效率、收益评估采取选择性的行动。当然，这

① 武毅英. 对我国研究生培养机制改革现状的思考[J]. 教育研究，2008(9)：65－70.

种选择性行动一般很少违背法律、制度、规定。医学院校对临床医学研究生培养模式的选择和过滤,若通过"政府—组织—个人"三级结构关系来考察,高校作为"组织"是最关键的中介,会对教育管理部门层面的制度进行一次选择或过滤①。在研究生培养模式建设过程中,某种模式改革之所以成为医学院校的选择,往往是因为其更有效率,或者被上级认为更有效率。一旦高校在改革中发现或预判改革将违背组织愿景、集体感受和利益的时候,就不会积极、完整地学习领悟、有效地执行这些政策,而对政策讨价还价,或通过"瞒天过海""上有政策、下有对策"等方式选择性执行、部分执行。

3. 临床医学研究生培养的行动者解释

临床医学研究生教育无疑是公共教育资源。如果粗略地划分行动者群体,可分成两类,即政策设计部门和政策目标群体。前者是提供、分配和监管公共资源的资源提供者和管理者;后者是提取、使用和占有公共资源的资源占用者②。通常而言,政策目标群体的个体,大部分是追求利益最大化的"机会主义者",而政策设计部门则是维护公共利益公平和效益最大化的集体行动者。以自身利益最大化作为追求的个体、以集体利益最大化作为追求的集体,是政策目标群体和政策部门之间进行策略性互动的出发点。

(1)政府管理部门。一般来说,政策目标群体中的单一个体,大多是追求自身利益最大化的功利主义者和机会主义者,而政府管理部门则是坚持和维护公共利益可持续利用的集体行动者,两者关系实质是个体利益与集体利益的矛盾。在临床医学研究生培养模式改革实施中,教育部等部委作为模式改革的设计者和推动者,其行动偏好和策略选择因各种培养模式的不同而产生不同的特点。例如,设置临床医学专业学位的偏好为:完善我国医学学位制度;加速培养临床医学高层次人才,以适应社会对高层次临床医师的需要;提高临床医疗队伍的素质和临床医疗工作水平,促进卫生事业的发展。

(2)导师(带教老师)和临床医学研究生。政府管理部门对发生教育"公地悲剧"的担心,是以对大学可能采取机会主义行为的假设为前提的,即认为使用公共资源的学校是短期利益最大化的追求者,不会使用增进长期公共利益的合作策略。从行动者群体来分析,某种程度上导师(带教老师)和临床医学研究生,

---

① 朱玉成,周海涛."双一流"背景下高校创新人才培养困境分析——基于组织分析的新制度主义视角[J].研究生教育研究,2018(1):1-5.

② 茶世俊.公地困境与制度分析:中国研究生教育管理体制渐进变革[J].教育学术月刊,2009(6):39-45.

都存在一定的机会主义行为。在当前政府资源投入不足和社会资源热情不够的情况下，一旦涉及发展空间、资源的争取，同行间的攀比，对于导师（带教老师）而言，多招收一名研究生，就多一份科研力量，多一个未来的社会资源。如任意扩大导师招生自主权，导师（带教老师）在招生、培养等过程中往往容易产生追求自身短期利益最大化（盲目招生、指导马虎、管理混乱等）的行为和心理。为此，我国临床医学研究生培养模式改革中，对招生权的控制相对较严，导师权力并不大。

把临床医学研究生均作为理性个体来看，他们将是最能够根据预期成本—收益原则，追求自我利益最大化的理性人。不但个体行为完全是偏好最大化的工具，而且行动者在满足偏好过程中的行为也具有通过算计而产生出的高度策略性①。行动者往往优先选择收益大于成本的行动策略，但是由于成本对于被理想中的医学院校和导师录取的研究生而言是基本相同的，必须付出学习和准备考试的时间成本、入学和就读的经济成本等。对于研究生个体而言，在资源有限情况下，他们的选择绝大部分是次优的。如选择七年制医学教育培养模式与八年制医学教育培养模式时，临床医学研究生首先必须保证高中阶段学习成绩的优秀，其次还必须充分掌握两种培养模式的特点、培养过程、未来发展以及目标报考高校的特点、排名等。即使学制仅相差一年，但选择的结果完全不同。

在我国临床医学研究生培养模式改革的行动情境下，对行动者的构成、行为和选择进行分析，可以更深刻地呈现我国临床医学研究生培养模式构建的理论和现实逻辑。

（二）我国临床医学研究生培养模式的制度变迁策略

对临床医学研究生培养模式改革行动者群体的分析，透露的是我国临床医学研究生培养模式改革的理论和现实逻辑，而模式改革的本质原因还须考量其制度逻辑和变迁策略。在这里以制度供给、多元监控、选择性激励为分析要点。

1. 临床医学研究生培养模式制度变迁的制度供给

奥斯特罗姆承认，新制度供给是一个难题②。因为任何国家层面的新制度一旦提供出来，就必然成为一个公共品。从性质上，新制度供给属于制度变革范

---

① 彼德·豪尔，罗斯玛丽·泰勒. 政治科学与三个新制度主义流派[M]//何俊志，等. 新制度主义政治学译文精选. 天津：天津人民出版社，2007.

② 曼瑟尔·奥尔森. 集体行动的逻辑[M]. 陈郁，郭宇峰，李崇新，译. 北京：生活·读书·新知三联书店，1995.

畴,把它放在变迁概念中分析,则应当属于激进型政策调整,是对政策诸要素进行重大或根本性调整。我国临床医学研究生培养模式改革过程,以诱致性制度变迁和强制性制度变迁理论模型来分析,无疑属强制性制度变迁。从源头看,临床医学研究生培养模式的制度建设、改革与发展,是国家对临床医学研究生培养这个公共品的制度安排;从内容看,所有基础性的临床医学研究生培养模式的制度均以国家"意见、办法、通知"的形式呈现和实施;从功能看,新的临床医学研究生培养模式的产生都是针对现实问题,而为此相配套的政策又是为减少机会主义、"搭便车"而设,有些时候还发挥着遏制"上有政策,下有对策"的作用。

当然,激进型政策调整是短暂的、快速的,而从长期来看,所有制度的完善过程都是一个"漫长的渐进性调整"过程。从激进型政策调整和渐进型制度调整的4个评判指标,即政策调整的深度、广度、层次、复杂性①来看,我国临床医学研究生培养模式的制度变迁应以渐进型调整为主,以激进型调整为辅。

1949年前临床医学研究生培养模式改革多为渐进型调整。从协和医学院1917年录取医预科生开始,各教会学校的培养制度建设就不尽相同,但是稳定性相对较好,即使涉及调整也大多是校内制度改革,所涉范围小、影响小。1935年国民政府虽以建立学位制度为标志,表达了进行培养模式改革的愿望,但因为各种原因,这种改革并未真正实施。

1949年后临床医学研究生培养模式改革的制度供给稍有不同,曾有过两次激进型调整。一是中华人民共和国成立初期的临床医学研究生培养制度框架建设和"副博士学位"的设置,属新制度供给,这套包括招生、课程、学位、管理在内的培养制度建设,与教会学校的管理体系完全不同。二是"文化大革命"后的研究生教育恢复,尤其是1983年12月卫生部、教育部出台的《关于培养临床医学硕士博士学位研究生的试行办法》,重新对培养目标、培养方式、学习内容、学位论文、校外实习或调查、教学实践进行系统的规范和要求,为临床医学研究生培养迅速走出"文华大革命"的影响,作出了重大贡献。

从1949年至今,其余新制度的供给,国家和政府部门都安排了较长时间的过渡和试点,采用渐进型调整。在明确开展学术学位和专业学位区别培养前,关于专业学位设置的调研最早开始于1984年,源于卫生部、教育部在武汉医学院召开的"医学门类学位暨研究生工作座谈会";后又历经医学博士(临床医学)研究生招录试点、临床医学研究生侧重临床能力培养要求(学位〔1986〕22号)的提

---

① 茶世俊.研究生教育制度渐进变迁[M].北京:北京大学出版社,2010.

出，1996 年出台《关于专业学位设置审批暂行办法》，1997 年全国临床医学专业学位教育指导委员会的成立，1998 年《关于调整医学学位类型和设置医学专业学位的几点意见》《临床医学专业学位试行方案》《关于开展临床医学专业学位试点工作的通知》出台等，才逐渐确立专业学位设置较为系统的制度体系。

在当前"医教协同"改革中，所谓改革主流的"5＋3"一体化、"5＋3＋X"培养模式，也是在前期临床医学硕士专业学位研究生与住院医师规范化培训并轨培养的基础上提出并实施的，而且并轨还经历了由上海、浙江等地牵头的改革摸索和实践，教育部等部门再在此基础上，分步骤从 2014 年 6 月《关于医教协同深化临床医学人才培养改革的意见》（教研〔2014〕2 号），到 2016 年 4 月教育部办公厅等出台《关于加强医教协同做好临床医学硕士专业学位研究生培养与住院医师规范化培训衔接工作的通知》，再到 2017 年 10 月国务院办公厅下发《关于深化医教协同进一步推进医学教育改革与发展的意见》等，才实现了"医教协同"改革制度体系框架的构建。

朱广忠认为，自主治理理论在承认现实政治制度的前提下，在公共事务治理途径改革而不是政治制度革命层面研究公共事务治理，本质上属于林德布罗姆式的渐进理性主义①。渐进型调整需要各类行动者广泛参与、充分参与、长时间参与，这就为"医教协同"改革深化过程中的自主治理奠定了基础。

2. 临床医学研究生培养模式制度变迁的多元监控

多元监控包括两重含义，监控主体的多元和监控手段的多样。

（1）主体多元。从主体看，我国临床医学研究生培养的监控主体是多元的，包括政府管理部门、高校、导师、研究生、研究生家属、行业、第三方评估机构、媒体和广大群众等。在"医教协同"改革的背景下，主体的主动性将被进一步激发，尤其对于行业、第三方评估机构、媒体等，无论是利益相关者，还是目前的制度设计（如质量评估），都要求也必须吸纳这些主体参与其中。

（2）手段多样。无论是历史时期各主体的监控手段，还是当前深化"医教协同"改革的监控手段，都会由于主体所拥有的资源、信息不一样，引起其在手段选择上的主体差异。政府管理部门是最有力的外部监控主体，拥有的监控力最强、监控效果最直接，监控手段也非常多样，包括采取制度引导、强制实施、检查检验、评估认证、激励或约束性分配等，表现形式主要有医学院校研究生培养方案

---

① 朱广忠.埃莉诺·奥斯特罗姆自主治理理论的重新解读[J].当代世界与社会主义，2014(6)：132 - 136.

和试点方案的备案、研究生招生指标的总量控制、学科评估等制度层面的监管、对改革中医学院校机会主义行为进行监控和约束等。高校、导师、研究生作为自我监控的主体,"内在的文化自觉"是其开展自我约束和控制的基础,特别是约束自身的机会主义、"搭便车"行为,如导师严格区分专业学位与学术学位研究生培养方式,就是对自身"搭便车"行为的克服。医学会、医师协会和临床医学研究生教育指导委员会等构成行业组织(医疗行业、高等医学教育行业),虽然不在行动者的分析中,但其作为依据自愿、合作、协商、权威等理念建立起来的公共管理组织,在共同规范、标准建设上的约束力越来越获得社会各界的认可。第三方评估机构以其掌握的大数据优势、广泛的传播渠道和定期发布的"排行榜"等,正日益成为广大研究生及其家庭作出理性选择的工具,甚至成为政府部门决策的依据或参考。媒体和群众等主体虽为结构较松散的外部监督力量,但以新媒体技术和信息技术为依托,这些松散主体对临床医学研究生从培养目标、过程到质量的监控也会产生巨大的影响。近期诸多学术不端行为的发现、监控,甚至推进处置行为的发生,就是这一类主体在发挥重要作用。

3. 临床医学研究生培养模式制度变迁的选择性激励

奥尔森认为:激励必须是"选择性的",这样才能区别出那些不参加实现集团利益的人。同时这也意味着只有一种独立的和"选择性"的激励才会驱使潜在集团中的理性个体采取有利于集团的行动[①]。这是奥尔森处理集体行动困境的典型方法,即精英式的"选择性激励"。

在我国临床医学研究生培养模式改革的进程中,选择性激励往往以"试点"资格的形式来体现。"试点"作为制度渐进型调整的一种方式,在临床医学研究生培养模式改革中被广泛应用。而在改革中争取"试点"资格(机会),就成为省级和医学院校作为行动者获取更多利益的策略选择之一。作为国家推行改革的集体(潜在集团),获得"试点"资格的省份或高校将获得政策支持或者直接的经费支持、招生资格、招生指标等,从而实现利益最大化。2010年,上海市作为试点单位,率先启动临床医学研究生教育综合改革。2011年12月,上海市临床医学研究生教育综合改革受到教育部高度评价。2014年复旦大学汪玲教授等的《我国临床医学教育综合改革的探索和创新——"5+3"模式的构建与实践》,获得国家级教学成果奖特等奖。无论是教育部领导的认可,还是国家级奖项的获

---

① 曼瑟尔·奥尔森. 集体行动的逻辑[M]. 陈郁,郭宇峰,李崇新,译. 北京:生活·读书·新知三联书店,1995.

得,某种程度上都是一种支持,而且这种支持有时还超越经费或一般的政策支持。

当前体制下"试点"成功的可预知性,是各行动者趋之若鹜的原因。很显然,这种奖励性质的"选择性激励"是非完全"市场"行为,这就为行动者的机会主义保留了空间。可以预想,这种制度变迁的惯性,将为继续深化我国"医教协同"改革奠定非常重要的基础,管理部门在未来的改革推进中还会采取"试点"激励的方式,启动临床医学研究生培养资源的重新配置或调整临床医学研究生培养资源的配置内涵;对于医学院校而言,也必将迎合这种制度惯性,通过迎合管理部门的"选择性激励"来获得更多的办学空间、资源和临床医学研究生培养模式改革的效益。

第二节　深化临床医学研究生培养模式改革的建议

一、深化临床医学研究生培养模式改革的宏观策略

临床医学研究生培养模式,是政府提供给全社会的一种服务和产品;而改革则是为了使其成为更符合社会需求、更能满足社会需要的公共服务品。笔者认为,要使这种服务和产品发挥更优效用,在当前尤其要强化医学院校的自主治理体系建设。构建临床医学研究生培养模式改革的自主治理体系,建议从政府管理部门和医学院校两个维度同时把握,重点是医学院校的角色定位。这也是笔者认为深化临床医学研究生培养模式改革的关键策略。

（一）临床医学研究生培养模式改革中的管理定位

1."放管服"改革与自主治理

从1979年,苏步青、李国豪、刘佛年、邓旭初等上海4所高校的校长、书记在《人民日报》上发表文章,呼吁"要给高等学校一点自主权",到2017年教育部等4部委出台《关于深化高等教育领域简政放权放管结合优化服务改革的若干意见》(简称《若干意见》),要求给我国高等教育放权、管办评分离等建议、呼吁、政策,已经过数轮循环。在《若干意见》中,上述诉求的表达是"放管服改革",及"完善高校内部治理"。

"放"即简政放权,是指管理部门不断下放行政权力,核心是对管理部门角色

重新定位;"管"是指管理部门利用技术创新来发挥监管职能和实现管理创新,核心是促进职能转型;"服"即优化服务,指管理部门转变职能,减少对高校的行政干预,提升供给服务质量①。三者相辅相成,代表高等教育管理中政府职能的三个层面,同时又一体三面;三者还存在螺旋式上升的辩证关系。与之相对应的是高校的内部治理,《若干意见》开出的"药方"是:加强党对高校的领导、加强制度建设、完善民主管理和学术治理、强化信息公开与社会监督。在实践过程中,两者的关系处理是实现制度设计的关键。

(1)大学治理对"放管服"改革提出了新的要求。首先,教育管理部门要重新认识高校的职责,高校不是教育行政职能的附属机构,是独立的学术部门、教育部门,他们的核心任务是按照教育规律和教育发展需要,为社会主义培养更多的合格建设者和可靠接班人。其次,须深刻认识到,我国高校在长期发展中,已形成基本独立自主的生态系统,在高校内部的党委、行政、学术委员会、教代会等不同组织和机构的协同治理下,已基本达成政治权力、行政权力、学术权力和民主管理权力的主体协同治理格局。鉴于此,要求教育管理部门设计"放管服"的具体举措和行动步骤。

(2)"放管服"改革为大学治理奠定了基础。首先,实施"放管服"改革有利于进一步明确高校在管理场域中的具体方位,即拥有一定办学自主权,同时接受政府和社会全面监管,并能够享受有助于提升自身管理水平、促进持续有序发展等的必要服务。其次,"放管服"改革的权力下放和服务举措更加清晰、精准。在《若干意见》6 项权力下放或规范的事项中,明确直接下放到高校的有本专科专业设置、内部岗位和机构设置、教师职称评审权等,其他以"完善、优化"等形式予以放宽权限;在 2 项已实施规范管理、服务的事项中,还提出要完善民主管理和学术治理,强化信息公开与社会监督、构建事中事后监管体系、营造良好改革环境等。当然,这些政策也存在不足之处,如只确定改革任务,至于任务如何组织落实(从国家部委层面到省级厅局,再到高校)、如何规范权力行使等,却比较模糊。

2. 政府的四种角色定位

当前形势下,政府以何种身份面对高等教育,政府在高等教育发展中扮演的角色及政府与高校间的关系界限如何界定、政府的干预在什么程度为宜等成了高等教育研究领域的经典问题②。我国必须从国家主导型的制度安排走向内外

---

① 刘冬冬,闫晓丹. 高等教育"放管服"改革:内涵逻辑、困境分析及消解路径[J]. 重庆高教研究,2017 (6):20 - 27.

② 吴海燕. 我国民办高校发展中的政府角色定位研究[D]. 上海:上海师范大学,2018:13.

部共同驱动的创新人才培养模式：既要重视对制度变迁产生影响的外部结构与机会场域，也要关注行动者利用环境优势寻找合法认同和谋求自身利益的活动。在外部构建政府的权力释放机制、企业的利益诱导机制和典型高校的引领示范机制；在内部强化高校的内生动力、行动者的制度性利益，从而真正形成"上有政策、下有动力"的政策传导链条，实现高校创新人才培养模式的制度化和合法性建构①。

奥斯特罗姆针对"长期存续的公共池塘资源制度"所设计的 8 项原则中，有"监督、分级制裁、冲突解决机制、对组织权的最低限度的认可"4 个原则，都是从正面或反面明确政府的存在或者职能的。研究者（包括奥斯特罗姆）已经发现，政府是自主治理中很重要的力量，不能忽略它。自主治理理论的后学甚至认为，由于奥斯特罗姆从公共池塘资源的自主治理中提炼出的理论，过于强调资源使用者在制度设计中的充分自主权，而忽略来自外部政府权威的干涉和挑战，这对于理论的适用性而言将过于严苛②。也就是说自主治理，并不是来反证政府的无须作为。

任恒认为政府在公共池塘资源治理进程中应该扮演 4 种角色：制度供给的引导者、自主组织的培育者、利益冲突的外部协调者、制度执行的外部监督者③。这种定位，已将政府作为行动者一方独立于行动舞台之外，这还不是最优状态。笔者认为政府是临床医学研究生培养模式改革的行动者，身在其中，不能独立于行动者群体之外。因此，政府应履行好 4 种角色：顶层方案的供给者、教育标准的主导者、制度体系建设的指导者、自主治理的监督者。

（1）顶层方案的供给者。在临床医学研究生培养模式改革推进中，政府显然应成为一个"供给者"，但这个供给不是某个具体制度，而是一个全方位、系统化的顶层方案。

在"医教协同"的框架下，教育部和国家卫生健康委是临床医学研究生培养模式改革顶层方案的供给者，要用整体、协同思维去审视临床医学研究生教育发展规律和问题，找到临床医学研究生培养模式改革的真正突破口。应该"从国家

---

① 朱玉成，周海涛. "双一流"背景下高校创新人才培养困境分析——基于组织分析的新制度主义视角［J］. 研究生教育研究，2018(1)：1－5.

② 任恒. 公共池塘资源治理过程中的政府角色探讨——基于埃莉诺·奥斯特罗姆自主治理理论的分析［J］. 中共福建省委党校学报，2017(11)：66－71.

③ 任恒. 公共池塘资源治理过程中的政府角色探讨——基于埃莉诺·奥斯特罗姆自主治理理论的分析［J］. 中共福建省委党校学报，2017(11)：66－71.

战略高度来谋划教育改革"①,战略高度就是模式建设和推进改革的顶层方案。这个方案应该从临床医学研究生教育管理的领导机制建设、临床医学研究生培养的基本制度规划、临床医学研究生培养机构的管理制度体系谋划来实施,要求相关部委充分考虑制度变迁可能存在的风险,尤其是允许制度变迁可能存在的非短期效益,开阔视野、打开思路,以更大的气魄做中长期的顶层方案设计。

（2）教育标准的主导者。教育标准建设,是实现临床医学研究生培养和高等医学教育事业发展法治化、标准化的必然需要,也是体现其权威性、强制性的必然需要。教育部和国家卫生健康委要成为临床医学研究生培养标准建设的主导者,共同协作,对临床医学研究生培养进行分类分层的标准制定,共同规范临床医学研究生合格人才培养的路径、规格等。一方面,只有国家层面的政府部门才有能力将标准的规范、工具、尺度、语言特性落实到位;另一方面,国家层面的政府部门也有责任和义务在标准建设中承担主导作用。教育标准建设要分类实施,既要有强制性标准,也要有推荐性标准;既要有基础标准,也要有"达优"标准。

（3）制度体系建设的指导者。奥斯特罗姆认为,新制度供给本身就等同于提供另一种公共物品②。那就必须思考,自主治理是否面临制度供给的"二阶困境",新制度本身作为公共物品,如何避免产生"搭便车"现象,从而避免再次陷入集体行动困境。因此,要使制度体系建设能落地落实,完善自主治理内部的制度体系建设,外部力量的介入非常重要。作为指导者,政府应该明确临床医学研究生培养中的制度依据、制度框架,同时指导医学院校明确横向、纵向的制度建设思路,完成制度公开、执行方案等。

（4）自主治理的监督者。自主治理的监督至关重要,因为缺少监督,自主组织内的"可信承诺"就无法产生和持续。按照这个思路,新制度供给的必要性和依据都变得没有意义。监督任务应由多方共同承担,如政府管理部门、媒体、第三方评估机构、自主组织中的成员等,政府管理部门是这几者中最有行政资源和强制执行力的组织。首先,要对医学院校（自主组织）是否遵守规则、规定、方案进行监督;其次,要对医学院校的制度建设情况和制度执行情况进行监督。通过监督实现医学院校内部的"可信承诺",即临床医学研究生培养的利益相关者都

---

① 袁绪程.从国家战略高度谋划教育改革[N].社会科学报,2009-08-13.
② 埃利诺·奥斯特罗姆.公共事物的治理之道——集体行动制度的演进[M].余逊达,陈旭东,译.上海:上海译文出版社,2012.

能在既定的"承诺"要求下，去遵守"承诺"的事项，去相互配合共同推进临床医学研究生的培养改革。

在这里还需要明确的是，本研究的前提是承认"公共池塘资源"的占有者们在自主供给制度、获致可信承诺和互相监督上的可能性，因此，无须担心政府管理部门在自主治理中的角色定位与解决集体行动困境的"利维坦模式"（集权模式）可能存在的趋同问题。

（二）临床医学研究生培养模式改革中的医学院校定位

在西方发达国家临床医学研究生发展历史中，改革效果、效益的达成很大程度上取决于"中层组织"（州政府）的制度选择，及在该制度制约下的行动者们（医学院校）对制度从理念到利益预期的认同。为了讨论医学院校的这种角色定位，首先有必要先行讨论"大学自治"与本研究"自治治理"的区别和关系。

1. 大学自治与自主治理基础

（1）大学自治的特征。大学自治，指大学作为一个法人团体享有不受国家、教会及任何其他官方或非官方法人团体和个人干预的自由[①]。大学自治模式因大学类型及其所处的国家和历史阶段不同而各有特点，中世纪获得公认的两种大学自治模式，是以法国巴黎大学为代表的教师自治模式和以意大利博洛尼亚大学为代表的学生社团自治模式。当代还发展了不同模式，从大学权力组合模式来分：教授行会与国家官僚相结合的欧洲"大陆模式"；教授行会、院校董事会及行政人员适度结合的"英国模式"；学术法人和董事会相结合的"美国模式"[②]等。从大学自治的本质内涵来说，一方面是管理自主，主要指学校内部管理在遵守法律规范的基础上，自行有序地组织教育教学、科技创新和社会服务等，并以法人身份与政府、组织、机构建立各种互动关系，开展合作交流和活动等。另一方面是学术自由。从现有研究看，大学自治研究主要关注管理自主性，但忽略大学所具有的创新本质，即为保证创新所需具备的学术自由，这一点更是保障大学稳定、高速发展的基础。

大学自治是大学内部对管理权、学术权与责任的追求，无论是管理权、学术权都以国家、政府部门所制定的法律规范（这种法律规范是面向全国所有高校的，有时这种法律规范的实施被称为"一刀切"）为准绳，是在法律规范框架下对

---

① 和震.苏山·马顿的大学自治模式理论述评[J].比较教育研究,2004(9)：67-70.
② 曹汉斌.我国"大学自治"研究的现状、问题与建议[J].内蒙古师范大学学报(教育科学版),2004(11)：16-19.

赋权的追求或开拓,是进行大学内部治理的探索。大学自治可以理解为国家赋权后的自律,高校要获得更大自治权,就必须加强自身和伙伴的自律,否则必然导致自治权的丧失。

(2)我国大学自主治理的制度基础。1985年《中共中央关于教育体制改革的决定》,提出"改变政府对高等学校统得过多的管理体制","改革高等学校的招生计划和毕业生分配制度,扩大高等学校办学自主权"。1986年,国务院出台《高等教育管理职责暂行规定》,规定国家教育委员会、国务院有关部门和省、自治区、直辖市人民政府对高等教育的管理职责,同时决定"扩大高等学校的管理权限"。1993年,中共中央、国务院颁布《中国教育改革和发展纲要》,提出"深化高等教育体制改革""逐步建立政府宏观管理、学校面向社会自主办学的体制"。1998年,《高等教育法》正式出台,规定高校"依法自主办学",并享有7个办学自主权。《高等教育法》规定的自主办学权与高等教育体制改革的规定一脉相承,办学自主权无疑是大学自治的一种表现方式。2010年的《国家中长期教育改革和发展规划纲要(2010—2020年)》也规定"高等学校按照国家法律法规和宏观政策,自主开展教学活动、科学研究、技术开发和社会服务,自主设置和调整学科、专业,自主制定学校规划并组织实施,自主设置教学、科研、行政管理机构,自主确定内部收入分配,自主管理和使用人才,自主管理和使用学校财产和经费。"2013年党的十八届三中全会通过的《中共中央关于全面深化改革若干重大问题的决定》明确提出"深入推进管办评分离,扩大省级政府教育统筹权和学校办学自主权,完善学校内部治理结构"等改革措施。

综上可发现自主治理已经有了一定的制度基础。但自主治理是行动者在一定范围内,根据区域资源特征,为取得自身和群体利益最大化,从内部规约式的制度建设入手,形成行动者群体共同遵守的行为规范,从而以自循环方式保证组织的进步与发展。自主治理的首要条件是要认可地域差别、高校差别、学科差别,而这种认可,教育管理部门目前显然还未完全实现。因为这些制度、规定从指导性、可行性上还不完备,没有完成明确大学自主治理领域和范围的任务。

2. 医学院校的角色定位

笔者通过前期研究和调查发现,由于强制性制度变迁惯性和医学院校制度建设的"惰性",我国临床医学研究生培养模式改革存在明显的"上热下冷"状况,但同时大学自治已存在于制度建设和具体实践中,这些都是讨论医学院校"角色"定位的基础。当前医学院校的治理模式,从奥斯特罗姆探讨的三种方案看,"私有化"、市场化方案鉴于我国的政治体制,基本是不可能实施的;"利维坦"方案的极端集权性质，也决定其不可能在我国实施。因此，唯有自主治理方案具有讨论的可能。在自主治理方案下，医学院校应从制度供给、可信承诺、内部监督等方面明确 3 个角色定位。这样就要求医学院校在自主治理的框架下，明确自己的三个定位：临床医学研究生培养的内部制度供给者；临床医学研究生培养的契约补充者；临床医学研究生培养的监督机制建设者。

（1）临床医学研究生培养的内部制度供给者。制度供给是自主治理需要解决的最重要问题之一。制度供给包括两个层面：一是外部的，需要构建适合自主治理系统发展的外部政策环境；二是内部的，需要完善自主治理系统发展的内部制度体系。外部政策环境建设的主要责任在于政府层面。这里，主要讨论医学院校在自主治理体系中内部制度建设的责任和任务。

第一，确定医学院校的制度边界。需要强调的是，教育管理部门首先在思想上要保持对医学院校自主治理的信心，充分信任医学院校的自主能力，克服"一放就乱"的保姆式心态。其次，在法律赋权上，要进一步完善中央部委、地方政府和医学院校的权力边界，并以法律、制度形式予以固化。所谓权力边界，就是"清晰界定边界"，即临床医学研究生培养或者培养模式改革中，要明确由医学院校来决定、决策的具体事项。例如，在地方医学院校，因办学实力缘故，调剂生源依然是主要生源，既影响医学院校间的公平，也影响入学后研究生对导师、院校乃至专业的忠诚度；由于当前高度统一的招录方式和笔试标准，导致面试走过场、导师在研究生招录中的主动权减少；教育行政部门牢牢控制招生名额，抑制了高校招生需要，浪费了导师资源。因此，就招考制度建设而言，就要求医学院校要有开展制度建设和创新的勇气，在研究生招录方式、招录标准、招生名额上，明确有能力、有资源的医学院校根据自身办学基础、实力来开展相关的制度建设、组织制度实施。制度边界的范围还可以扩大到研究生培养的全过程，需要教育管理部门与医学院校在充分开展交流、交锋、博弈后，予以逐步明晰和固定。

第二，明确培养主体的制度职能。"集体选择的安排"，即"绝大多数受操作规则影响的个人应该能够参与对操作规则的修改"。这意味着临床医学研究生培养中涉及的三类主体都必须具有参与设计、制定和修订制度的权力。在当前，即使校内针对导师和带教老师、研究生切身利益的事项，导师和带教老师、研究生所能参与的纵向深度、横向广度都是不强的。医学院校的制度设计、制定和修订权，实则完全集中在校级层面，相关制度、规则主导权主要在研究生教育培养管理的职能部门，决定权则在校级领导班子。对于如何将导师和带教老师、研究生纳入"集体选择的安排"，是临床医学研究生自主治理的重要课题。

第三,保障内部的制度运行。在医学院校研究生培养主体全面参与规则修改的基础上,还需明确规则规制的运行机制。奥斯特罗姆认为"所有更复杂、存续时间更长的公共池塘资源制度都满足这最后一条设计原则"[1],这条原则就是"嵌套式企业"(分权制企业),要求"将占用、供应、监督、强制执行、冲突解决和治理活动,在一个多层次的嵌套式企业中加以组织"。要求自主组织的内部运行要处理好三个主体在研究生培养和培养模式构建过程中的资源分配使用、资源和制度供给、质量内部监控、对违规者处置、三方协调机制构建等,并以制度形式予以固化,而且在固化中,三方还须有全面参与的机会和机制。这是医学院校作为自主治理组织必须建设的对于制度"规制"的制度,是全体主体必须共同遵守的"规制"制度供给的制度。

(2)临床医学研究生培养的契约补充者。自主治理理论认为,在小规模的公共池塘资源环境下,行动者不断地交流与沟通,优化关系资本,建立相互信任、依赖、合作的模式,就能实现利己与利他的结合[2]。他们的基础是"可信承诺"。

"可信承诺"原则,已为我国临床医学研究生培养模式改革体系建设作出了贡献。在临床医学硕士专业学位研究生教育与住院医师规范化培训并轨培养试点期间,大多数高校均以"培养模式改革试点(并轨)培养意向书"的形式,与参加试点研究生建立改变培养模式的契约关系,有的还将培养基地也纳入其中,这样两方或三方关系的建立,完全是一些医学院校的"创造"。协议或意向书的签订,意味着研究生与学校及培养基地建立互相承诺共同遵守的规则,规则中涉及的"权利"就是体系中的资源以及三方占用的方式;规则中涉及的"义务"就是为获得资源而付出的"成本",包括时间、金钱及必须遵守且均认可的规定。但无论是协议的内容还是所涉及的事项和人,还都无法完全涵盖和支撑临床医学研究生培养模式体系的"可信承诺"。

诺斯认为,可信承诺的基础是制度安排。自组织群体必须激励他们自己(或代理人)去监督人们的活动,实施制裁,以保持对规则的遵守[3]。在明确临床医学研究生培养模式体系与外部的制度安排后,要有效实现内部可信承诺,需要校

① 埃莉诺·奥斯特罗姆.公共事物的治理之道——集体行动制度的演进[M].余逊达,陈旭东,译.上海:上海译文出版社,2012.
② 吴晓梦.从社会资本的角度解析公共池塘资源自主治理的困境[J].中国管理信息化,2011(21):35-37.
③ 埃莉诺·奥斯特罗姆.公共事物的治理之道——集体行动制度的演进[M].余逊达,陈旭东,译.上海:上海译文出版社,2012.

内立"法"，进行"可信承诺"（"契约补充"）的补充，以保证多方作出共同遵守规则的承诺，杜绝"搭便车"、机会主义、违反承诺的行为。

第一，建立违反规则的制裁机制。制裁实施要让临床医学研究生培养中的几方主体确信，当其他主体违反规则时，也会受到与其违规同等的制裁，从而使得内部遵守规则的承诺得以实现。将"分级制裁"的原则制度化，实现制裁自主化，而非外部威权化。当前，以制度确定制裁形式和赋予各方主体作为制裁者的平等权利是必要的。以导师资格管理和培养质量管理为例，导师资格复评及处置规定各校都已设置，一般以停招、限制招生乃至取消导师资格等为手段，这些制裁目前都由校级层面实施。同时根据自主治理原则，建议再更多地赋予学院、研究生对导师"制裁"的权力，从而实现"分级、多层"制裁，对于导师不能完成已经认可的工作任务、不能较好地履行研究生培养职能的，可依据相关制度由学院、研究生对其作出"制裁"。这或许是排除研究生个人心理问题因素后，进一步减少因师生关系、学业压力等原因，而导致的学生走极端、状告导师等情况出现的方法之一。

第二，建立遵守规则的信息公开制度。监督和制裁的基础是信息公开，以使各方主体能够实现或接近信息的对称。从医学院校及其研究生教育管理部门的改革举措、制度创新，到学院及其研究生教育管理部门的制度执行乃至举措创新，再到导师和研究生信息的全面公开，都是对规则遵守情况进行评判的基础。当前，研究生信息向医学院校及其管理部门和导师公开已经基本做到，但医学院校及其管理部门、导师信息向研究生公开，却存在广度、深度和频度的问题，主体之间并未处于信息完全对称的状态。

第三，实施具体制度的"契约补充"。临床医学硕士专业学位研究生教育与住院医师规范化培训并轨培养的试点中，出现以契约形式规范院校与研究生双方权利和义务的萌芽。通过契约，医学院校承诺积极对接上级政策，加强培养过程管理和改革，协调课程安排和"四证合一"或"六证合一"的落实；学生承诺自愿参与并轨培养的改革试点，并遵照学校要求，努力完成相关学习安排，积极参加考核准备等。这一契约建设中确立的主体间关系，还可在更多制度中予以推广。如导师负责制，在加大"5+3"一体化培养力度的背景下，首先，要明确大多数导师培养重点需从学术学位研究生向专业学位研究生转移，包括思考如何平衡研究生理论学习和临床实践关系、如何平衡科研与临床关系等；其次，导师和带教老师的配合问题，导师站位是否能后退或缺席，轮转时带教老师的责任是什么、如何落实；再次，校、院级管理部门导师负责制如何承担质量管理责任，如何落实导师管理责任；最后，研究生实施缴费上学，学习资源如何正当获取，学业成本如何公平分担，以及师生关系如何高效相处。这些都是值得实施的内部"契约补充"。

（3）临床医学研究生培养的监督机制建设者。建立临床医学研究生培养的内部监督机制，是构建自主治理体系的核心之一。从内部监督机制建设的逻辑分析，医学院校在内部监督机制建设上应考虑三方面问题。

第一，明确谁是监督者。在临床医学研究生培养中，监督者不光是传统意义上的医学院校或研究生院（部）、学院及其研究生管理机构，还应该包括导师、带教老师和研究生本人，以及由主体聘请的第三方监督队伍，如大学本科教育基本覆盖的教学督导员队伍，以及"积极检查公共池塘资源状况和占用者行为的监督者"①。这意味着作为政府行政部门的教育管理部门、卫生健康管理部门、学位委员会和第三方评估、认证、评价机构都可以成为监督者。当然，在自主组织内部，监督者的身份同时也是被监督者，自主组织主体既应监督其他主体，同时又必须接受其他主体的监督，即"或是对占用者负有责任的人，或是占用者本人"。

第二，明确监督什么。内部监督的主要内容是"公共池塘资源状况和占用者行为"。在临床医学研究生培养模式改革中，临床医学研究生培养的主体构成、主体间的协作机制、培养模式构成要素和要素建设状况、培养模式的内部运行机制等是"公共池塘资源状况"。临床医学研究生培养主体主动或被动履行权利和义务的状况是"占用者行为"。这些都是医学院校需要承担的监督责任和内容。

第三，明确监督发现的问题如何处置。这里需要探讨自主组织内部的"冲突解决机制"——"占用者和他们的官员能够迅速通过成本低廉的地方公共论坛来解决占用者之间或占用者与官员之间的冲突。"临床医学研究生培养中一定存在对相关规则、制度不同的理解，以及执行不力的情况。这要求在临床医学研究生培养模式的建构中，同时建立对"违规"的讨论和确定机制，医学院校应该在校内建立一种长效机制，从而把改革实践中讨论和确定的内容以制度形式固定下来，以保证临床医学研究生培养模式构建中的类似问题可直接予以操作，保证问题以最低成本方式予以解决。

① 埃莉诺·奥斯特罗姆.公共事物的治理之道——集体行动制度的演进[M].余逊达,陈旭东,译.上海：上海译文出版社,2012.

二、深化我国临床医学研究生培养模式改革的实践方案

在以自主治理理论为框架构建深化我国临床医学研究生培养模式改革的宏观策略后，还需要从培养模式的四个维度，构建推进深化改革的实践方案，明确改革的具体举措。其中，医学院校尤其要着重发挥作为自主组织，在内部定位调整、内部组织协同、内部制度建设、内部利益格局重构中承担主体作用，拿出具体工作举措和方案。

（一）深化临床医学研究生培养目标改革的实践方案

研究生培养要围绕培养目标开展系列活动，形成系统关系，建立运行机制。临床医学研究生的培养目标，就是在理论知识、科研能力、临床技能上所要达到的基本要求和规格标准。它决定着研究生的培养方向，是整个研究生教育的出发点和归宿，制约着研究生教育内容的确定、教育模式的选择与构成，以及培养成果的质量及其评价，是研究生教育的关键[①]。

笔者在调查研究中发现，临床医学研究生培养目标呈现严重趋同的倾向。这种趋同是不同类型、不同层次研究生培养目标要求"结构"上的趋同，是不同医学院校间、不同培养模式间、不同地域间目标"量"的趋同，长期以这样的目标作为培养模式可能存在严重问题。笔者认为，当前多元的培养模式要求培养目标的多样化，多层次的培养主体要求培养目标的个性化，多样的社会需求要求培养目标更具有导向性。据此，笔者提出以下具体的实践建议。

1. 临床医学研究生培养目标构成维度的拓展

苏君阳认为研究生培养目标包括四个维度，即知识维度、方法维度、发展维度和伦理维度[②]，分别对应着知识、研究、创新和做人。胡玲琳将学术学位研究生和专业学位研究生的培养目标分开进行表述，但表述结构都分为"品德结构"领域、"知能结构"领域和"素质结构"领域[③]。这两组培养目标的构成要素，均包括品德、知识、能力、技术等。"中国高等医学教育管理体制和学制改革调查研究"项目初期，其研究报告中提出培养目标的构想，也认为八年制医学教育培养

---

① 张继蓉，李素琴. 研究生培养目标的历史嬗变与现阶段我国研究生培养目标的定位[J]. 学位与研究生教育，2006(11)：18-21.

② 苏君阳. 研究生培养目标的四维度分析[J]. 学位与研究生教育，2006(6)：22-25.

③ 胡玲琳. 我国高校研究生培养模式研究——从单一走向多元模式[M]. 上海：复旦大学出版社，2010.

目标第一项为"有正确的价值观和职业态度"①。在上述培养目标的维度概念中，均或多或少地透露出在"知""行"或"能力""素养"等之外，关于"价值"概念的阐述。

临床医学研究生培养模式的目标结构应该包括"价值"维度。"价值"是当前突破培养目标趋同趋势，实现"结构""量"的区别的关键。"价值"的释义有两种：体现在商品里的社会必要劳动；积极作用②。在临床医学研究生培养模式改革过程中，"价值"是临床医学研究生对未来职业的认识和判断，及由此产生的对学习和职业的态度。"这种价值观应明白无误地表示希望成为医生，将医生看成是一种职业"等 22 项能力或意愿③。卡尔曼这段表述中可归入"价值"的因素包括：尊重生命、同情心、倡导力、勇气、镇静、隐私权、团队、机智、创意、职业责任感、领导力等。所以，所谓"价值"是临床医学研究生在知识、技能、品德外，对当前学业和未来职业的理性判断，并保证在当前学习阶段所形成的理性判断能影响其未来职业生涯。其包括两类：一是从事临床医学的职业素养，如尊重生命、隐私权、责任感、倡导力、领导力等；二是从事临床医学的成熟心智，如同情心、勇气、镇静、机智、创意等。通过对"价值"进行认同与否的筛选，研究生个人可以判断自己是否适合从事医学临床或科研工作，医学院校也可以由此判断此研究生是否适合从事医学临床或科研工作。

2. 临床医学研究生培养目标的内涵建设

鉴于以学位类型、学位层次，或者学制年限、学习方式来区别研究生培养目标已成为共识，因此此处主要专注从内涵建设角度，讨论"价值"维度在培养目标中的呈现方式。

（1）专业精神和成熟心智。"价值"是让临床医学研究生在学习和工作过程中，更加秉持专业精神和成熟心智，并使之在学习和工作中不会因为知识、技能的掌握而变得自大、独断或者投机等。一部分"价值"，如职业素养的要求是对全体临床医学研究生而言的，无论该研究生就读于哪类学校，攻读哪个类型或层级的学位，乃至个人主观上有何特点。被认可的关键素养包括：医生或医学研究者是一种为他人提供服务的职业；懂得信任和尊重服务对象；医学及其相关的知识时时在更新；医学应该能够自我规范；医学是一个既开放又封闭的体系，自成一体；等等。

---

① 王德炳.中国医学教育管理体制和学制学位改革研究[M].北京：北京大学医学出版社,2006.
② 中国社会科学院语言研究所词典编辑室.现代汉语词典[M].北京：商务印书馆,1995.
③ 肯尼斯·卡尔曼.卡尔曼医学教育史[M].管远志,潘慧,主译.北京：中国协和医科大学出版社,2014.

（2）社会角色和个体特性。"价值"的另一面，是在职业素养和成熟心智交替作用下，社会所赋予临床医学研究生的社会化角色，这一点应具有学生个体的特殊性，包括学位属性的差别，未来服务区域、领域的区别等，而这尤其值得进行校本级的论证和研讨。在对实施问卷调查的 10 所高校培养目标梳理中，已发现浙江大学"5＋3"一体化目标中出现培养"在医学专业及相关领域具有国际视野和持久竞争力的未来领导人才"的表述。但对无中央资源支持、实力排名不靠前、非一线城市办学、研究生生源质量相对较差的高校，在临床医学研究生培养目标表述上，也定位培养"未来领导人才"显然是不切实际的。在这一类高校中尤其是专业学位研究生、将从事临床诊疗保健的研究生群体，或者虽属学术学位类型，但尚处于硕士学位阶段的临床医学研究生，"价值"的内涵应更倾向于"服务"意识培养，以明确未来的职业方向，确保能在基层开展针对广大群众的医疗保健服务，或者为高层级的科技创新承担基础性、技术性工作。对于学校实力较弱、未来从业区域相对处于非中心城市或城区的，"价值"的内涵则应更加注重对"务实"意识的重视，从而确保研究生能够在未来职业或学习中一步一个台阶，保持不断进步的热情。

（二）深化临床医学研究生培养过程改革的实践方案

在关于研究生培养模式的研究中，培养过程的重要性一直被强调。龚怡祖认为培养模式是一种对于培养过程的谋划，一种对于培养过程的设计，一种对于培养过程的建构，一种对于培养过程的管理[①]。

笔者分成 7 个指标对培养过程开展调查，从调查中发现临床医学研究生入学后对各指标调查项的评价都低于入学前的期待；质性访谈中被访者也对培养过程提出了各种各样的建议；同时西方发达国家在临床医学研究生培养上的经验也有值得借鉴的地方。据此，笔者拟提出如下改革实践方案。

1. 深化临床医学研究生招录体系改革的实践方案

招生录取是临床医学研究生培养的第一环节，担负着选拔、录取研究生（住院医师）的重要责任。是否能够高效选拔并录取具有潜质的高素养人才，是招录环节最需要思考和面对的问题。未来招录工作的导向：突破招考模式"平庸化"趋向，不以分数论"成败"；体现高校招生自主权，明确招生考试制度改革的方向[②]；

① 龚怡祖. 论大学人才培养模式[M]. 南京：江苏教育出版社，1999.
② 张亚群，车如山. 中国研究生招生考试改革研究[M]. 广州：广东高等教育出版社，2013.

建立分层分类考试、综合立体评价、多元精准录取的临床医学研究生招录工作机制。

（1）实施招生计划管理方式改革。招生计划是招生考试的首要因素，而其管理方式决定着招生方式、质量以及利益相关方在招生实施过程中的权责分配，也关涉学校和导师在此过程中的权利问题。我国临床医学研究生的招生计划，主要根据国家财政预算的教育经费投入情况和上年度招生计划而设置，招生指标数由国家严格控制，分省直接下达至省级研究生教育和学位管理部门，再由各省根据本省医学院校情况、重点（重大）平台分布、项目建设承担情况等自主制定分配到医学院校。教育管理部门针对临床医学研究生招录下放的权力，只有专业科目考试的命题和批卷权、招生复试的自主权。这种方式忽视了医学院校加速提升的综合实力及大部分院校的培养潜力，尤其忽视了各省对医学高层次人才培养的客观需求。在西方发达国家研究生招录中，大学或医学院校都拥有自主制定研究生招生计划和规模权力（德国的医学博士招生决定权全部在导师）。考量这一权力落实时，高校既要综合自身发展、招生条件、导师实力（项目承担情况），也要考量经济社会发展方向，企业、医院和科研机构的科研目的、实际工作需要等。

教育部应逐步分层或分类赋予医学院校自主确立招生规模和各专业招生计划的权力，直至全面放开。各级研究生教育行政管理部门、学位办应由具体领导统管向宏观督导评鉴转变，以定期实施监控审查方式，对医学院校招生计划进行审定和检查。医学院校应综合判断行业和区域社会对临床医学高层次人才的需求和储备情况，综合评估本校研究生培养硬件和软件实力，加强招生计划和规模确定的评判、研究能力。同时，为了确保招生计划资源内部调配的科学合理性，要全力保证招生计划配置的内部动态平衡。医学院校内部学科专业发展不均衡，需要保持优势学科、优势平台的先发趋势，必须对招生计划内部配置实施分类管理，保持内部的动态平衡。要以基本计划保障各学科运行，以重点计划保障优势学科、优势平台的重点建设，向重点学科、高水平学科、特色学科适当倾斜，向科研学术水平高、科研项目经费多的导师适当倾斜[①]。基本计划指标由医学院校研究生管理部门统一划拨学院，由学院调配。重点招生计划重点配置给优势特色学科、重点重大科研项目等，并按年度实际动态设置。重点计划体现学科

---

① 邵凯隽，李培培，温晓. 地方高校研究生培养机制改革路径研究[J]. 黑龙江教育（高教研究与评估），2015(5)：9 - 12.

专业的重点发展方向，为延揽优质生源拓宽了选择通道，可更好调动学院和学科、导师、考生积极性[①]。

（2）实施临床医学研究生分层分类招考。1984 年《美国心理学家》杂志报道：研究生入学标准考试成绩与入学后的平均成绩无关或仅有微弱关系[②]。因此，要改革严格的初试（笔试统考）＋复试（专业笔试＋面试等）招考模式，进一步凸显对人才选拔的实效性和精准性，建立临床医学研究生专业能力测试两段式招考模式。以资格考试与选拔性考试相结合的招考模式，保证招考公平性，以符合医学院校校本级的选拔标准。

资格考试可借鉴美国 GRE（graduate record examination）考试制度。从内容上重视专业基础知识的考核，提高考查的职业针对性和科学性；加强临床医学研究生职业素质、职业规范考核，对考生的人道主义精神、奉献精神、领导力、责任意识、沟通能力、伦理法规、医德医风等基本职业素质进行考查；进一步强化临床技能考查，着重考查考生临床思维和表达能力、基本诊断处理能力、合理选择临床技术能力等。逐步实施考生与医学院校的"双向选择"，即考生持有效期内的"资格考试合格证"即可到医学院校办理报考手续，可同时报考多所院校。这样既方便考生选择理想的院校，也便于医学院校和导师选拔更适合的学生。

选拔性考试应由医学院校自行组织，主要为专业课、专业基础课考核，其中对报考专业学位研究生的考生加试临床技能实际操作环节或内容，资格考试成绩作为选拔性考试成绩的参考。医学院校应被赋予自行确定考试科目、自主命题、自主阅卷权力。选拔性考试应坚持能力、技能、素质和知识考核并重，笔试与面试、实践考核相结合，重在对考生掌握专业知识的深度和广度，临床技能和实际动手能力，科研思维和创新意识及分析问题、解决问题能力等方面进行考核评价。借鉴美国将面试成绩和推荐信作为录取重要条件的做法，重视面试手段的多样化和个性化建设。更多地设置情景模拟考试环节，更充分地考核考生在具体情景中的学习、研究状态，探查考生入学后的状态；充分发挥"表现评估"的作用，强化对考生行为技能的评价，如交际能力、心理活动技能、概念获得、情感技能等。

（3）完善临床医学博士招录申请-审核制的制度体系。一些高校博士生招考的"申请-考核"制已取得较好效果。但在规模更大的硕士复试中，高校还多采用以外语、专业科目考试（两科均为闭卷）和专业面试结合的传统方式招生。传

① 郑飞中，吕建新，刘洁. 地方高校深化研究生培养机制改革的路径选择[J]. 教育研究，2016（5）：77 - 83.
② 李伟. 法律硕士入学考试制度的剖析与完善[J]. 中国高教研究，2008（2）：41 - 42，93

统方式的好处是程序公平,但在考查考生综合素质、专业素养、科研潜力、创新精神上则显乏力①。从 2007 年北京大学招收国外研究生采用的"申请-推荐"制、复旦大学医学院开展博士生招生"申请"制起,到 2014 年年底我国已有超 80 家高校开展"申请-审(考)核"制招考试点工作。2015 年,中国农业大学、上海交通大学、天津大学及厦门大学等在全校实行博士研究生"申请-审核"制招生②。

　　"申请-考核"制的要旨,是赋予学校专业团队专业自主权,本质上是高等教育"去行政化"的重要内容。应进一步完善临床医学博士研究生招录的"申请-考核"制体系,解决制度设计问题,提升招考公平性。"申请-考核"制取代入学考试的风险,主要集中在导师权力滥用、缺乏考试公平性、申请材料真实性难以保证、考生负面信息被刻意隐瞒等③,以及可能产生的权力寻租和权力滥用问题。应对通过资格能力考试的学生开放申请,强调招录过程"集体负责"原则。具体工作中,注重把握建立更完备的准入机制,建立基于院系所的博士招生积分制④,将考生的学习、工作成果一一量化,作为进入第二阶段考核的准入指标。增加审核环节,在校内审核之前,使用校外同行专家匿名评审方式,确定考生前期工作在同批次考生中的优秀程度。医学院校和导师可以综合同行专家的评审推荐结果,确定进入校内评审的人选。

　　在探索"申请-考核"制改革的同时,还要建立"前置式复试"制度。学习借鉴美国"暑期学生"制度,加大开展假期活动营、学科开放日等活动的力度,创造导师与考生交流的轻松环境和对接的便利条件,让导师在相对长时间的接触和考查中发现好苗子,增强导师在研究生录取中的主动性。要尝试改革专业面试方式,建立学科专业组面试制度,突出专业考核的重要性,将录取权交给导师专业组,体现导师在研究生录取中的主导地位⑤。

　　2. 深化临床医学研究生培养学制体系改革的实践方案

　　在发达国家,临床医学研究生学制的总体趋向是:研究生学制的弹性化;研

① 郑飞中,吕建新,刘洁.地方高校深化研究生培养机制改革的路径选择[J].教育研究,2016(5):77 - 83.
② 李安萍,陈若愚,胡秀英.博士研究生"申请-审核"制度探究[J].高教发展与评估,2018(1):74 - 83.
③ 李秋萍,何其迅,吴萍,等.医学研究生对博士招生中请审核制改革的态度与意见调查[J].医学教育管理,2017(1):53 - 59.
④ 张宇迪,贾晓明,王战军.我国博士招生"申请-考核制"的公平性制度设计[J].学位与研究生教育,2016(3):48 - 51.
⑤ 郑飞中,吕建新,刘洁.地方高校深化研究生培养机制改革的路径选择[J].教育研究,2016(5):77 - 83.

究生学制的多样化与灵活性；区分专业性学位与学术性学位；缩短硕士研究生教育的修业年限①。呈现出取消硕士学位研究生教育或缩短硕士研究生教育年限的趋势，硕士学位大多成为进入博士教育的过渡学位，或硕士教育仅为就业准备阶段。在我国，也没有出台关于研究生学制的专门规定，仅在 2000 年教育部《关于加强和改进研究生培养工作的几点意见》中，提出研究生教育"实行弹性学制"。

即使有国外经验和国家制度规定，笔者依然认为要对学制改革保持审慎态度。一方面，面对临床医学研究生教育的国际化，临床医学研究生的学制改革要坚持对标国际，积极学习和借鉴发达国家研究生教育学制改革的先进经验，并致力于构建与国际惯例接轨的规则。另一方面，应认真总结我国临床医学研究生教育的发展规律，依据当前研究生教育的国情，积极发挥医学院校开展临床医学研究生教育的优势和经验。从长远看，临床医学高层次人才培养的重心应在博士阶段。在美、英等国，专业学位基本上是一种终结性学位，而学术学位则更多地作为过渡性学位，是攻读博士学位的准备，两者在培养目标和培养方式上均有明显的区别②。

我国学位制度建立之初，将临床医学硕士学位研究生培养作为重要的人才培养模式是合宜的，确实满足了相当长一段时间内对临床高层次人才和医学科技创新人才的需要。但随着临床医学研究生教育国际化及教育层次、学位类型、培养目标的多样化，必须有区别地重新认识临床医学硕士研究生教育的性质、培养目标乃至地位。建议在部分培养质量较好的医学院校实施硕士学术学位研究生两年制试点，将其设计为临床医学博士学术学位教育的过渡，缩短学习年限，为高质量的博士培养做预备，而这个"试点"的主动权应该在医学院校。

在学位层次上，建议大力发展临床医学博士学位教育，使创新研究上移到以博士阶段为主。近年来，北京大学、中国人民大学、华东师范大学、上海交通大学、厦门大学等开风气之先，陆续将博士学制由三年制改为四年制（包括临床医学），越来越多的学校开始启动延长博士学位学制年限的工作。无论是注重培养专业高层次人才还是创新型医学人才，都要求博士研究生的学习年限适当延长，这样才能更好地完成博士学习、科研和学位论文任务，从而保证临床医学博士研究生的培养质量。

---

① 蒲蕊. 研究生教育学制的国际比较及其启示[J]. 武汉大学学报（人文科学版），2006(1)：108 - 113.

② 高见. 切实推行弹性学制完善我国研究生培养机制——从硕士研究生培养年限的改革谈起[J]. 理工高教研究，2004(4)：15 - 17.

3. 深化临床医学研究生培养课程体系改革的实践方案

我国临床医学研究生教育课程体系经过几十年的发展,较为牢固地构建了按二级学科进行设置、以学科为中心的课程模式。这种以学科为中心的课程模式,将知识依据其内在联系和性质组合为许多课程,每门课程都有意识地阐述专门的知识体系。但两年前,"丁香园"上一篇作者署名为"gibran2016"的文章《中美的医疗水平差距有多大?》引起了医学界和医学教育研究界的高度关注。该文分析我国医学课程与美国的差别,并推导出中美医疗水平产生差距的原因[①],归结为一点是美国医学课程设置的精英化倾向,同时体现在美国医学课程改革上的特点是课程内容整合。这两点经验确实值得我国借鉴。

(1) 医学院校要履行好课程建设与改革的自主权。祖雅琼等人将当前我国临床医学研究生培养"通用"课程体系结构概括为两大类(学位课、非学位课)、5小类(公共必修课、专业基础课、专业课及专业英语课、选修课、补修课)[②]。这种课程的"通用"性质,说明我国当前临床医学研究生课程体系建设上教育管理部门的"规定性"。从医学院校层面分析,专业学位研究生课程体系有由学术学位培养方案转化而来的惰性,还有一些以充分利用现有师资、空间资源等作为课程趋同的理由。

不同医学院校的招生对象、课程形式、学科设置和教学任务千差万别,医学院校所具备的办学综合实力、办学地域经济社会发展状况、师资队伍能力和水平千差万别,医学院校要用好教育管理部门已赋予的课程体系建设自主权,据此设计符合实际定位的教学理念,开发开放体现大学、学院个性的课程。从 1952 年美国西余大学医学院建立"以器官系统为中心的学习(OBL)模式",到加拿大麦克玛斯特大学医学院创设的 PBL 课程模式、哈佛大学的"新途径"课程计划、伦敦大学玛丽女王学院新课程体系、加州大学洛杉矶分校医学院的系统整合课程,无论是课程内容建设还是教学方式的创新,主体都在学校。这一点值得我国医学院校深思和借鉴。伯顿·克拉克指出:"当大学首先被理解为探究的场所的时候,科研和教学的活动就不止被看作是互相渗透的,而且具有实质上的兼容性。"[③]某种程度上,

① gibran2016. 中美的医疗水平差距有多大? [EB/OL]. (2017 - 01 - 06)[2019 - 02 - 03]. http://yyh. dxy. cn/article/513274.

② 祖雅琼,马骏,李丽剑,等. 我国医学专业学位硕士研究生课程体系现状及对策研究[J]. 中国高等医学教育,2011(10): 69 - 70.

③ 伯顿·克拉克. 探究的场所——现代大学的科研和研究生教育[M]. 王承绪,译. 杭州: 浙江教育出版社,2001.

虽然很难严格区分临床医学专业学位和学术学位在课程建设上的不同，但医学院校如能秉持教育目标去改革课程必定会对教育实践产生有益的影响。

（2）临床医学研究生课程改革要明确"职业胜任力"导向。笔者从调研和访谈中发现，人们对课程不能满足科研、临床能力培养或方法训练十分关注。根据国家层面关于医教协同深化临床医学人才培养改革和进一步推进改革的意见精神，临床医学研究生课程建设应重点确立"职业胜任力"导向。

对专业学位而言，职业胜任力的特性是职业性和高度专业性的统一、实践性和前沿创新性的统一、实现自身价值和满足社会需求的统一。我国临床医学研究生教育已具有日益突出的医学临床或创新指向的职业性，要求以岗位要求为主导，突破以学科为中心的课程体系，构建能充分体现社会需求和岗位要求的新型课程体系。在"5＋3"一体化、"5＋3＋X"以及并轨培养模式中，都强调研究生、住院医师等身份的共时存在，要求研究生必须掌握"研究生""临床医师"的基础理论知识、实践技能，以便适应快速提高创新和临床实践能力的需要。

对学术学位而言，"学术探究"能力和技能是职业胜任力的重要表现。临床医学科研的特点：一是以人或动物为研究对象的特殊性；二是在"新医科"建设的背景下，多学科交叉渗透中突出的医理工、基础与临床相结合的综合性；三是研究结果的服务性。依托课程体系所涉及的选课制度、课程设置、授课方式及教学氛围等因素强化研究生科研能力、科研意识等的培养，实现研究生教育"学术探究"本质的回归，将是现阶段我国临床医学学术学位研究生课程改革的理性选择。

（3）临床医学研究生课程要注重整合课程体系建设。医学学科已呈现典型双重交叉性。一是医学学科间的相互交叉，要求课程内容要综合基础、预防、护理、康复、公共卫生和临床医学知识；二是医学与非医学学科的交叉，通过医、理、工及人文、社会等学科的交叉融合，培养具有"新医科"理念的复合型高层次专业性医学人才。反映在临床医学研究生的课程改革上，应以模块化课程建设为统领，构建"医教协同"临床医学研究生课程整合体系。《教育部关于改进和加强研究生课程建设的意见》已对课程设置和教学方式改革提出明确意见，要求重视课程体系的系统设计和整体优化。医学院校要进一步突出课程个性化，深化模块化课程体系的建设，以建立满足研究生学习需要和能力提升的课程体系。所谓模块化课程，就是运用模块设计原理，建立分层级的课程管理系统，将内在逻辑联系紧密、学习要求和教学目标相近的内容，整合成系统独立的模块，组合形成个性化课程体系。地方高校研究生培养实施课程模块改革应以专业课、实践课模块建设为重点,大幅削减公共基础课、专业基础课比例。专业课模块建设应在"精"和"尖"上下功夫,体现专业性、前沿性,同时依据学科专业培养要求和研究生专业素养培养目标等,分层分类细化课程模块的二级结构模块体系。实践课模块主要针对专业特点,强调科研实践、技能实践,或与行业、企业结合的产学研实践。专业学位研究生课程模块要重点把握"应用"趋向,以满足职业需要、提升岗位胜任力为目标,将行业知识、产业现状、职业要求纳入课程设计,重视团队训练、模拟练习、案例分析、现场研究等,为学生营造直接面对工作、技术创新的环境氛围[①]。

国外发达国家可借鉴的模块化课程建设经验不少。宾夕法尼亚大学医学院将课程分为5个模块,即核心原理、器官系统及疾病、医疗技术及实践、临床轮转实习、选修必修及学术科研。哈佛医学院将前两年的临床前期课程分为10个模块,其中8个是综合模块,并以块状结构为顺序教学,即完成某一综合模块,再进入下一个模块[②]。医学院校应在临床医学硕士学术学位研究生的模块化课程建设中,关键把握基础知识、核心知识、综合知识、职业实践及选修知识等模块。其中,基础知识模块旨在提高临床医学研究生的专业基础素养;核心知识模块旨在提升学术学位研究生基础理论水平,形成其对医学研究前沿的系统认识,包括分子与细胞、发育与遗传、疾病与防治、医学研究前沿与前沿技术等领域内容;综合知识模块旨在提高研究生综合能力,满足高层次复合人才运用多学科知识解决问题的需要;职业实践模块旨在建立具有明确未来从业情境,具有医学科研和实验等职业岗位导向的实践课程;选修知识模块旨在为临床医学研究生的知识结构查漏补缺,不做严格的学分要求,供研究生根据学习、科研和个人兴趣选修。

"5+3"一体化人才培养模式虽实行5年本科加3年硕士专业学位研究生(住院医师)的分段培养,但课程体系需进行贯通的模块化设计。温州医科大学联合校内多个教学单元,全面整合课程,构建了11个系统器官整合的课程体系,涵盖22门课程,缩减原传统模式学时达40%以上,实现基础、临床彻底融合,实现了课程知识内容的一体化[③]。医学院校应建立专业理论知识、规范化培训辅

① 郑飞中,吕建新,刘洁.地方高校深化研究生培养机制改革的路径选择[J].教育研究,2016(5):77 - 83.
② 乔敏,郭立,贺加,等.国外医学课程改革的发展趋势及特点[J].医学教育,2001(6):19 - 22.
③ 邵凯隽,王文秀,叶发青.临床医学"5+3"一体化人才培养创新模式的构建与探索[J].温州医科大学学报,2019(5):384 - 387.

助知识、综合知识、诊疗实践与技术前沿和选修知识模块，其中：专业理论知识模块要按医学知识和人体结构的解剖规律，基于5年本科学习的基础，构建以器官系统为基础，融合基础医学和临床医学的知识体系，有重点地根据临床医学专业特性提升5年本科学习的深度；综合知识模块要加强人文素养、社会科学知识与医学学科知识的融合、渗透，锤炼学生的职业素养、职业精神等；诊疗实践与技术前沿模块要强化研究生的住院医师身份，深化研究生参与临床轮转、实践、接受临床技能训练改革，开设循证医学、全科医学等住院医师规范化培训指定课程，扎实落实住院医师规范化培训与临床医学硕士专业学位研究生培养的并轨经验；选修知识模块要为研究生知识结构查漏补缺，还要将临床科研思维和方法内容纳入该课程模块。

4. 深化临床医学研究生培养科研体系改革的实践方案

所有医学发展的里程碑都以科技进步为基础，所有医学发展都以科技创新为源头。今天的医学生就是明天的医学科学家，临床医学研究生既是医学研究成果的继承者，又是医学创新发展的光大者，要以创新精神去关注和积极开展临床问题研究，最终将最新的医学创新成果和临床研究成果应用在临床上。从调研和访谈情况看，即使是专业学位研究生，也对科研能力和意识、思维的培养，对接受科研实践训练具有强烈愿望，而现实却未能完全满足这一需要。据此，笔者认为应从研究生的科研能力筛选、引导开始，既要注重对其科研创新驱动力的激发，又要强化其参与科研实践的机会。

（1）实施临床医学研究生科研能力的筛选和引导。在招录阶段建立临床医学研究生科研能力筛选制度。借鉴美国医学院校教育入学申请机制，重视教授推荐信的作用，重视本科成绩单和科研经历或成果；面试时重点考查考生的科研潜力、兴趣等，对有潜力的考生进一步助其明确优势，对有科研兴趣但潜能可能一般的考生尽早指出问题所在，指导其做选择。要开展临床医学研究生科研能力培养的入门引导，在基础理论学习阶段，医学院校要全面加强研究生医学文献检索、统计学、实验技术等与研究方法相关课程的选修管理，引导刚入学研究生及早产生对科研的感性认识，引导其产生科研兴趣，乃至开展科研的"紧迫感"。

（2）激发临床医学研究生科研能力培养的驱动力。驱动力是激励临床医学研究生科研能力的主导力，能对临床医学研究生的科研能力产生激励、强化或催化作用。导师要用好基础或临床研究讨论课，为研究生提供发现、展示、反思和提升自我的机会，让学生通过提出关于基础研究或临床现象的问题，学会用理论、事实、概念等来支持自己的观点，同时引发他们的观点、理念碰撞。这是一个坚持自己观点并拿出依据和证据的过程，也是一个专注于抓住对方错误、失误的过程。要在学校和学院层面，创设鼓励积极创新、探索未知的环境和举措，形成以科研和学术创新为荣的氛围。要关注约束与激励的平衡。"约束"上可以提高毕业的学习成绩层级要求，提出分段学习的具体标准，包括细化到关于外语水平、发表论文等的要求；"激励"上除精神奖励和荣誉外，要关注科研奖励和奖助学金在激发临床医学研究生科研动力上的作用。从调查看，奖助学金不能满足基本需要的临床医学研究生，几乎对所有环节、指标的入学前后满意度都存在较大落差。关注这部分研究生，并有效激发其学习的动力，从而达到同步解决经济困难和学业困难的目的。

（3）提高临床医学研究生科研活动的参与度。无论是硕士专业学位研究生与住院医师规范化培训的并轨，还是"5+3"一体化的 3 年专硕培养期，"5+3+X"的"3+X"培养期，研究生都需要全职与带教老师在一线临床岗"工作"，仅能利用节假日或工作之余联系导师。而且，临床医学专业学位研究生导师多为医师，即使科研、教学任务也很重，但其主业依然是临床诊疗，诊室和手术室是其主要工作空间。要强化导师对研究生临床研究的全面监管、把关，导师或带教老师应对研究生各项工作了如指掌，要求研究生所有科研和工作进程与自己进行密切沟通；带教老师应做好研究生科研工作交接，积极创造研究生参与多中心研究的机会，让其有机会跟随本研究领域权威专家和团队深入了解研究假说的产生、思路的构想、方案的设想、研究样本的选择、统计分析，甚至临床研究伦理、受试者数据库的建设和管理等。通过参与研究，帮助研究生形成积极的临床研究意识、了解规范的临床研究规程，并提升其临床研究素养。

5. 深化临床医学研究生培养规培体系改革的实践方案

当前，我国已基本构建了一套较为完备的住院医师规范化培训和专科医师规范化培训的制度体系，该项工作已具有接轨国际的基础。但从各地的先行实践到这套国家制度体系的建立，还不能保证我国住院医师规范化培训符合住院医师培养的实际，不能保证住院医师培养达到或接近"匀质化"、国际水平。而且从调查情况看，规培基地的硬件建设、临床能力的培养效果及考核评价指标的系统、标准化建设，都还没有达到临床医学研究生及其利益相关者的预期。因此，深化临床医学研究生培养规培体系改革，应强化住院医师规范化培训基地规范建设的管理体系构建，建立具有正反向激励作用的匹配制度，建立健全科学的培训考核体系。

（1）构建住院医师规范化培训基地的"门槛"和常态化监管制度。培训基地的规范化建设是提升住院医师规范化培训质量的关键。国家层面要严格按照国家标准来确定培训基地入选门槛和考核标准，包括严格执行中西部区域与东南部区域基地建设标准统一要求的规定，这是保证住院医师规培质量"匀质化"的基础。要突破当前以学员评教、教师评学及专家督导为主体的培训基地评价方式，增加评价主体，增设评价指标，开展培训基地的动态管理评估，将研究生、培训学员、带教老师、护士、其他医师、患者等与培训基地建设的利益相关者都纳入基地建设评估反馈范畴，全方位了解和把握基地建设的软硬件要求和改进方向。

（2）稳步实施住院医师规范化培训的匹配制度。借鉴美国毕业后教育匹配制度，应尽快建立我国住院医师规范化培训匹配制度，并从"5＋3"一体化培养模式开始试点。该培养模式下学生的综合素质和学业成绩都比较好，在经过 5 年的医学本科教育后，通过全国匹配计划，让各国家级培训基地拿出一部分住院医师规范化培训的招生名额，使一部分地方医学院校的学生在进入研究生培养阶段时，有机会获得学校、培训基地层级"进阶"的机会，从而对这类研究生产生正向激励；而对部委属高校或综合实力较强的医学院校就读的学生，会让其产生学校、培训基地层级"降阶"的危机感，同时产生对其的反向激励，保证对学生的长期危机刺激。当然，匹配制度可能产生的效益应远不止于此，还包括对医学院校、导师的正反向刺激，引导区域优质基地资源合理竞争等。

（3）建立健全住院医师规范化培训考核体系。住院医师规范化培训考核体系建设有两项重点工作需要完成：一是明确住院医师规范化培训领导和管理主导权，由中华医学会、中国医师协会和医院管理协会等共同构建非政府行政的领导、组织机构，政府行政管理部门以派驻观察的形式介入相关工作，关键是赋予这些机构实施对专科培训项目的评估、认证权力，使之独立、自主运行管理；二是对照临床医学研究生的培养目标，构建科学客观的培训考核指标体系。健全住院医师规范化培训的考核体系，建立一套科学客观的考核指标体系是关键。考核指标体系要紧密围绕培养目标进行设计，要保证系统化、可量化、标准化[①]，以定量评价为主，核心指标尽量降低主观干扰，但不排除定性评价，要将培训指标的数量和质量要求逐一对应到学位方向或专科、亚专科领域，准确界定住院医师规范化培训第一阶段（硕士阶段）或第二阶段（博士阶段）的达标标准。

6. 深化临床医学研究生导师指导改革的实践方案

2009 年，教育部《关于做好全日制硕士专业学位研究生培养工作的若干意

---

① 胡伟力，段昌柱，陈地龙，等. 临床医学博士专业学位研究生教育与专科医师规范化培训并轨培养研究［J］. 学位与研究生教育，2017(6)：49－51.

见》提出，"建立健全校内外双导师制，以校内导师指导为主，校外导师参与实践过程、项目研究、课程与论文等多个环节的指导工作"。但这项制度在临床医学研究生培养中遇到现实困难，包括在当前主流的培养模式中，如：导师负责制实则无法把控临床医学研究生培养全过程；基地对带教老师没有规范要求；导师资助制存在"搭便车"风险，强化师生"雇佣"关系等。因此，要从建设临床医学研究生导师团队入手，不仅要强化导师（带教老师）指导能力培养，还要进一步促使导师负责制、资助制等发挥出制度设计意图。

（1）强化临床医学研究生导师团队建设。根据研究生学位类型，鼓励建立临床医学研究生培养的"复合导师制""小组导师制"，通过团队建设增进导师间交流合作，优化单一导师的知识、能力和素质结构。"复合导师制"是针对临床医学专业学位研究生特点制定的一种导师制度，指一个专业学位研究生由一名专业导师和多名轮转科室的导师共同组成导师群[①]，实施临床医学专业学位培养时段的指导工作。大家分工负责，轮转期间分科负责，以利于明确各时段、各轮转科室培养的责任。"小组导师制"也称一主多辅导师制，是导师负责和集体指导相结合的一种模式[②]，适合学术学位研究生的培养。可以是同一学科群中不同方向、层次、特长导师的组合，也可以是不同学科专业、跨学科专业导师的组合，这一导师制符合当前医学学科的高度融合和交叉趋势。

（2）完善临床医学研究生导师评价体系。医学院校要全面推进导师岗位制建设。医学院校要根据年度招生计划和学科发展状况来设置"导师"岗位，在每年基数基础上，可新增一定数量的岗位；再根据学校的实际和具体情况，设置量化的遴选标准，保证优秀、年资较低的导师获得脱颖而出的机会。建立基于岗位胜任力、指标科学合理、充分考虑校本级导师队伍实际水平的评价体系，为实施动态调整提供基础依据，为综合素养提升提供对标依据。将导师对研究生的学术诚信和科学道德教育纳入评价体系，若研究生有违反学术规范的行为，学校将给予导师暂停招生直至取消导师资格的处分。这一举措，温州医科大学在2015年就已开始全面实施[③]。

---

① 吉峰，高哲学，王洪恩，等. "复合导师制"在临床医学专业学位研究生培养中的应用[J]. 中国高等医学教育，2015(5)：121-122.

② 陈罡，柳亮，党裔武，等. 不同导师模式培养医学研究生的对比分析[J]. 西北医学教育，2010(4)：718-720.

③ 吴茂华，刘洁. 关于提高同等学力硕士研究生学位论文质量的思考与实践——以温州医科大学为例[J]. 中国高等医学教育，2015(9)：118-119.

（3）构建基于"岗位胜任力"的培训基地师资项目。住院医师规范化培训的带教老师承担多种角色：医生，要求具备扎实的理论知识、精湛的临床技能、先进的专业意识和高尚的医德医风；教师，要求具备较高的带教技能、教育心理学知识、沟通表达能力和良好的师德师风；科研人员，要求具有良好的临床问题意识、临床研究的方法和技能；等等。有鉴于此，医学院校应牵头重点督促并协助培训基地（医院）设计实施提升规培带教老师"岗位胜任力"的师资项目。一是建立专业教学能力提升课程体系，包括门诊带教方法、病史采集与病历书写规范、体格检查带教方法、临床操作技能带教方法、急救带教方法、专科或亚专科临床带教技能等。二是建立临床研究教学能力提升课程体系，包括临床研究思维训练、循证医学知识、临床问题提炼能力培养、临床科研设计能力培养等。三是建立沟通表达能力提升课程体系，包括教育心理学、演讲技能、医患沟通训练等，带教老师必须懂得研究生（住院医师）各学习阶段心理活动规律、心理成长规律，深刻懂得患者及其家属就医就诊的心理特征和内在诉求，并能用合适合宜的语言和态度表达出来。四是建立职业道德素质养成课程体系，包括医德医风和师德师风规范、医疗行风规定、职业道德法律风险、医学人文知识等。

（4）回归制度设计初衷，扩大研究生奖助学金制度的激励效应。奖助金体系建设一直是研究生培养机制改革的重点，尤其是 2014 年研究生实施全面收费制改革以来，地方高校也构建了以国家奖学金、学业奖学金、助学金以及社会奖助学金为基础的新奖助金体系。但地方高校的奖助金有变异为平衡研究生学费支出、提高研究生收入和生活水平的趋向，呈现奖助金人人有份、等次区分度小的问题，某种程度已背离奖助学金改革初衷。由于生源质量不高，而社会期望又较大等原因，地方高校研究生培养约束机制建设往往缺位，"严进宽出"甚至"宽进宽出"成为地方高校研究生培养广受诟病的原因。要使激励、约束真正发挥正向或反向作用，发挥提升利益相关者（尤其是研究生、导师）内在积极性的功能，医学院校就应在奖优、助困的功能区分以及贯穿培养全程的约束制度建设上下功夫，凸显导师资助制在促进临床医学研究生科研能力培养上的杠杆效应。根据研究生学位类型确定导师资助标准，对专业学位研究生，适当提高导师资助标准，让资助成为导师将研究生纳入课题研究的动力；对学术学位研究生，要让导师根据科研任务量合理确定资助标准，体现研究生的"劳动价值"。

问卷调查显示，"奖助学金不能满足基本需要"的研究生对大部分评价指标入学前后都有较大落差。为此，要建立健全奖优、助困并重的奖助体系。根据综合型激励理论,有效激励的良性循环是激励→努力→绩效→报酬→满意→激励,同时强调处理好努力与绩效、绩效与报酬、报酬与满意的关系。政府层面要重视市场调节机制的建设,即研究生收费必须考虑不同地区、学校和科类上的差异,并据此实行有差别的收费①。医学院校要从回归奖助学金设置目标出发,重视努力、绩效、报酬、满意的关系,严格区分"奖"与"助"的不同功能。首先,要突出奖学金"奖"的激励功能。建立多维的奖学金体系,理清"努力"产生"绩效","绩效"获得"报酬","报酬"决定满足的层次、程度的逻辑思路。一方面重视"扩面分档",健全国家、省、高校、社会多级奖学金体系,重点加强校级和社会奖学金(是高校争取社会资源的重要方式,但也恰是其弱项)建设,通过考查研究生"努力"程度,清晰奖励等次的大小差别,拉开各等次间的奖励额度;另一方面重视"培优",设立以完成学科专业重点任务为目标的专项或专科奖学金,将"努力""绩效""报酬"相结合,促进研究生专注于专业学习。奖学金评选要突出导师对研究生学习态度、学习投入等的赋值,强化导师对研究生课程学习、科研、实践成效的评判。其次,要突出助学金"助"的保障功能。转变国家助学金基本抵消学费的做法,适度降低助学惠及面,转而拓展"三助"岗位范围,开展定向、精准帮扶②,回归助学金的助学(助困)性质,将助学金发放给真正需要经济救助的研究生。区分奖优与助困,可以让研究生和导师在分层级奖励中获得高层次需要的满足,同时让助困的精准度和保障能力真正提升。横向上重视"培优",以校级学科专业的中心任务为主,设立校内专项、专科奖学金,奖励该学科专业中学业成绩优异的研究生。

7. 深化临床医学研究生培养毕业体系改革的实践方案

毕业论文是评价研究生学习成果的综合体现。从调查情况看,毕业条件中关于发表学术论文的要求等硬性规定,造成了人们的困扰和研究生的压力,同时毕业(实习)考核评价也存在问题③。因此,首先,应关注毕业环节中与学位授予相关的非合理性规定;其次,要构建与培养模式相关的论文选题、能力考核体系。

(1) 正确对待学位授予与学术论文发表规定间的关系。当前已有高校先后取消硕士学位授予与学术论文发表相挂钩的规定,如复旦大学、中国人民大学、北京师范大学等。2019 年,清华大学不再将学术论文发表作为博士研究生申请

---

① 武毅英. 对我国研究生培养机制改革现状的思考[J]. 教育研究,2008(9): 65 - 70.
② 郑曼曼,郑卫荣. 医学研究生心理健康问题现状及对策[J]. 温州医科大学学报,2019(7):545 - 547.
③ 胡伟力,陈怡婷,陈地龙. 临床医学专业学位硕士研究生临床能力考核的难点及对策研究[J]. 重庆医学,2015(26): 3733 - 3735.

学位的条件，取而代之的是"学术创新成果达到所在学科要求"。正如相关报道将这种行为比喻为"吃螃蟹"一样，能够作出这样规定的高校还很少。

应正确对待论文发表作为学位申请条件的硬性规定，承认其存在的价值和合理性，但强制要求所有高校全部实施已无可能，同时"一刀切"式地要求所有高校同时废止也不可取。对医学院校而言，要充分认识该规定带来的"搭便车"行为的危害，应根据学校和医学学科实际、学位层次、类型等对这一制度进行必要的调整。地方医学院校应对临床医学博士学位研究生（不区分学位类型和培养模式），特别是"5＋3＋X"、八年制学生，保留发表学术论文的要求，且需强调期刊层级，并提供与论文发表同效的科研成果认定对等方案。地方医学院校应保留临床医学硕士学术学位研究生发表学术论文的要求，但减少发表数量，并在发表时限上做人性化及弹性处理。地方医学院校应取消临床医学硕士专业学位研究生学术论文发表的硬性规定，原则上鼓励但不强制，如有论文发表，其学科领域最好为临床研究。中央部委属医学院校应进一步取消研究生发表学术论文要求，除学术学位博士研究生应保留论文发表要求外，其他研究生学术水平是否达到学位申请要求，应该放权至相应学院学位评定委员会。

（2）明确专业学位毕业论文选题方向，突出学位类型特征。注重学术、关注实践、注重专业领域中的实际问题、强调专业知识生产的独创性是专业学位博士研究生教育的精髓[1]，这条原则应被所有专业学位所遵循。谭机永等人提出专业学位研究生学位论文选题的三种方式，以人群为对象、以个案为对象和以文献资料为对象[2]，分别对应了三类不同的临床研究内容，值得借鉴和参考。因此，医学院校和导师在指导、引导临床医学专业学位研究生确定学位论文选题时，应明确该类研究生的论文选题须来源于专业实践领域；学位论文的呈现形式则可鼓励进一步多样化，如病例报告、病例分析等形式亦可；学位论文要关注研究成果对临床专业发展和临床诊疗可能产生的贡献、价值。

（3）构建接轨国际标准的客观结构化临床能力考核体系。当前国际主流的临床能力考核体系有三种：一是美国国家内科医学会规定，包含临床判断、医学知识、临床技能（包括采集病史、体格检查和操作技能）、人道主义品质、职业作风、医疗的临床能力考核体系；二是美国国家医学考试委员会规定，包含职业态度、医疗决策、执行医疗决策、正确处理医患关系、病史采集、体格检查、运用诊断

---

① 袁广林. 专业博士培养目标定位：研究型专业人员[J]. 学位与研究生教育，2014(11)：1-5.

② 谭机永，邓砚，王云. 关于临床医学专业学位硕士学位论文评价体系的思考[J]. 医学与哲学（人文社会医学版），2009(3)：70-71.

性辅助检查、临床诊断、连续的治疗护理的临床能力考核体系[1];三是"全球医学教育最基本要求",包含职业价值、态度、行为和伦理,医学科学基础知识,临床技能、沟通技能,群体健康和卫生系统,信息管理,批判性思维和研究等的临床能力考核体系。这些都是获得充分验证和高度认可的针对临床能力考核而构建的国际通用标准,也是临床能力构成的"金标准"。

从我国临床医学研究生教育接轨国际标准角度出发,医学院校、培养基地选择其中一种体系予以借鉴,同时结合自身特点,构建具有校本级特色的客观结构化临床考试(OSCE)体系。将国际通行标准、分解指标融入 OSCE,按照其指标设计相应考核站点,注重情景模拟、床旁考核、计算机模拟、直接观察、SP 等的引入。有条件的医学院校,或研究生在规培中已确定科室的,应在临床能力考核指标体系中增设二级学科或专科、亚专科考核指标,构建具有临床医学二级学科或专科、亚专科技能要点的临床实际能力考核指标体系。在临床医学学术学位研究生的实习出科考核中引入成熟的 mini-CEX 测评工具[2],针对为期半年临床实习的考核和测评,可结合病例汇报评价(SOAP)或操作技能观察评估(DOPS)进行。

(4)建立临床医学研究生学业全程的约束制度。约束可以是一种反向激励,通过抑制的方式促使人们朝着组织期望的方向行进。在研究生扩招和规模扩大的背景下,研究生存在读研动机多样化、求学精神不足[3]等问题。基于此,为督促学生一心向学,使之时刻感受学习压力,医学院校应在研究生培养中建立包括早期预警、中后期筛选乃至淘汰的学业全程约束机制。首先,应明确临床医学研究生学业预警等级、响应级别和救助措施,作为早期预警基础。其次,在临床医学研究生中后期学业管理上,结合中期考核、学位论文开题、学位论文送审、专业技能考核、论文答辩等结果,确定"末位淘汰"比例,以考核不合格、延期开题、重新开题或答辩、延期毕业等为管理手段。一些医学院校开展毕业临床技能二次考核,规定末位重考比例和重考不合格率,对研究生"起到了事半功倍的督促和鞭策作用"[4]。还要将研究生考核不合格、延期开题、重新开题或答辩、延期

① 胡伟力,陈怡婷,陈地龙.临床医学专业学位硕士研究生临床能力考核的难点及对策研究[J].重庆医学,2015(26):3733-3735.

② Norcini J J. The mini-CEX (clinical evaluation exercise): a preliminary investigation [J]. Annals of Internal Medicine,1995,123(10):795-799.

③ 来茂德,沈满洪,陈凯旋.培养机制改革:新时期研究生教育改革的路径选择[J].学位与研究生教育,2007(12):1-5.

④ 刘洁,卢中秋,吕建新.地方医学院校硕士研究生教育质量保障体系的构建——以温州医学院为例[J].学位与研究生教育,2012(5):30-34.

毕业等处理与导师的招生指标、资源配置、评先评优、晋职晋级等挂钩，将研究生学业约束压力真正传导给导师[1]。

（三）深化临床医学研究生培养制度改革的实践方案

"医教协同"的核心是加强医疗卫生系统与医学人才教育系统的协同配合，构建招生培养、招录使用联动机制，实现医改与教改的良性互动，实现教育培养与使用培训的紧密衔接，形成促进医疗卫生事业和医学教育事业发展的强大合力。我国临床医学研究生培养的制度体系建设总体上不完备，各层面制度有效供给总体不足，还因为培养制度建设的问题，带来管理部门的组织协同、研究生的身份协同和工学矛盾等。据此，应高度重视"医教协同"制度设计理念的落地落实，从宏观层面加强理念、制度、立法协同；从微观层面强化医学院校人才培养制度体系建设，构建院校内部制度协同体系，这一点是医学院校作为自主组织，实现自主治理的关键。

1. 强化多层面的"医教协同"理念和实践

（1）国家、省市级层面要进一步将"医教协同"理念，具体落实在政策和领导体制、工作机制建设中，真正实现教育和卫生的分工负责和紧密协同。例如，在院校教育、毕业后教育阶段，主要任务是依据行业需求培养适量并满足需要的高水平医学人才，主体责任应在教育行政主管部门，教育应积极协同卫生行政主管部门，而卫生行政主管部门应积极配合；在院校教育阶段要积极摸清行业需求、人才培养质量等信息，为教育行政主管部门制订招考计划、考试内容、考查方式等提出意见建议，引导以"5＋3"一体化为主体的培养模式改革健康有序发展；在继续教育阶段，主要任务是满足医师不断更新知识、了解行业前沿动态需要，主要责任应在卫生行政主管部门，教育系统要做好协同，尤其在骨干师资培训、前沿知识推介等方面发挥主要作用。

（2）加强医学院校与培训基地（附属医院）的协同。这里牵涉到研究生招生与住院医师招录，导师与带教老师，理论考试、资格考试与技能考核，资格获取与学位授予等的协同，需要两个主体在内容、形式、时间节点的衔接上做好协同。要建立规培教学设置与研究生培养课程对接机制，尽量克服规培教学与研究生理论课程的时间冲突，既保证理论课程教学的时间、效果，又符合政府关于住院

---

[1] 郑飞中,吕建新,刘洁.地方高校深化研究生培养机制改革的路径选择[J].教育研究,2016(5)：77－83.

医师规范化培训的时间要求。要以医学院校为主,强化培训基地的配合,进一步修订专业学位研究生培养方案,合理安排轮转计划,明确专业方向技能的重点培训要求和标准。

2. 加强制度协同和创新,提升制度供给效能

朱玉成等认为,只有研究生教育供给侧完成了转型升级,实现了精准的供给、有效的供给、创新的供给,才能真正实现办人民满意的研究生教育的目标[①]。毫无疑问,研究生教育供给侧的供给内涵中,最重要的一项就是制度。在临床医学研究生培养模式改革中,也只有实现制度有效供给、创新供给,才能真正有效支撑培养模式改革目标的实现。

制度有效供给方面,要突出已有制度的协同。当前《执业医师法》与“住院医师规范化培训制度”间存在的不协同现象,是制度供给实践中长期存在并广为诟病的问题。据此,政府部门应充分考虑《执业医师法》与“住院医师规范化培训制度”间的矛盾和冲突,以时间节点的调整为契机,从内容上进一步对接临床医学人才培养改革的要求,确保进入规培的专业学位研究生获得合法行医的资格。

制度创新供给方面,要突出制度的精准性和需求性。政府部门应牵头建立“规培执照”制度,针对研究生开展临床活动“不合法”的问题,从制度上设置专业学位研究生的“临床特权”,明确研究生规培期间的执业范畴,最大限度地为研究生增加临床技能训练的机会。省级政府要提高临床医学研究生培养制度创新的积极性,关键是考量省级层面临床医学研究生培养的实践基础和制度基础,重点凸显区域特色经验凝练和区域制度体系建设。例如,上海市在临床医学专业学位研究生教育与住院医师规范化培训并轨培养试点中所开展的系列制度创新,因为有了这些制度创新,才有了上海试点的全面推进和成功。

3. 健全医学院校人才培养的制度体系

(1) 医学院校要构建长、中、短期临床医学研究生教育发展规划,对培养目标、模式、结构等进行重新规划,建立健全有助于激发临床医学研究生培养内部主动性的制度框架。首要任务是把握临床医学高层次人才培养特点和规律,把人才培养的制度建设与行政组织管理制度区分开来,充分结合临床医学研究生学习、工作需求,营造出有利于调动研究生主动性、创新性的制度环境,激发不同培养模式研究生求知欲,真正实现促进研究生学习由被动接受向主动学习的转变。要结合现有

---

① 朱玉成,周海涛. 研究生教育供给侧结构性改革透视:内涵、问题与对策[J]. 学位与研究生教育,2018 (3):54-57.

的校内临床医学研究生培养模式,明确学校所处的办学区域、服务层次、人才面向等,结合不同学位层次、学位类型的要求,以及研究生和利益相关者(如导师、带教老师等)的诉求,有效健全完善有助于临床医学研究生及其利益相关者诉求表达的制度体系,激发他们的积极性和主动性,保障他们参与权和利益诉求的有效表达。

(2) 医学院校要针对招录、教学、科研、临床实践、考核评估的实际,建立一套完备的进阶规范和标准,确保改革举措落地,具体工作规程、流程科学合理、务实高效。医学院校尤其要重视专项制度的建设,如招录制度要加强对并轨培养、"5+3"一体化、"5+3+X"培养模式等招录体系的校级规范,结合不同模式对人才培养的定位,设计适合各类模式的校级招录形式;进一步完善学籍管理规定,有效促进和协调校内培养模式转变(如"5+3"一体化培养转学术学位研究生培养)而发生的学籍变动行为,做到学籍变动有法可依、有章可循;深化课程体系建设,使课程设置充分契合各学科(领域)培养目标,同时注重各类培养模式或培养环节的系统性、整体性及贯通性,精准定位临床医学研究生理论课程和实践课程的教学目的;优化导师(带教老师)岗位管理制度,明确导师(带教老师)作为研究生培养第一责任人的要求,明确导师(带教老师)在不同阶段对研究生负有的前沿知识引导、科学方法指导、临床规范带教等责任,倡导导师(带教老师)积极涵养品德、提升学养;进一步健全临床实践管理制度,结合不同培养模式要求,精准确定临床实践的时间安排、学习要求,细化岗前培训、临床轮转、出科考核等规定;进行考核管理制度的系统化建设,吸收新的考核理念,从系统、精细的角度明确不同培养模式对课程考核、中期考核、临床能力考核、毕业考核等的具体要求;健全完善培训基地建设管理制度,将临床医学研究生培训基地建设纳入本校和相关医院整体发展规划,明确适合研究生能力实际和区域培养要求的培训基地建设标准、条件,建立培训基地动态调整机制;健全学位授予管理制度,将质量文化、学术诚信意识渗入学位授予管理,构建以质量为核心,从学位申请到学位授予的全环节工作标准化流程;进一步完善精准资助制度,树立贫困生资助是实现教育公平、社会公平的制度安排的理念,以培养研究生的感恩意识和责任意识为宗旨,实现资助与发展并重、管理与育人并行,同时建立健全临床医学研究生包括学术诚信管理、出国(境)管理等方面的制度。

地方医学院校尤其要增强制度建设"自信",在学习、借鉴部委属高校制度建设经验基础上,摒除"搭便车""图便利"心理,根据实际投入精力,加强校本级人才培养制度体系建设,使临床医学研究生教育制度体系可行可操作,为培养有院校特色、满足行业需要的高层次医学人才服务。

（四） 深化临床医学研究生培养评价改革的实践方案

临床医学研究生培养评价的构成，包括"评什么""谁来评""怎么评"三个部分，分别对应着评价指标、评价主体、评价方法。但从当前我国临床医学研究生培养评价的情况看，质量评价的标准建设不足，质量评价的内涵挖掘不深，质量评价的主体存在行政化趋向、结构性缺位等问题。借鉴发达国家在临床医学研究生质量评价上的成功经验，笔者建议应以质量标准体系建设为基础，积极健全内外协调的质量保障体系，强化质量文化建设。

1. 建立健全临床医学研究生培养评价的质量标准体系

指标体系是研究生教育评估的核心，主要解决"评估依据"的问题[①]。如果没有一个通行、具有临床医学学科特点、能够获得认可的标准、指标体系，是无法真正开展好质量评价的。根据我国临床医学研究生培养质量评价的现状，应从稳步建设临床医学研究生培养评价标准体系入手，构建国家层面的质量综合标准、医学院校的内部质量标准、同行专家的专业标准。

引入国际医学教育质量标准，由教育部、国家卫生健康委主导建立并完善临床医学研究生培养质量的国家标准。2003 年，世界医学教育联合会（WFME）颁布本科医学教育、毕业后医学教育和继续教育发展的国际标准。其中，毕业后医学教育在形式上与"医教协同"对临床医学专业学位研究生的教育有共通之处，即青年医生将与具有丰富临床经验、负责教育与指导工作的同仁一起工作；从毕业证明看，国际毕业后医学教育通常可获得学位及毕业证书或证明书，这也与当前临床医学专业学位研究生的"四证合一"相类似。我国于 2008 年制定《本科医学教育标准——临床医学专业（试行）》，但长期未制定毕业后医学教育或医学研究生教育标准。"医教协同"改革中，医学本科生毕业后医学教育与临床医学专业学位研究生教育以"5＋3"或"5＋3＋X"的方式存在，教育体制、教育内容和形式发生根本性变化，这种变化是国家层面建立研究生教育质量标准的契机。国家质量标准的建立，要通过引入毕业后医学教育国际标准，并按照"医教协同"的目标要求进行本土化，可作为"医教协同"改革的国家政策配套，弥补我国医学教育标准建设的不足。形式上，需借鉴国际"领域""亚领域"标准划分层次，同时根据我国实际，对"领域"和"亚领域"划分进行新的建构，以形成有中国特色的完整、全方位的教育质量标准体系。在标准的内部构成上，也应确定"基本标准"

---

① 付坦，刘毅. 研究生教育质量评估文献综述[J]. 中国高等教育评估，2015(2)：66－69.

（必须）和"质量改进标准"（应当），以方便不同层级医学院校参照。"本土化"除了包括语言表述的中国化外，还应将国际上的毕业后医学教育与我国"医教协同"相区别，如将国际标准中的"培训""受训者""培训人员""培训环境"等，同步修正为我国的"教育""研究生（住院医师）""导师、带教老师"以及"培训基地"等，使之从形式到内容都满足我国临床医学研究生教育的实际。该标准应由教育部、国家卫健委组织制定，作为医学院校研究生教育质量评估、临床医学专业学位研究生学业评定的重要参照。

建立健全校级临床医学研究生培养的质量监控标准。在制定国家标准的同时，还要建立校本级标准，这也是医学院校作为自主组织，实现自主治理的体现。校本标准的建设，除可增强管理机构、培养单位、培训基地、导师、学生的质量自觉外，关键是能够发挥出质量主体的主体作用。在临床医学专业学位研究生教育国家标准框架下，医学院校除须建设研究生招生、教学、科研、导师（带教老师）、学位论文、技能考核等教育过程（环节）或关键要素的标准，还应突出住院医师规范化培训、培训基地建设的质量标准。招生标准要突出对考生医学培养潜质和生源综合素质的评价，在复试、面试中要设计对考生初步临床能力、终身学习能力、良好职业素养的培养潜质考核；综合素质则可根据初试分数、心理素质测评[①]、人文素养的基础考核进行评判。教学质量标准应明确教学内容、课程学分、学分绩点、外语水平的具体要求，同时要对适应"医教协同"的教学手段改进、教学改革提出明确要求。规范化培训质量标准要明确教学内容、专业理论、病种与例次、临床知识与技能、轮转要求等。科研质量标准要明确学术论文、实验、参与课题、成果的具体要求。导师（带教老师）的标准需要对其"医"与"教"能力、水平同时做出要求，除职称、学历学位、科研项目、经费、成果要求外，还应有工作经历、实践年限及教改的要求。学位论文质量标准要体现全过程管理，从选题、开题、中期检查、答辩、学术规范等各方面制定详细标准。科研质量标准要明确学术论文、实验、参与课题、成果的具体要求。培训基地质量标准应遵循分类分科原则，具体规定医院资质、师资要求、科室条件、仪器设备、后勤配套等。专业学位研究生还需着重临床技能考核，其质量标准也应遵循分类分科原则，明确具体考核内容、考核要求等。

建立临床医学研究生培养质量的专业标准。这一标准的建立，应由专业委

---

① 金晓凤，陈庆健，卢中秋，等.心理测评嵌入研究生复试中的实践与探讨[J].中国医学伦理学，2013（3）：390－391.

员会牵头。"医教协同"改革,要求建立临床医学专业学位研究生教育指导委员会或评估、认证委员会,委员会以专科、亚专科的专家为主要力量。专业标准建设要超越研究生教育的学科评估模式,立足于进一步明确临床医学专业学位研究生的培养定位,同时又区别于本科专业和学术学位研究生的特点。要凸显专业标准的公信力,有别于研究生教育的学科评估、学位点授权专项评估模式。在内容上将专业标准与执业医师资格考试标准相结合,按专科或亚专科的体系分别设立标准,细化包括院校规划定位、软硬件条件、教学安排、师资队伍等在内的标准,以及研究生(住院医师)所应具备的临床技能、职业价值(态度)、科研基础、批判性思维、沟通技能等标准。临床医学专业学位研究生教育的专业标准建设要体现认证的核心理念,即在提升教育质量的同时,促进改革与发展①。要开展好临床医学专业学位研究生教育质量的专业评估,不但要对新设学位点进行指导、评估、认证,而且要强化对已开办较长时间的学位点进行周期性质量评估。专业委员会的归口管理部门应为国家卫健委和教育部,确保"医""教"多重目标的同时实现,并要求教育管理部门逐步实现从"管理员"到"监督员"的过渡②。

2. 健全完善临床医学研究生培养评价的质量保障体系

研究生教育质量保障体系包括研究生教育质量标准体系、研究生教育质量评估体系、研究生教育质量改进体系、研究生教育质量问责体系,去除专业评估的要求,研究生教育质量评估体系中还包括面向内部质量控制的评估和面向外部质量审计的评估③。

(1) 健全临床医学研究生培养内部质量保障体系。在自主组织建设中,面对临床医学研究生内部质量保障体系的建设,医学院校要明确第一主体的责任意识。一是建设架构清晰、责任明确的质量保障组织体系。以学校学位委员会、教学督导委员会等专业委员会为指导,分院校、培训基地两个体系,从校长、分管副校长、校级研究生管理部门、学院研究生管理部门、高等教育研究所、导师、研究生到培训基地负责人、培训基地规培管理机构、带教老师、住院医师(规培学员),设人员节点,自上而下,囊括各类学位类型和层次学习、工作过程管理的系统质量保障组织体系,确保在研究生质量管理中各司其职,各负其责。二是实施

① 汪青. 中国临床医学专业认证体系的构建与未来发展[J]. 复旦教育论坛,2012(5):92-96.
② 郑飞中,刘洁. "医教协同"背景下临床医学专业学位研究生教育质量保障体系研究[J]. 学位与研究生教育,2017(2):34-38.
③ 王战军,廖湘阳,周文辉,等. 中国研究生教育质量保障体系理论与实践[M]. 北京:高等教育出版社,2012.

自主组织、主动高效的研究生质量自我评价监督。明确研究生院（部）是组织校内自评的专门机构的定位。构建由校内外专家共同组成的质量自评专家库，突出同行专家的专业权威。实施全面质量自我评价，遵循形成性、发展性评价的理念，对课程安排、理论教学水平、临床技能训练条件、导师（带教老师）素养、质量管理效率、学校声誉、毕业生社会贡献等进行自我评价，确保本校研究生教育质量的稳步提升和可持续发展。

（2）健全临床医学研究生培养外部质量保障体系。临床医学研究生培养外部质量保障体系是充分发挥研究生培养利益相关者能力，形成临床医学研究生质量保障外部合力的重要形式，应重点包括政府管理部门职能的调整、第三方评价机构建设、社会问责体系建设等。

一是转变政府管理部门职能，促进外部质量保障主体多元化。要求部委层面深化改革，切实改变直接管理、管到具体事务的惯性思维，转向通过法律、财政拨款、资源调配等手段实施宏观性、间接性、战略性管理和督导，要求政府管理部门积极调整职能定位。二是鼓励建设第三方质量评价机构，积极发挥认证的正面效能，增加质量评价的社会参与度。第三方评价机构要吸纳学术团体、专业协（学）会、新闻媒体、私人团队和中介机构等多种社会力量的参与，还要保证专业性、独立性和专业的专属性。要以认证促进教育质量提升，以认证标准促进教育资源和条件的完善；要参与国际排名、开展国际认证，融入临床医学研究生教育质量评价的国际竞争。三是建立基于信息公开的社会问责体系，在医学院校研究生培养过程中接受社会和政府的双重问责。为使高校问责发挥更大的正向作用，必须建立基于治理基础上的高校问责制[①]。从美国的经验看，其已在高等教育体系建立包括联邦政府、州政府和高校等多个层面的问责系统（见表7-1）。医学院校应建立临床医学研究生教育质量的年度公开报告制度，以立法形式明确研究生培养资源条件和质量信息必须公开，定期或不定期向社会报告、证明资源使用效果和人才培养质量情况，无条件接受来自外部的监督和检验。政府管理部门应充分协调，进一步深化医学院校与利益相关者的伙伴协同关系，设计利益相关者参与问责机制，构建起高校与社会既相互监督又相互信任的良好关系。

---

① 全国教育科学规划领导小组办公室."社会问责视野中的我国高等教育质量评估体系有效性研究"成果报告[J].大学（学术版），2012(10)：79-85,78.

表 7-1 美国研究生社会问责系统

名称	创办方	职责	发布信息
高等教育综合数据系统	国家教育统计中心	用于收集所有高校数据,向联邦政府递交数据报告	院校特性、人力资源、招生、毕业率、财务、学生财政资助
州高等教育信息系统	俄亥俄州	数据用于计算教育津贴和报告,前者为高校提供资助,以满足特定的州高等教育绩效目标	注册、设施、教师与员工、财务
自愿式问责系统	美国州立高校协会、全国州立大学、赠地学院协会	高校为了向公众提供问责信息、以响应联邦教育部《领导能力的一次检验:绘制美国高等教育未来》的报告	学生特征、成本与财政资助、新生与转校生的申请数、录取数和报到数、提供的学位与研究领域、院校特性、学生经验与感受调查的结果、学生学习评估的结果

资料来源:该表根据威廉姆·耐特的《院校研究与质量保证——以高等教育为例》整理而得。转引自高新柱,韩映雄. 美国研究生教育外部质量保障体系构建研究[J]. 现代教育论丛,2015(2):65-70.

3. 开展全面质量管理,构建临床医学研究生培养的质量文化

教育质量管理是一种教育现象,但本质是一种文化现象。教育质量管理的最终目标或实现最终目标的最有效手段是以全面质量管理理论为指导,创建临床医学研究生培养多维互动的质量文化。

全面质量管理(total quality management,TQM)在 20 世纪八九十年代开始被广泛应用到高等教育领域,成为高等教育质量管理的有效方式和手段,其方法充分体现在由"计划、实施、检查、行动"构成的"戴明环"中。笔者认为,在临床医学研究生培养模式的质量文化建设中,政府管理部门(主要是国家、省市级教育、卫生行政主管部门)是主导,医学院校(含导师、研究生、管理机构、培训基地)是主体,"社会"(第三方评价机构、医院、市场等)是主要参与者,三者要在闭环结构中实现良性互动、联动。政府管理部门强调的"提升临床医学研究生培养质量"是环形图(见图 7-1)的结构起点。①计划:为了达到这一目标,政府管理部门以出台导

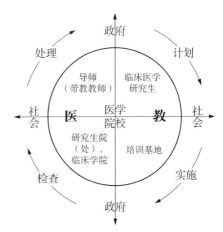

图 7-1 临床医学研究生培养质量提升的"戴明环"结构

向性意见为主要形式，"社会"以明确专业需求为主要形式，医学院校则需配合外部要求自主进行内部质量提升计划的谋划、设计。②实施：在形成内外结合的质量目标后，各项指标通过"自上而下""自下而上"相结合的运行模式，层层执行目标举措。③检查：为了确保实施的准确性及对各层级质量标准的把握，可通过院校审查、专业(专科)认证等方式，对实施"计划"的实际效果、标准化程度进行检查、验证。④处理：对待检查过程中发现的与临床医学研究生培养不"兼容"现象、培养单位内部质量控制体系不健全、就业市场的负面反馈等问题，要有具体的整改意见，并与新一轮"计划"制订相对接。经过闭环系统的多次循环，全社会参与临床医学研究生教育的质量文化氛围必然会日益浓厚。当然，在医学院校内部，还应以研究生院(处)、培训基地、导师(带教老师)和临床医学研究生为组成成员，构成内部闭环的质量管理体系，进一步丰富医学院校内部的质量文化氛围①。从图7-1还可见，政府和社会只作为外部循环的驱动或推动者，而质量文化建设的主体和内核必须是作为自主组织的医学院校。

---

① 郑飞中,刘洁."医教协同"背景下临床医学专业学位研究生教育质量保障体系研究[J].学位与研究生教育,2017(2)：34—38.

第八章

研究展望

临床医学研究生培养作为我国高等教育中的精英教育,其培养模式的改革值得研究,不仅因为其已开展大量的实践探索,包含深厚丰富的理论内涵,同时也包括模式改革制度建设上的障碍或者衔接上的问题,这预示着临床医学研究生培养模式改革的实践和研究将是一个非常漫长的过程。

2014年9月,国家卫生和计划生育委员会与美国中华医学基金会在人民大会堂共同举办"中美医学教育高层论坛",会议以"改革教育,改善卫生"为主题。论坛发布《柳叶刀》(*The Lancet*)"中国未来健康专辑"。专辑中发表柯杨等人撰写的《中国医学教育转型:成就与挑战》一文,该文还配发"主编社论"(Editorial)《带领中国医学教育走向未来》(*Taking China's health professional education into the future*),其中关于中国医学教育提出5个问题:医学教育本质是什么(What is the actual content of health professional education);如何基于岗位胜任力实施医学教育改革(How does the curriculum lead to the necessary medical competencies);医学教育改革怎样才能服务中国新医改需求(How can the health educational reform serve the ongoing health care reform in China);医学院校如何帮助政府建立有效的终身医学教育体系(How can medical colleges help the government provide continuing medical education for effective lifelong learning);如何坚定医学生从医职业志向,减少医师队伍流失(How can the loss of graduates to other occupations be minimized)[1]。

上述5个问题,值得研究临床医学研究生教育的学者高度关注。我国近

---

[1] 汪玲,何珂.临床医学"5+3"培养模式的管理体制与政策机制创新[J].中国高校科技,2015(9):50-52.

100 年的医学研究生教育史，以及当前实施的"医教协同"深化临床医学人才培养改革，日趋完善的院校教育、毕业后教育和继续教育的衔接，都在积极地回答和破解它们。笔者相信，通过在前人工作基础上不断进步，在过去的经验教训中不断吸取营养，并在现下工作中不断总结凝练，我国临床医学研究生培养和培养模式改革一定会取得新的成果。因此，展望临床医学研究生培养模式改革研究的未来，已呈现了美好的图景。

第一，临床医学研究生培养模式改革研究与社会现实需要精准结合。临床医学研究生培养模式改革及其研究应结合医学模式变革、经济社会发展、卫生事业发展、医学科技创新等因素综合实施。研究培养目标的设定，要更加精准地与社会现实需要、人民群众对医疗保健的需求相对接，与以生命健康全周期为特征的"新医科"建设理念相对接，与深化医药卫生体制改革相对接。研究培养过程，要合理界定相关环节、要素的内涵、外延，建立环节与要素间的协同协作机制，研究如何形成共同为研究生培养质量提升的合力。研究临床医学研究生的培养制度建设，要立足于如何使制度建设更加适应高层次医学人才培养的需要，能够为高层次医学人才的培养提供更加优良的环境。研究临床医学研究生的质量评价，需要结合社会现实需要，以探讨临床医学研究生这一层次的人才培养，能否满足区域人民群众日益增长的医疗保健需要为质量评判标准。我国临床医学研究生培养模式改革研究，要始终坚持改进、完善和优化的宗旨，精准结合现实，这样才能指引改革的方向。

第二，临床医学研究生培养模式改革研究与高层次医学人才培养实践精准结合。临床医学研究生培养模式研究，是对临床医学高层次人才培养的机制和工作框架的研究，研究成果应成为指导和规范人才培养的导向、规则、方案。要从高层次医学人才培养的教育规律和人才成长规律出发，在培养模式的不断改革完善中，研究要准确回答培养什么样的人、如何培养人以及为谁培养人这三个根本问题，为营造浓郁的医学科技创新氛围和积极向上的崇医尚医风气，为医学院校获得更大更多的办学自主权，为健全临床医学高层次人才培养的过程体系，为建立公平、公正的临床医学高层次人才评价体系，为探索激励临床医学高层人才成长和脱颖而出的机制建设而服务。临床医学研究生培养模式改革研究要更加关注与高层次医学人才培养的结合点，在医学、生命科学、生物技术等学科大崛起、大变革的关键时期，为我国走出一条具有中国特色、符合国情的高层次医学人才培养之路服务。

第三，临床医学研究生培养模式改革研究与临床医学研究生教育事业发展精准结合。临床医学研究生培养模式改革,是理念、内容、形式、方法、管理等的全面改革,涉及招生录取、培养培训、考核评价等多个环节,是一项复杂的系统工程。临床医学研究生培养模式改革研究的目标是服务好这一改革。当前临床医学研究生教育要紧紧抓住全面实施"健康中国"战略的重大机遇,加快推动以"医教协同"为核心的临床医学研究生教育管理体制机制改革,立足基本国情,借鉴国际经验,创新体制机制,大力促进医学与其他学科的交叉融合,优化临床医学研究生教育的资源汇聚,建立健全适应行业特点的高层次医学人才培养制度。临床医学研究生培养模式改革研究要与临床医学研究生教育事业发展的趋向相结合,支撑培养模式的不断创新和持续进步,保障临床医学研究生教育整体进步,为临床医学研究生教育事业实现新发展提供根本保证。

附　　录

临床医学研究生培养模式改革调查问卷

亲爱的同学：

　　您好！

　　首先感谢您参与本次问卷调查。为掌握我国临床医学研究生培养模式改革的现状与问题，提出深化改革的科学建议，特了解您关于研究生培养的入学前预期目标和就读后真实感知。请注意：每个指标均分5级，依次以1～5表示，分别代表"不同意、比较不同意、一般、比较同意、同意"，请您把预期目标和真实感受填写在相应数字栏下（画"√"）。

　　本调查仅供科学研究之用，谢谢您的支持！

　　1. 您的性别　　□男　　□女

　　2. 您的年龄_____

　　3. 您就读的学校_____

　　4. 您有无工作经历（连续6个月以上，不含兼职。如无，则无须回答第5题）　□有　□无

　　5. 您曾经工作单位的类型

□政府部门　□企业　□医院　□学校　□科研院所　□自主创业　□其他

　　6. 您就读研究生的主要目标（单选）

□找到更高的就业平台　□提升学历层次　□致力学术　□寻找人生价值
□听从父母或老师的建议　□无明确目标　□其他

7. 您攻读的学位类型

□临床医学专业硕士　□临床医学学术硕士　□临床医学专业博士　□临床医学学术博士

8. 您的培养模式

□七年制高等医学教育　□八年制博士　□"5+3"一体化专业　□"5+3+X"　□三年制专业学位硕士(全日制)　□三年制学术学位硕士　□三年制专业学位博士　□三年制学术学位博士

9. 您是否属跨专业　□是　□否

10. 您已入学几年(未满一年按一年算)　□1 年　□2 年　□3 年　□4 年　□5 年　□6 年　□7 年　□8 年　□超过 8 年

11. 奖助学金能否满足您在校期间的基本生活需要　□是　□否

12. 您本科及硕士阶段就读的学校类别

(1) 您本科院校类别

□985 院校　□211 院校　□普通院校　□其他

(2) 您硕士阶段院校类别

□985 院校　□211 院校　□普通院校　□其他

注：博士生请再答(2)号题。

13. 您毕业后的就业方向

□政府部门　□企业　□医院　□高校　□科研院所　□自主创业　□还不清楚　□其他

序号	临床医学研究生培养模式改革评价项目	您入学前的预期或期望					您就读后的真实感受或评价				
		1	2	3	4	5	1	2	3	4	5
1	校级研究生培养定位清晰										
2	本专业培养目标定位清晰										
3	专业培养目标与现实需要契合										
4	入学考试能选拔优秀生源										
5	学术与专业学位招生比例合理										
6	招生体现公平与效率										
7	临床医学研究生学制体系清晰										

（续表）

序号	临床医学研究生培养模式改革评价项目	您入学前的预期或期望					您就读后的真实感受或评价				
		1	2	3	4	5	1	2	3	4	5
8	学制安排合理										
9	学制安排满足就业需要										
10	课程结构合理										
11	课程完善了研究生的知识结构										
12	课程展示医学科学的新进展										
13	课程满足临床技能培养需要										
14	课程考核形式多样、管理严格										
15	科研能力培养系统化										
16	有机会参与前沿课题										
17	重视科研方法和科学思维训练										
18	科研资源获取方便										
19	培养基地硬件条件满足要求										
20	规培具有临床技能的针对性										
21	临床技能训练时间充裕										
22	导师能提供各种学习机会										
23	导师重视临床技能传授										
24	导师重视科研指导										
25	毕业论文选题基于临床或实践问题										
26	毕业论文工作环节严谨										
27	学位授予与发表论文挂钩										
28	培养制度体系完备										
29	研究生管理严格										
30	奖助学金制度落实到位										
31	研究生学习让人更向往未来职业										
32	研究生培养质量的评价指标多样										
33	研究生培养质量评价与专业目标契合										

临床医学研究生培养模式改革的深度访谈提纲

尊敬的＿＿＿＿＿＿：

您好！

本研究旨在构建能在我国高等医学院校普遍推广应用的临床医学研究生培养的自主管理模式，提升高层次临床医学人才培养质量。恳请您在百忙之中对本研究给予支持或指导，您的意见将对本研究起到非常重要的作用。

1. 您如何评价"医教协同"推进临床医学人才培养改革？为什么？

2. 您认为临床医学研究生教育的培养目标应如何定位？

3. 您认为当前临床医学研究生培养过程中哪个环节最重要？有什么优化建议？

4. 您认为我国临床医学研究生培养模式还须加强哪方面的制度建设？

5. 您认为加强临床医学研究生培养质量监控体系建设的重点是什么？

6. 您认为政府管理部门在临床医学研究生教育方面还有哪些权力可以下放？

7. 您认为医学院校对临床医学研究生培养模式可以主动采取什么改革措施？

8. 您认为当前我国临床医学研究生培养亟须解决的问题是什么？

参 考 文 献

———◆———

一、中文文献

论著

［1］盖伊·彼得斯. 政治科学中的制度理论："新制度主义"［M］. 2 版. 王向民，段红伟，译. 上海：上海世纪出版集团，2011.

［2］世界医学教育联合会. 医学教育全球标准［M］. 梅人朗，陈刚，杨益，等译. 上海：上海科学技术出版社，2004.

［3］埃莉诺·奥斯特罗姆. 公共事物的治理之道——集体行动制度的演进［M］. 余逊达，陈旭东，译. 上海：上海译文出版社，2012.

［4］彼德·豪尔，罗斯玛丽·泰勒. 政治科学与三个新制度主义流派［A］//何俊志，等. 新制度主义政治学译文精选. 天津：天津人民出版社，2007.

［5］伯顿·克拉克. 探究的场所——现代大学的科研和研究生教育［M］. 王承绪，译. 杭州：浙江教育出版社，2001.

［6］伯顿·克拉克. 研究生教育的科学研究基础［M］. 王承绪，译. 杭州：浙江教育出版社，2001.

［7］曹礼和. 服务营销［M］. 武汉：湖北人民出版社，2001.

［8］茶世俊. 研究生教育制度渐进变迁［M］. 北京：北京大学出版社，2010.

［9］陈一彦. 德国医学教育与管理［M］. 天津：天津科学技术出版社，1999.

［10］《南大百年实录》编辑组. 南大百年实录［M］. 南京：南京大学出版社，2002.

［11］樊明文，郭继华. 国际主流医学院学制和学位制度［C］//王德炳. 中国医学教育管理体制和学制学位改革研究. 北京：北京大学医学出版社，2006.

［12］樊国康，游金辉. 医学研究生教育概论［M］. 北京：科学出版社，2015.

［13］龚怡祖. 论大学人才培养模式［M］. 南京：江苏教育出版社，1999.

［14］郭玉贵. 美国和苏联学位制度比较研究——兼论中国学位制度［M］. 上海：复旦大学出版社，1991.

［15］国务院学位委员会办公室，国家教委研究生工作办公室. 研究生教育和学位制度研究［M］. 北京：人民教育出版社，1994.

［16］胡玲琳. 我国高校研究生培养模式研究——从单一走向多元模式［M］. 上海：复旦大学出版社，2010.

［17］柯杨. 21 世纪中国医学教育改革再定位［M］. 北京：北京大学医学出版社，2014.

［18］肯尼斯·卡尔曼. 卡尔曼医学教育史：昨日、今日和明日［M］. 管远志，潘慧，主译. 北京：中国协和医科大学出版社，2014.

［19］李盛兵. 研究生教育模式嬗变［M］. 北京：教育科学出版社，1997.

［20］刘鸿. 我国研究生培养模式研究［M］. 青岛：中国海洋大学出版社，2007.

［21］刘晖，侯春山. 中国研究生教育和学位制度［M］. 北京：教育科学出版社，1988.

［22］刘明浚. 大学教育环境论要［M］. 北京：航空工业出版社，1993.

［23］曼瑟尔·奥尔森. 集体行动的逻辑［M］. 陈郁，郭宇峰，李崇新，译. 北京：生活·读书·新知三联书店，1995.

［24］孟群. 建立我国专科医师培训和准入制度研究［M］. 北京：中国协和医科大学出版社，2008.

［25］倪葆春. 关于上海圣约翰大学医学院［C］//上海市政协文史资料委员会. 上海文史资料存稿汇编·科教文卫. 上海：上海古籍出版社，2001.

［26］讴歌. 协和医事［M］. 北京：生活·读书·新知三联书店，2007.

［27］秦惠民. 学位与研究生教育大辞典［M］. 北京：北京理工大学出版社，1994.

［28］汪玲，等. 临床医学"5＋3"模式的构建与实践［M］. 上海：复旦大学出版社，2018.

［29］王德炳. 中国医学教育管理体制和学制学位改革研究［M］. 北京：北京大学医学出版社，2006.

［30］王战军，廖湘阳，周文辉，等. 中国研究生教育质量保障体系理论与实践［M］. 北京：高等教育出版社，2012.

［31］威廉·维尔斯曼. 教育研究方法导论［M］. 袁振国，主译. 北京：教育科学出版社，1997.

［32］吴本厦. 中国学位与研究生教育的创立及实践［M］. 北京：高等教育出版社，2010.

［33］吴镇柔，陆叔云，汪太辅. 中华人民共和国研究生教育和学位制度史［M］. 北京：北京理工大学出版社，2001.

［34］谢维和，王孙禺. 学位与研究生教育：战略与规划［M］. 北京：教育科学出版社，2011.

［35］熊月之，周武. 圣约翰大学史［M］. 上海：上海人民出版社，2007.

［36］薛天祥. 高等教育管理学［M］. 桂林：广西师范大学出版社，2001.

［37］俞方. 美国医学课程改革历程探索［M］. 北京：人民卫生出版社，2010.

［38］张建功. 中美专业学位研究生培养模式比较研究［M］. 广州：华南理工大学出版社，2014.

［39］张宪文. 金陵大学史［M］. 南京：南京大学出版社，2002.

［40］张亚群，车如山. 中国研究生招生考试改革研究［M］. 广州：广东高等教育出版社，2013.

［41］张雁灵. 美国毕业后医学教育概览［M］. 北京：人民卫生出版社，2016.

［42］中国教育年鉴编辑部. 中国教育年鉴（1949—1981）［M］. 北京：中国大百科全书出版社，1984.

［43］中国社会科学院语言研究所词典编辑室. 现代汉语词典［M］. 北京：商务印书馆，1995.

［44］中国协和医科大学. 中国协和医科大学校史（一九一七—一九八七）［M］. 北京：北京科学技术出版社，1987.

［45］中华人民共和国卫生部科技教育司，中华人民共和国教育部高等教育司. 中国医学教育改革与发展［M］. 北京：人民卫生出版社，2002.

［46］朱潮，张慰丰. 新中国医学教育史［M］. 北京：北京医科大学、中国协和医科大学联合出版社，1990.

［47］朱潮. 中外医学教育史［M］. 上海：上海医科大学出版社，1988.

［48］研究生培养模式创新的理论与实践研究课题组. 中国研究生培养模式的理论与实践研究［M］. 北京：高等教育出版社，2013.

［49］研究生教育评估制度研究及体系构建课题组. 国外研究生教育评估制度研究［M］. 上海：华东师范大学出版社，2015.

期刊论文

[1] Nikendei, C. ,等. 德国医学教育[J]. 汪青,编译. 复旦教育论坛,2010(1)：93 - 96.

[2] 白娟. 中美研究生入学医学考试制度比较研究[J]. 教育理论与实践,2014(24)：9 - 10.

[3] 别敦荣. 论高等学校人才培养模式及其改革[J]. 中国大学教学,2011(11)：20 - 22.

[4] 蔡锋雷,吴秀珍,鲍臻,等. 浅谈美国医学教育改革及其特点[J]. 西北医学教育,2012 (1)：58 - 60.

[5] 曹汉斌. 我国"大学自治"研究的现状、问题与建议[J]. 内蒙古师范大学学报(教育科学 版),2004(11)：16 - 19.

[6] 曾金华. 德国高等医学教育近况[J]. 国外医学(医学教育分册),1994(2)：55 - 59.

[7] 茶世俊. 公地困境与制度分析：中国研究生教育管理体制渐进变革[J]. 教育学术月刊, 2009(6)：39 - 45.

[8] 陈地龙,谢鹏,汪玲,等. 临床医学专业学位研究生培养质量保障体系的构建与实践[J]. 学位与研究生教育,2011(7)：69 - 71.

[9] 陈罡,柳亮,党裔武,等. 不同导师模式培养医学研究生的对比分析[J]. 西北医学教育, 2010(4)：718 - 720.

[10] 陈昊敏,郑玉英,白浩鸣,等. 上海市某医院临床医学专业学位博士培养模式的研究初探 [J]. 中国高等医学教育,2017(8)：115 - 116.

[11] 陈木龙,张敏强. 研究生科研能力结构模型的构建及胜任特征分析[J]. 高教探索,2013 (1)：100 - 104.

[12] 陈琪,沈春明,陈地龙,等. 临床医学专业学位研究生教育五大质量保障体系的构建与实 践[J]. 重庆医学,2013(13)：1555 - 1556.

[13] 陈文仪,崔华欠,李雨,等. 从美国医学研究生招生角度探讨我国医学研究生招生制度 [J]. 中国高等医学教育,2016(6)：121 - 122.

[14] 陈嬿. 德国高等医学教育现状和若干思考[J]. 中国高等医学教育,1995(6)：41 - 43.

[15] 陈怡婷,陈地龙,谢鹏,等. 临床医学专业学位研究生培养中的问题及对策[J]. 医学教育 探索,2007(6)：517 - 518＋521.

[16] 崔京艳. 清朝时期中国和西方医学教育概况及比较[J]. 世界中西医结合杂志,2011 (11)：132 - 135.

[17] 刁承湘. 临床医学研究生教育改革中的问题与对策[J]. 学位与研究生教育,2006(4)： 68 - 71.

[18] 刁承湘,姚泰. 临床医学博士研究生培养工作的发展与启示[J]. 中国高等教育,1989 (Z1)：60 - 61＋8.

[19] 段丽萍,侯卉,王晓军,等. 临床医学博士专业学位培养模式及质量监控体系的建立[J]. 学位与研究生教育,2008(5)：17 - 19.

[20] 高春芽. 理性选择制度主义：方法创新与理论演进[J]. 理论与改革,2012(1)：5 - 10.

[21] 高见. 切实推行弹性学制完善我国研究生培养机制——从硕士研究生培养年限的改革 谈起[J]. 理工高教研究,2004(4)：15 - 17.

[22] 高新柱,韩映雄. 美国研究生教育外部质量保障体系构建研究[J]. 现代教育论丛,2015 (2)：65 - 70.

[23] 高微. 德国医学教育形势与改革动向[J]. 医学教育,1993(10)：42 - 45.

[24] 龚怡祖. 略论大学培养模式[J]. 高等教育研究,1998(1)：86 - 87.

[25] 郭金海. 中国科学院早期研究生条例的制定[J]. 科学文化评论,2009(6)：82 - 98.

[26] 郝艳萍. 弗莱克斯纳的医学教育思想研究[J]. 黑龙江高教研究,2012(3)：6 - 9.

[27] 何慧仪,林悦欢,全秀琴. 对医学研究生创新能力培养的实践探索[J]. 继续医学教育, 2013(10)：80 - 81.

[28] 和震. 苏山·马顿的大学自治模式理论述评[J]. 比较教育研究,2004(9)：67 - 70.

[29] 胡光丽,许君,何沐蓉.临床医学专业学位研究生培养模式改革现状调查及分析——基于对国内几所医科大学"5＋3"培养模式的调研[J].学位与研究生教育,2014(12):21－24.

[30] 胡海青.中国大学教师聘任制改革的回顾与展望——基于理性选择制度主义分析[J].现代大学教育,2010(3):99－106.

[31] 胡伟力,陈怡婷,陈地龙.临床医学专业学位硕士研究生临床能力考核的难点及对策研究[J].重庆医学,2015(26):3733－3735.

[32] 胡伟力,陈怡婷,谢鹏,等.基于"5＋3"改革加强临床医学硕士专业学位研究生临床能力培养的难点及对策研究[J].学位与研究生教育,2016(8):29－33.

[33] 胡伟力,段昌柱,陈地龙,等.临床医学博士专业学位研究生教育与专科医师规范化培训并轨培养研究[J].学位与研究生教育,2017(6):49－51.

[34] 黄斌,李文灿,谢志忠.关于博士研究生学位授予中要求发表论文规定的思考[J].中国集体经济,2008(6):150－151.

[35] 黄萍,徐天士,徐漫欢.住院医师规范化培训与临床医学硕士研究生教育并轨的实践与思考[J].中国现代医师,2016(23):118－121.

[36] 曾冬梅,黄国勋.人才培养模式改革的动因、层次与涵义[J].高等工程教育研究,2003(1):21－24.

[37] 贾金忠,王志锋,段丽萍,等.基于利益相关者视角的临床医学硕士研究生培养模式改革分析[J].学位与研究生教育,2014(5):58－61.

[38] 姜士伟.人才培养模式的概念、内涵及构成[J].广东广播电视大学学报,2008(2):66－70.

[39] 金晓凤,陈庆健,卢中秋,等.心理测评嵌入研究生复试中的实践与探讨[J].中国医学伦理学,2013(3):390－391.

[40] 金晓凤,苏丹,陈莉,等.医学研究生心理压力、应对方式与心理健康水平的相关性调查[J].医学与社会.2010(2):76－77.

[41] 雷丽萍,王晓民,吕兆丰.临床医学专业学位研究生培养模式改革与实践[J].学位与研究生教育,2015(3):27－31.

[42] 黎靖,宋钰劼,易芳,等.专业学位研究生教育与住院医师规范化培训接轨的思考——基于学生满意度的调查[J].重庆医学,2015(27):3878－3879.

[43] 李安萍,陈若愚,胡秀英.博士研究生"申请-审核"制度探究[J].高教发展与评估,2018(1):74－83.

[44] 李红波,赵青赟,沈兰,等.美国高等医学精英教育的形成及启示[J].基础医学与临床,2017(2):270－272.

[45] 李立国.工业4.0时代的高等教育人才培养模式[J].清华大学教育研究,2016(1):6－15＋38.

[46] 李明,敖春萍,许美年,等.南方医科大学八年制医学教育探讨[J].基础医学教育,2015(12):1102－1105.

[47] 李清香,黄珊琦.关于湘雅医院院史若干问题的浅探[J].湖南医科大学学报(社会科学版),2006(4):236－239.

[48] 李伟.法律硕士入学考试制度的剖析与完善[J].中国高教研究,2008(2):41－42,93.

[49] 李文钊.制度分析与发展框架:传统、演进与展望[J].甘肃行政学院学报,2016(6):4－19.

[50] 李玉华,赵俊岭,王振斌.新疆某医学院校研究生教育内部质量保障体系的构建[J].医学与社会,2016(11):83－85.

[51] 李志梁,邹俐爱,关勋强,等.临床医学研究生培养现状问题及对策[J].中华医院管理杂志,2000(8):474－476.

[52] 连铸淡,徐永刚,陈新超.临床医学专业学位研究生培养模式的构建与实践[J].中国高等医学教育,2011(2)：109-110.

[53] 梁传杰,毕姗姗.论研究生教育内部质量保障机制之构建[J].武汉理工大学学报(社会科学版),2015(5)：977-983.

[54] 林继红.高校研究生论文发表状况、存在问题与应对策略——兼论研究生论文发表规定[J].研究生教育研究,2015(3)：44-48.

[55] 林玲.高等院校"人才培养模式"研究述论[J].四川师范大学学报(社会科学版),2008(4)：110-117.

[56] 刘冬冬,闫晓丹.高等教育"放管服"改革：内涵逻辑、困境分析及消解路径[J].重庆高教研究,2017(6)：20-27.

[57] 刘建强,陈永杰.论中国社会自主治理的内在困境——基于埃莉诺·奥斯特罗姆的自主治理框架[J].上海管理科学,2105(1)：76-80.

[58] 刘洁,卢中秋,吕建新.地方医学院校硕士研究生教育质量保障体系的构建——以温州医学院为例[J].学位与研究生教育,2012(5)：30-34.

[59] 刘洁.临床医学专业学位研究生培养与住院医师规范化培训并轨的探索与思考[J].学位与研究生教育,2014(6)：13-16.

[60] 刘六生,吉永莉.高校研究生导师负责制的双重问题审思与优化[J].学术探索,2015(11)：97-100.

[61] 刘琴,张玲.构建医学研究生教育内部质量保障体系[J].长春教育学院学报,2014(20)：99-100.

[62] 刘文慧,刘艳阳.国内临床医学专业学位研究生临床能力评价现状[J].内蒙古医学院学报,2012(4)：576-581.

[63] 刘向华,袁栎,刘志军,等.临床医学("5+3"一体化)人才培养体系的构建与思考[J].基础医学教育,2017(5)：400-402.

[64] 刘玉梅,山下昭.日本医学教育改革现状[J].国外医学(医学教育分册),2000(2)：22-25.

[65] 娄小娥.浅析美国布朗大学八年一贯制医学教育项目[J].中国高等医学教育,2008(9)：26-29.

[66] 卢强,丁泓帆,胡余潇,等.临床研究：临床医学专业学位研究生科研能力培养的重要措施[J].临床医学研究与实践,2018(7)：193-195.

[67] 陆叔云,苏青.首批临床医学博士生培养透视[J].学位与研究生教育,1988(6)：20-24.

[68] 马廷奇.人才培养模式、劳动力市场与大学生就业[J].高等教育研究,2013(3)：34-39.

[69] 马玉婷.日本高校艺术类应用型人才培养模式研究——以东京艺术大学为例[J].中国高教研究,2019(9)：63-66.

[70] 梅人朗.自1765年到1990年代北美医学课程的改革[J].国外医学教育分册,1999(4)：7-15.

[71] 蒙艺,贺加,罗长坤.医学院校研究生导师的领导行为和研究生的创造力——基于领导力理论的思考[J].中国卫生事业管理,2014(12)：943-945.

[72] 那立欣,孙长颢,李颖,等.医学研究生教育中隐性课程的开发和建设[J].西北医学教育,2013(6)：1136-1138.

[73] 倪海宁."并轨模式"下临床医学硕士专业学位研究生培养质量保障体系的构建探索[J].广西中医药大学学报,2017(4)：72-74.

[74] 蒲蕊.研究生教育学制的国际比较及其启示[J].武汉大学学报(人文科学版),2006(1)：108-113.

[75] 七年制高等医学教育教学与学位授予质量检查团.七年制高等医学教育教学质量与学位授予质量检查总结报告[J].中国高等医学教育,1996(2)：1-7.

[76] 乔敏,郭立,贺加,等. 国外医学课程改革的发展趋势及特点[J]. 医学教育,2001(6)：19 - 22.

[77] 曲艺,赵晓东,丁会峰,等. 德、英、美医学精英教育的特点及启示[J]. 中国卫生事业管理,2011(12)：943 - 945.

[78] 全国教育科学规划领导小组办公室. "社会问责视野中的我国高等教育质量评估体系有效性研究"成果报告[J]. 大学(学术版),2012(10)：79 - 85＋78.

[79] 任恒. 公共池塘资源治理过程中的政府角色探讨——基于埃莉诺·奥斯特罗姆自主治理理论的分析[J]. 中共福建省委党校学报,2017(11)：66 - 71.

[80] 任莉,刘卫东,王云贵. 哈佛大学医学院三次课程改革比较及其启示[J]. 中国高等医学教育,2017(12)：129 - 130.

[81] 邵凯隽,王文秀,叶发青. 临床医学"5＋3"一体化人才培养创新模式的构建与探索[J]. 温州医科大学学报,2019(5)：384 - 387.

[82] 邵凯隽,李培培,温晓. 地方高校研究生培养机制改革路径研究[J]. 黑龙江教育(高教研究与评估),2015(5)：9 - 12.

[83] 沈雳,葛均波. 论创新型临床医学研究生的培养策略[J]. 医学教育探索,2006(6)：580 - 581.

[84] 史秋衡. 对突破人才培养模式的若干思考[J]. 中国高等教育,2006(15 - 16)：17 - 19.

[85] 施晓光,程化琴,吴红斌. 我国新一轮医学教育改革的政策意义、诉求与理念[J]. 中国高等教育,2018(15)：61 - 63.

[86] 苏君阳. 研究生培养目标的四维度分析[J]. 学位与研究生教育,2006(6)：22 - 25.

[87] 苏立,姚秋会,徐晓阳,等. 医学研究生导师胜任力评价指标体系的构建[J]. 保健医学研究与实践,2015(2)：81 - 85.

[88] 孙宝志. 中国与美国医学课程详细比较及国际标准问题[J]. 中国高等医学教育,2002(2)：22 - 25＋50.

[89] 谭机永,邓砚,王云. 关于临床医学专业学位硕士学位论文评价体系的思考[J]. 医学与哲学(人文社会医学版),2009(3)：70 - 71.

[90] 唐国民,李堂林,王悦,等. 华东五校七年制高等医学教育教学概况[J]. 医学教育,1996(3)：6 - 9.

[91] 唐景莉. 医教协同培养临床医师——访教育部部长助理林蕙青[J]. 中国高等教育,2014(23)：4 - 6.

[92] 田红旗. 基于服务需求、提高质量背景下加强研究生课程体系建设的思考与探索[J]. 学位与研究生教育,2014(8)：18 - 22.

[93] 汪玲,何珂. 临床医学"5＋3"培养模式的管理体制与政策机制创新[J]. 中国高校科技,2015(9)：50 - 52.

[94] 汪玲. 临床医学专业学位教育综合改革的探索与创新——以上海"5＋3"人才培养模式为例[J]. 学位与研究生教育,2012(10)：49 - 54.

[95] 汪洋,宁黎,余全红,等. 临床医学专业学位研究生教育存在的问题及对策研究——以中山大学为例[J]. 研究生教育研究,2012(4)：57 - 62.

[96] 王德炳,郭述贤. 临床医学专业学位的生命力在于加强临床能力的培养[J]. 学位与研究生教育,1998(3)：22 - 24.

[97] 王虹,陈琪,朱滨海,等. 构建以临床技能训练为核心的"5＋3＋X"临床医学人才培养体系的探索与实践[J]. 学位与研究生教育,2013(4)：10 - 14.

[98] 王洪恩,高立,潘兴丽,等. 临床医学专业学位硕士研究生培养模式的构建研究[J]. 西北医学教育,2013(5)：910 - 912.

[99] 王健昌. 德国医学教育模式浅析[J]. 中外医疗,2008(11)：67 - 78.

[100] 王魁英,杨波,谭艳,等. 国内外继续医学教育现状及发展趋势[J]. 西南军医,2009(5)：

951－952.

[101] 王镭.改革医学学制,试办七年制高等医学教育(在"试办七年制高等医学教育研讨会"开幕和结束时的讲话)[J].中国高等医学教育,1988(2)：5－12.

[102] 王立祥,朱慧娟,钟宁,等.临床医学"5＋3"一体化人才培养体系的构建与探索[J].高校医学教学研究(电子版),2018(2)：3－7.

[103] 王群.奥斯特罗姆制度分析与发展框架评介[J].经济学动态,2010(4)：137－142.

[104] 王薇佳.一篇文章与一个学院：上海震旦大学医学院的建立[J].学术月刊,2004(3)：63－67.

[105] 王颖,黄克武.多中心临床研究在专业型研究生培养中的应用[J].中国病案,2016(6)：88－90.

[106] 王庸晋,郑湘晋,魏武,等.全日制临床医学硕士专业学位研究生培养模式探讨[J].中国高等医学教育,2014(2)：119－121.

[107] 王运峰,张蕾,张亮.研究生教育质量发展性评价体系的构建[J].学位与研究生教育,2006(2)：69－72.

[108] 魏晓丽.临床医学科学学位研究生培养现状的问题与思考[J].教育现代化,2018(37)：79－80.

[109] 温发和,卜庆芊,侯卉.浅谈临床医学博士研究生的培养特点[J].医学教育,1989(9)：19－21.

[110] 文汉.人才培养模式探析[J].高等农业教育,2001(4)：16－18.

[111] 文育林.改革人才培养模式,按学科设置专业[J].高等教育研究,1983(2)：23－26＋17.

[112] 吴春丽,冯萌,Daniel Tian Li.德国医学教育体系运行概述[J].医学教育研究与实践,2017(1)：129－132.

[113] 吴萍.临床医学专业学位硕士研究生招生改革的探索与实践[J].医学教育管理,2016(2)：643－647.

[114] 吴晓梦.从社会资本的角度解析公共池塘资源自主治理的困境[J].中国管理信息化,2011(21)：35－37.

[115] 吴茂华,刘洁.关于提高同等学力硕士研究生学位论文质量的思考与实践——以温州医科大学为例[J].中国高等医学教育,2015(9)：118－119.

[116] 武毅英.对我国研究生培养机制改革现状的思考[J].教育研究,2008(9)：65－70.

[117] 西园昌久,朱莉莲.各国医学教育的最新动态[J].国外医学(医学教育分册),1999(2)：3－5.

[118] 夏文津,郭代军.论构建政府、社会和高校多元参与的研究生教育质量评估体系[J].中国成人教育,2014(5)：27－29.

[119] 肖海,朱思泉,马星,等."5＋3"一体化临床医学人才培养模式的构建与思考[J].医学教育管理,2016(4)：567－571.

[120] 谢一萍,崔爽,段丽萍,等.医学教育课程体系内涵探析[J].中华医学教育,2011(2)：164－166.

[121] 熊月之,周武."东方的哈佛"——圣约翰大学简论[J].社会科学,2007(5)：147－163.

[122] 徐秀,袁蕙芸.美国住院医师培训制度对完善上海市住院医师培训制度的启示[J].医学与哲学(临床决策论坛版),2011(12)：71－73.

[123] 许劲松.美国医学院教育的特点及对我国八年制医学教育的启示[J].中国高等医学教育,2009(8)：19－20.

[124] 闫慧锋,郑建中,覃凯等.七年制临床实践教学经验对"5＋3"一体化医学人才培养的启示[J].卫生软科学,2015(6)：375－377.

[125] 杨东亮,徐明生,黄万武,等.德国医学学位教育的研究与启示[J].学位与研究生教育,2007(5)：73－76.

[126] 杨鸿,陈素,陈霞,等.临床医学专业学位研究生临床能力培养与评价体系改革初探[J].成都中医药大学学报(教育科学版),2015(3):12-13,23.

[127] 杨颉.我国研究生教育评价的主要特征与发展方向[J].中国高等教育评估,2008(2):12-15.

[128] 杨秋波,陈金龙,王世斌.职业能力导向的专业学位研究生培养目标生成机制研究[J].高等工程教育研究,2015(3):102-107.

[129] 杨伟吉.我国临床医学专业硕士学位研究生课程体系设置现状的分析及设想[J].西北医学教育,2014(3):477-478,483.

[130] 姚波,刘军平.华西协合大学医牙学院的发展历程及主要特色[J].教育评论,1994(5):58-60.

[131] 殷晓丽,陈洪捷.我国八年制医学教育培养模式的分类比较[J].复旦教育论坛,2014(1):99-104.

[132] 于萌,于防,张俊,等.临床医学专业学位研究生与"四证合一"并轨培养的模式探讨[J].医学与哲学,2017(8):87-89.

[133] 袁广林.专业博士培养目标定位:研究型专业人员[J].学位与研究生教育,2014(11):1-5.

[134] 岳彩玲,胡忠浩,顾玉明,等.创新性构建临床医学硕士专业学位研究生"双轨合一"培养模式——以徐州医科大学为例[J].卫生职业教育,2017(20):1-3.

[135] 翟安英,石防震,成建平.对高等教育创新型人才培养及模式的再思考[J].盐城工学院学报(社会科学版),2008(2):64-68.

[136] 张祥宏,贾彬,姜玲玲,等.省级医学院校硕士研究生课程体系建设中几个值得思考的问题[J].中国高等医学教育,2010(12):113-114.

[137] 张艳荣.20世纪后半叶美国高等医学教育改革历程[J].中华医史杂志,2006(1):33-37.

[138] 张艳荣,李志平.北美第一所医学院费城医学院的创建[J].中华医史杂志,2007(4):226-229.

[139] 张宇迪,贾晓明,王战军.我国博士招生"申请-考核制"的公平性制度设计[J].学位与研究生教育,2016(3):48-51.

[140] 张新军.美国医学教育的世纪变革——以两个弗莱克斯纳报告为线索[J].中华医学教育探索杂志,2015(4):334-336.

[141] 章丽萍,金玺,顾建民.研究生课程建设:从理念到方略[J].中国高教研究,2013(7):66-70.

[142] 郑飞中,刘洁,吕建新.研究生教育收费制改革的特征与制度优化——基于制度变迁的视角[J].学位与研究生教育,2016(2):57-61.

[143] 郑飞中,刘洁."医教协同"背景下临床医学专业学位研究生教育质量保障体系研究[J].学位与研究生教育,2017(2).34-38.

[144] 郑飞中,吕建新,刘洁.地方高校深化研究生培养机制改革的路径选择[J].教育研究,2016(5):77-83.

[145] 郑加麟.美国职业化医学教育对中国医学教育改革的启示[J].中国高等医学教育,2012(6):1-3.

[146] 郑曼曼,郑卫荣.医学研究生心理健康问题现状及对策[J].温州医科大学学报,2019(7):545-547.

[147] 郑群.关于人才培养模式的概念与构成[J].河南师范大学学报(哲学社会科学版),2004(1):187-188.

[148] 郑玉英,陈曼敏,包江波,等.上海市临床医学人才"5+3+X"模式的探索与思考培养[J].中华医学教育杂志,2016(5):663-666.

[149] 中国高等教育学会医学教育专业委员会秘书处."中国医学教育学制与学位改革座谈会"纪要[J].医学教育,2004(3)：1-2.

[150] 《中国学位与研究生教育发展战略报告》编写组.中国学位与研究生教育发展战略报告[J].学位与研究生教育,2002(6)：5.

[151] 中华人民共和国国家卫生和计划生育委员会.教育部、国家卫生计生委有关负责人就《关于医教协同深化临床医学人才培养改革的意见》答记者问[J].中国实用乡村医生杂志,2015(8)：1-2.

[152] 周霜,朱小平.我国医学专业学位硕士研究生课程体系构建探索[J].卫生职业教育,2018(19)：1-3.

[153] 周欣,张志毅,倪超.医学院校以导师组模式培养研究生探讨[J].中国高等医学教育,2009(2)：107-109.

[154] 周玉清,沈红,毕世栋.美国的研究生教育评估及带给我们的启示[J].清华大学教育研究,2002(4)：83-89.

[155] 朱广忠.埃莉诺·奥斯特罗姆自主治理理论的重新解读[J].当代世界与社会主义,2014(6)：132-136.

[156] 朱红,鞠学红,王德伟,等.全日制研究生和同等学力申请临床医学硕士专业学位培养模式比较[J].中国高等医学教育,2012(1)：136-137.

[157] 朱玉成,周海涛."双一流"背景下高校创新人才培养困境分析——基于组织分析的新制度主义视角[J].研究生教育研究,2018(1)：1-5.

[158] 朱玉成,周海涛.研究生教育供给侧结构性改革透视：内涵、问题与对策[J].学位与研究生教育,2018(3)：54-57.

[159] 祖雅琼,马骏,李丽剑,等.我国医学专业学位硕士研究生课程体系现状及对策研究[J].中国高等医学教育,2011(10)：69-70.

[160] 袁绪程.从国家战略高度谋划教育改革[J].教书育人,2010(5)：8-9.

学位论文

[1] 曾凌琳."医教协同"背景下的临床医学硕士研究生专业学位培养现状与问题研究——以A校为例[D].福州：福建医科大学,2017.

[2] 洪彩真.高等教育服务质量与学生满意度研究[D].厦门：厦门大学,2007.

[3] 姜维.十九世纪走向强盛的德国高等教育研究[D].杭州：浙江师范大学,2015.

[4] 李德志.南京大学研究生教育发展史[D].南京：南京大学,2012.

[5] 廖文婕.我国专业学位研究生培养模式的系统结构研究[D].广州：华南理工大学,2010.

[6] 路萍.我国硕士研究生培养模式研究[D].武汉：武汉理工大学,2006.

[7] 慕景强.民国西医高等教育研究(1912—1949)[D].上海：华东师范大学,2005.

[8] 乔浩风.中国近代大学研究院所的发展及其职能研究(1902—1945)[D].苏州：苏州大学,2016.

[9] 秦永杰.基于核心能力的临床医学专业学位硕士课程体系构建研究[D].重庆：第三军医大学,2012.

[10] 秦永杰.中国高等医学教育的发轫(1840—1919)[D].重庆：第三军医大学,2007.

[11] 任飞飞.美国专业教育标准化的开端：《弗莱克斯纳报告》研究[D].昆明：云南师范大学,2017.

[12] 施如怡.近代上海医学教育的"英美体系"[D].上海：上海社会科学院,2013.

[13] 史慧.高校创新人才培养模式研究[D].天津：天津大学,2015.

[14] 唐国瑶.我国住院医师培养模式的研究[D].上海：华东师范大学,2006.

[15] 汪丽.医学研究生培养及综合管理模式的研究与实践[D].长春：吉林大学,2006.

［16］ 王方芳. 医学博士研究生创新行为驱动因素及其结构模型研究［D］. 重庆：第三军医大学，2009.

［17］ 魏洲阳. 上海英美派高等医学教育研究［D］. 上海：上海大学，2011.

［18］ 吴海燕. 我国民办高校发展中的政府角色定位研究［D］. 上海：上海师范大学，2018.

［19］ 谢晓乐. 临床医学专业学位研究生"医教协同"培养模式现状研究［D］. 天津：天津医科大学，2017.

［20］ 邹丽琴. 中国八年制医学教育培养模式研究［D］. 重庆：第三军医大学，2013.

其他文献

［1］ gibran2016. 中美的医疗水平差距有多大？［EB/OL］.（2017 - 01 - 06）［2019 - 02 - 03］. http：//yyh. dxy. cn/article/513274.

［2］ 教育部. 2005 年教育统计数据［EB/OL］（2016 - 10 - 17）［2019 - 03 - 11］. http：//www. moe. gov. cn/s78/A03/moe_560/moe_1651/moe_1653/201002/t20100226_27154. html.

［3］ 南方医科大学. 南方医科大学临床医学八年制分流、淘汰暂行规定［EB/OL］.（2011 - 03 - 03）［2019 - 04 - 03］. http：//portal. smu. edu. cn/bkzs/info/1027/1280. htm.

［4］ 倪红. 震旦大学［EB/OL］.（2008 - 04 - 01）［2018 - 05 - 06］. http：//www. archives. sh. cn/shjy/scbq/201203/t20120313_5991. html.

［5］ 吴迪. 美国住院医制度介绍［EB/OL］.（2012 - 03 - 20）［2019 - 05 - 07］. http：//6d. dxy. cn/article/20283.

［6］ 吴施楠. 曹雪涛解读协和医学院新八年制课程改革方案［EB/OL］.（2017 - 10 - 10）［2018 - 09 - 10］. https：//www. cn-healthcare. com/articlewm/20171010/content-1017866. html.

［7］ 新华社. 全国综合大学和部分高等专科学校招一千多副博士研究生［N］. 人民日报，1956 - 7 - 19(1).

［8］ 医教协同，建设具有中国特色的医学人才培养体系——教育部、国家卫生计生委、国家中医药局负责人就《关于深化医教协同进一步推进医学教育改革与发展的意见》答记者问［EB/OL］.（2017 - 07 - 12）［2019 - 02 - 03］. http：//www. moe. edu. cn/jyb_xwfb/s271/201707/t20170712_309187. html.

［9］ 袁贵仁. 落实教育规划纲要服务医药卫生体制改革　开创医学教育发展新局面——在全国医学教育改革工作会议上的讲话［EB/OL］.（2012 - 06 - 30）［2019 - 04 - 06］. http：//www. moe. edu. cn/publicfiles/business/htmlfiles/moe/moe_1761201112/127950. html.

二、英文文献

［1］ Berman N B, Durning S J. The role for virtual patients in the future of medical education［J］. Academic Medicine, 2016,9(6)：1217 - 1222.

［2］ Bordley III J, Harvey A M. Two centuries of American medicine，1776 - 1976［M］. W. B. Saunders Company，1976：132 - 133.

［3］ Christopher M, Anoop A, et al. E-learning in graduate medical education：survey of residency program directors［J］. Medical Education, 2017,17：114.

［4］ Cooke M, Irby D M, O'BrienB C. Educating physicians：a call for reform of medical school and residency［M］. Wiley, 2010.

［5］ Cooke M, Irby D M, Sullivan W, et al. American medical education 100 years after the Flexner Report［J］. New England Journal of Medicine, 2006,355：1339 - 1344.

［6］ Dolmans D, De Grave W, Wollhagen I, et al. Problem-baced learning：future challenges for educational practice and research［J］. Medical Education, 2005,39(7)：

732 – 741.

[7] Donald M B, Finkelstein J A. Preparing medical students for the continual improvement of health and health care: abraham Flexner and the new "Public Interest" [J]. Academic Medicine, 2010,85: 56 – 65.

[8] Dorsch J L, Aiyer M K, Meyer L E. Impact of an evidence-based medicine curriculum on medical students' attitudes and skills [J]. Journal of the Medical Library Association Jmla, 2004,92(4): 397.

[9] Ebert R H, Ginzberg E. The reform of medical education [J]. Health Affairs, 1988,7 (2): 5 – 38.

[10] Ellaway R, Poulton T, et al. Albright S. Building a virtual patient commons [J]. Medical Teacher, 2009,30(2): 170 – 174.

[11] Eric S, Holmboe L E, Hlamstra S. The milestones guidebook. 2016 [EB/OL]. (2017 – 04 – 12) [2019 – 09 – 01]. http://www. acgme. org/Portals/0/PDFs/Milestones/ Milestones Annual Report 2016. Pdf.

[12] Flexner A. Medical education in the United States and Canada: a report to the Carnegie Foundation for the advancement of teaching: Bulletin No. 4 [R]. Garnegie Foundation for the Advancement of Teaching, 1910.

[13] Frank J R, Danoff D. The CanMEDS initiative: implementing an outcomes-based framework of physician competencies [J]. Medical Teacher, 2007,29(7): 642 – 647.

[14] Frank J R, Langer B. Collaboration, communication, management and advocacy: teaching surgeons new skills through the CanMEDS project [J]. World Journal of Surgery, 2003,27: 972 – 978.

[15] Frank J R, Mungroo R, Ahmad Y, et al. Toward a definition of competency-based education in medicine: a systematic review of published definitions [J]. Medical Teacher, 2010,32(8): 631 – 637.

[16] General Medical Council. Tomorrow's doctors: outcomes and standards for undergraduate medical education [M]. General Medical Council, 2009.

[17] Giva K R N, Duma S E. Characteristics and critical success factors for implementing problem-based learning in a human resource-constrained country [J]. Curationis, 2015, 38(1): 1 – 11.

[18] Gray J D, Ruedy, J. Undergraduate and postgraduate medical education in Canada[J]. Canadian Medical Association Journal,1998,158(8): 1047 – 1050.

[19] Hafferty F W, Gaufberg E H, O' Donnell, J F. The role of the hidden curriculum in "on doctoring" courses [J]. AMA Journal of Ethics, 2015. 17(2): 130 – 139

[20] Hafler J P, Kahn S R, Thompson J F, et al. Decoding the learning environment of medical education: a hidden curriculum perspective for faculty development [J]. Academic Medicine, 2011,86(4): 440 – 444.

[21] Harde R M. The integation ladder: a tool for curriculum planning and evaluation [J]. Medical Education, 2000,34(7): 551 – 557.

[22] Harden R M, Crosby J R, et al. AMEE guide no 20: the good teacher is more than a lecturer-the twelve roles of the teacher [J]. Medical Teacher, 2000,22(4): 334 – 347.

[23] Harden R M. The integration ladder: a tool for curriculum planning and evaluation[J]. Medical Education, 2010,34(7): 551 – 557.

[24] Hiatt M D, Stockton C G. The impact of the Flexner Report on the fate of medical schools in north America after 1909 [J]. Journal of American Physicians and Surgeons, 2003(4): 26 – 27.

［25］ Hugh H. A handbook to literature ［M］. The Odyssey Press，1960.

［26］ Jones R，Higgs R，Angelis C D，et al. Changing face of medical curricula ［J］. Lancet，2001,357(9257)：699－703.

［27］ Kelly J，Caverzagie K J，Nousiainen M T，et al. Overarching challenges to the implementation of competency-based medical education ［J］. Medical Teacher，2017,39(6)：588－593.

［28］ Lee A G，Arnold A C. The next accreditation system in ophthalmology ［J］. Survey of Ophthalmology，2015,60(1)：82－85.

［29］ Lempp H，Seale C. The hidden curriculum in undergraduate medical education：qualitative study of medical students' perceptions of teaching ［J］. British Medical Journal，2004,329：770－773.

［30］ Ludmerer K M. The history of calls for reform in graduate medical education and why we are still waiting for the right kind of change ［J］. Academic Medicine，2012,87(1)：34－40.

［31］ Mcgaghie W C，Issenberg S B，et al. Does simulation-based medical education with deliberate practice yield better results than traditional clinical education? A meta-analytic comparative review of the evidence ［J］. Academic Medicine，2011,86(6)：706－711.

［32］ Michalec B，Hafferty F W. Medical education and the hidden curriculum ［M］. John Wiley & Sons，2014.

［33］ Norcini J J. The mini-CEX（clinical evaluation exercise）：a preliminary investigation ［J］. Annals of Internal Medicine，1995,123(10)：795－799.

［34］ Oliver R L. Satisfaction：a behavioral perspective on consumer ［M］. Irwin-McGraw-Hill，1997.

［35］ Peter A. Hall and Rosemary C. R. Taylor：political science and the three new institutionalism ［J］. Political Studies，1996：936－957.

［36］ Peters A S，Greenberger-Rosovsky R，Crowder C，et al. Lang-term outcomes of the new pathway program at Harvard Medical School：a randomized controlled trial ［J］. Academic Medicine，2000,75(5)：470－479.

［37］ Riddell J，Jhun P，et al. Does the flipped classroom improve learning in graduate medical education? ［J］. Journal of Graduate Medical Education，2017,9(4)：491－496.

［38］ Sayre J W，Toklu H Z，et al. Case reports，case series-from clinical practice to evidence-based medicine in graduate medical education ［J］. Cureus，2017,9(8)：e1546.

［39］ Schumacher D J，et al. Developing the master learner：applying learning theory to the learner，the teacher，and the learning environment ［J］. Academic Medicine，2013,11(88)：1635－1645.

［40］ Schwartz P L，Loten E G，Miller A P. Curriculum reform at the University of Otago Medical School ［J］. Academic Medicine，1999,74(6)：675－679.

［41］ Stern D T. Practicing what we preach? An analysis of the curriculum of values in medical education ［J］. American Journal of Medicine，1998,104(6)：569－575.

［42］ Swaffield S. Getting to the heart of authentic assessment for learning ［J］. Assess Educ Princ Policy Pract，2011(18)：433－449.

［43］ Walton H J，Matthews M B. Essentials of problem-based learning ［J］. Medical Education，1989,23：542－558.

［44］ Wan S H. Using the script concordance test to assess clinical reasoning skills in undergraduate and postgraduate medicine ［J］. Hong Kong Medical Journal，2015,21(5)：455－461.

索 引

后　记

临床医学研究生培养，与我国建设"教育强国""健康中国"、提升高层次医学人才培养质量紧密相关，对其培养载体的培养模式进行研究，非常重要。本书是我在博士论文基础上，对我国临床医学研究生培养模式改革研究的再思考、再凝练。

激励人们深入去探究某个领域的原因，有时往往只是一件小事或一个偶然的机缘。对于临床医学研究生培养模式研究的关注，最早源于10多年前在浙江省学位办挂职锻炼的经历；此后，2014年我考入厦门大学教育研究院攻读教育博士学位，不久，国内有好几所医学院校出现临床医学七年制学生就学制改革进行发公开信等活动。这些经历触动我想以更多的精力和时间投入这项研究，但撰写本书时，又感觉这只是开展临床医学研究生教育和改革研究的起点，未来有必要将这个"富矿"挖得更深。

本书获得了多项省部级基金的支持，在这里，要感谢项目组刘洁、邵凯隽、金晓凤、郑曼曼、吕建新、卢中秋等同志的精诚合作。特别感谢既是我项目组成员又是我导师的武毅英教授，她对于研究生培养机制改革的深厚研究基础，对本书思路的梳理、文句的打磨，给予了我完成本书极大的信心和力量。

我很喜欢这种感觉，从厦门大学芙蓉湖畔拾级而上，一口气爬到教育研究院的楼顶，当我站上502教室旁的平台，放眼望去，眼前是白城沙滩、椰树和无尽的大海，海风中带着沁人的味道，深吸一口，总赋予我无尽的力量和憧憬。

郑飞中

2020年7月